胡大一健康导航

过好支架人生

跟胡大一教授一起"改变自己"

胡大一主编

中国出版集团

现代出版社

中国心血管疾病健康教育读本
十二五国家科技支撑计划课题系列丛书

图书在版编目（CIP）数据

胡大一健康导航：过好支架人生 / 胡大一编著 . — 北京：现代出版社，2016.7

ISBN 978-7-5143-5181-1

Ⅰ．①胡… Ⅱ．①胡… Ⅲ．①心脏血管疾病－介入性治疗－普及读物 Ⅳ．① R540.5-49

中国版本图书馆 CIP 数据核字（2016）第 160161 号

作　　者	胡大一
责任编辑	杨学庆
出版发行	现代出版社
通讯地址	北京市安定门外安华里 504 号
邮政编码	100011
电　　话	010-64267325　64245264（传真）
网　　址	www.1980xd.com
电子邮箱	xiandai@vip.sina.com
印　　刷	廊坊市佳艺印务有限公司
开　　本	787mm×1094mm 1/16
印　　张	23.1
版次印次	2016 年 12 月第 2 版　2016 年 12 月第 2 次印刷
标准书号	ISBN 978-7-5143-5181-1
定　　价	88.00 元

主编随笔 Editor of essays

关键时刻不能掉链子

今年7月1日是中国共产党建党95周年，我党龄也刚好满40年，我1976年6月23日入党，当时入党没有预备期，我是毛主席在世时入党的最后一批党员。作为那个时代的党员，我们所接受的教育是——党需要我做黄继光，我就去堵枪眼；党需要我做张思德，我就去烧木炭，把困难留给自己，把方便让给别人，**在困难与危险时刻不能掉链子**。

7月16日是我70岁生日，回想我入党后的40年中，有两件值得回忆的事，一是阿里医疗队，二是2003年首都"非典"时期。

我的青少年时期人们价值观单一，当时我与同学们毕业的口号是：到边疆去，到农村去，到祖国最需要的地方去！单纯得只剩下理想主义情怀，单纯的只是燃烧的激情和对党的炽热之心。

我们一起参加阿里医疗队的战友，北京医科大学附属第三医院儿科医生罗凤珍老师有记日记的好习惯，她相对完整地记录了那段波折的阿里之路，她当时已48岁，按规定，赴阿里工作年龄不能超过45岁，况且她还有年事已高体弱多病的老母亲，当时派下的任务是北京医科大学附属第三医院出一名儿科医生和一名内科护士，内科护士选出的是刘秀云，儿科让全科报名，符合条件的无人申报，院党委决定开支部会，让党员带头，支部会开始后依然鸦雀无声，打破沉寂的是根本不符合条件的罗凤珍大夫，没有人，上级领导只好破例派她走天上阿里，罗大夫在阿里期间患病，按规定可提前下山，但她坚持完成任务再回京，后来母亲病逝她也仍在阿里，成为她一生对母亲的愧疚，当时我工作的北大医院的任务是派内科、外科各一名医生和一名放射科技术员，外科去的是黄万忠，放射科去的是李沙，北医口腔医院派出的是口腔技师刘付芬，北大医院内科的派出任务成了难题，我刚从周总理派出的另一支北京医疗队，即甘肃河西走廊医疗队回京，医院和科领导觉得即便让科里任何人去阿里也不宜找我谈话，但一直无人报名，无奈下科里决定根据以往下乡的顺序排序，排到一位与我年龄相同的男医生，同时他又是党支部委员，大家认为是最佳人选，但这位医生申述家里孩子小，夫人忙又不会照料家务，实在去不了。这时我主动提出志愿加入阿里医疗队，后来担任了这支由北京、天津和新疆组队的70名队员的大队长、支部书记，以及北医驻阿里首府狮泉河的北医分队队长，这次我在**关键时刻没有掉链子**。

阿里之行成为我一生的精神财富，也坚定了我问心无愧，无怨无悔的走过40年共产党员生涯的内在力量，任何时期不动摇，**关键时刻不掉链子**。

2003年春"非典"突袭，北京市政府午夜加急下达命令，果断将重灾区北大人民医院强制隔离，当天我已下班回家。

得知隔离命令后，第二天一早我带上些换洗衣服和牙具走进已与外界隔绝的医院，到达医院北门时，执行任务的警察对我说："你要想好了，进去就不能出来了。"我回答："想好了，请放我进去，至于为什么，一我是党员，二我是科主任，三我是医生，被隔离的院内有心内科患者，有心内科医护人员。"心内科是"非典"重灾区，7名护士和1名进修医生患上"非典"，进修医生跳楼身亡，因为那时一旦染上"非典"被隔离后，活不见人，死不见尸，心理素质差的很容易精神崩溃。

突如其来的"非典"让广大医务人员一时不知所措，大家在忙于消毒，我进医院后主动建言献策，强调要果断隔离，当时指挥工作的是王杉院长，也是临危受命，他当时是主管教学的副院长，在共同应对"非典"的战斗中，我们成了忘年交。

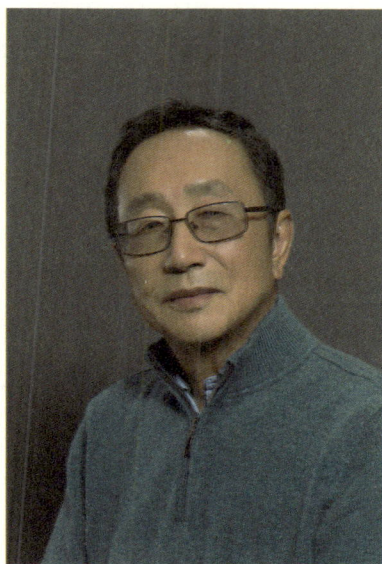

胡大一主任简介

专家姓名：胡大一

工作单位：北京大学人民医院心血管研究所所长，北京和睦家医院，北京市第一中西医结合医院

职称：主任医师，教授，博士生导师

职务：北京大学医学部心血管病内科学系主任，北京大学人民医院介入中心主任。北京大学心血管研究所所长，北京和睦家心脏中心主任，心脏康复主任。北京市第一中西医结合医院心血管康复中心主任

技术擅长：长期从事心血管疾病的临床诊治、预防、康复及科学普及工作，擅长心电生理、起搏器植入，冠心病介入治疗以及高血压冠心病防治等。

个人经历：1965 年进入北京医学院医疗系学习。1970—1993 年进入北京医科大学第一医院（北大医院）内科，历任心内科住院医师、主治医师、主任医师，副教授、教授，硕士研究生导师，协助代培博士研究生等。1974 年参加周总理派出的河西走廊医疗队。1975—1978 年北京阿里医疗队长。1985—1987 年经考试由 WHO 项目资助先后在美国纽约州立大学和芝加哥伊利诺大学做访问学者。1989 年 1 月—5 月在德国东柏林洪堡大学研修。1993 年 11 月—2000 年 6 月任首都医科大学北京朝阳医院心脏中心主任，博士生导师，首都医科大学心脏病研究所所长。2000—2011 年任北京大学人民医院心脏中心主任，心血管研究所所长。2000—2004 年兼任首都医科大学北京同仁医院心血

管病中心主任。2003—2005年兼任上海同济大学医学院院长。2000—2005年创办民营心血管医院——医星医院，任院长。2003—2006年兼任北京军区总医院心脏中心主任。2006—2008年兼任南京明基医院心脏中心主任。2007年兼任海军总医院心脏中心主任。2010年至今任北京大学医学部心血管病内科学系主任，北京大学人民医院介入中心主任。2012年至今任北京和睦家心脏中心主任，心脏康复主任。2013年任淄博胡大一心血管病医院院长。2015年任北京市第一中西结合医院心脏康复中心主任。

获奖情况：5次获得国家科技进步二等奖，3次为第一获奖人，获卫生部、中华医学会北京市科技进步二等奖和三等奖十余项。吉林省科技进步一等奖一项。

社会及学术兼职：曾任中国生物医学工程学会心脏起搏与电生理分会（后更名为中国心律学会）主任委员。中国医师学会心内科医师学会心内科医师分会首任会长。中华医学会常委理事，中华心血管学会任主任委员，现任中华预防医学会副会长，中国老年学学会副会长。中国控烟协会会长和烟草与疾病分会会长。中国抗衰老促进会慢病防控工作委员会主任委员。中国心脏联盟主席。世界心脏联盟理事。中国康复医学会心血管病专业委员会主任委员。中华心血管病杂志总编辑。中华高血压杂志总编辑。中国医刊编委会主任，中国慢性病学杂志主编。中国医药导刊总编辑。中国心血管病研究总编辑。中华内科杂志副总编辑。中华全科医学杂志副总编辑。

1990年创办长城国际心血管病学术大会。1993年在北京朝阳医院创办心脏培训黄埔军校，开放导管射频消融、PTCA/PCI和冠状动脉旁路移植术三大技术，为全国培养大批技术骨干和学科带头人。并接受美国、日本、越南和印度的Fellow。2011年开始推动心脑 肾三脏器康复，提出5个处方，对三大人群——高危人群、已患病人群和老年人群的全面全程关爱。开始了讲健康、做预防、走基层、扶民营的新长征，奋斗创新引领永远在路上。

医院隔离工作安排完后，接着要安排医生走进"非典"疫区，执行医疗任务，任务如何安排，有人建议抓阄或摸扑克牌数点数，我本能认为这太不成体统，将成为笑谈。我召集心内科开会，明确提出党员干部身先士卒，我是党员科主任，我和自己学生排为第一方阵；陈红当时为科党支部书记，她与她学生为第二方阵；孙宁玲为院党委纪委书记，是党员副主任，她与她学生为第三方阵，郭继鸿为新党员，科副主任，他的团队为第四方阵。隔离期间，不断要把感染"非典"的患者转送到小汤山，开始都是让年轻医生与研究生去，我向院方提出这种有生命危险的活不能总让这些年轻人去，家长会多担心，院方回应说胡主任主动要去小汤山送患者，于是安排我在救护车和"非典"患者担架旁看护转送患者，我又一次问心无愧，无怨无悔，**在关键时刻没有掉链子。**

做人要实在，关键时刻不能临阵脱逃，偷奸耍滑，回想40年前入党，因家庭出身不好，申请多年才获批准，我特别珍惜来之不易的党员身份，问心无愧，无怨元悔，**不掉链子，不忘初心。**

胡大一

2016 年 7 月

不忘初心——致阿里，致青春

我内心深处，一直是30岁的心至今未变，今年我即将怀揣着我30岁的心迎接我70岁的生日，我常讲70回顾人生，特书此文以致阿里，以致青春。

70岁的人，30岁的心

为何是30岁的心，是因为我经过多年努力，整30岁时加入中国共产党，从那一刻开始奠定了我一生的精神信念，在我之后的人生中，面临多次选择，无论是奔赴河西走廊，还是天上阿里，留美还是归国，封闭还是开放技术，再到现在全国推广办心脏康复中心，均如此，这些都是源于一个共产党员的目的、价值与责任，不忘初心。

为何是阿里，也许"快乐"这个词带个"快"字，有其先天不足，每当我打开记忆匣子，清晰印刻在我脑海里的永远是那段当时感觉无比艰苦的阿里岁月，"记忆"是个神奇的东西，任何所经历过的艰苦、磨难，扔到记忆里，都成了最难忘、最美好的东西，甚至是愿意津津乐道的精神财富，难忘阿里，难忘我的青葱岁月。

叶城上阿里

1978年5月16日出发，中途走了25天，6月10日到达叶城，我少年时期就因为《冰山上的来客》这个电影听说过叶城，阿里医疗队从叶

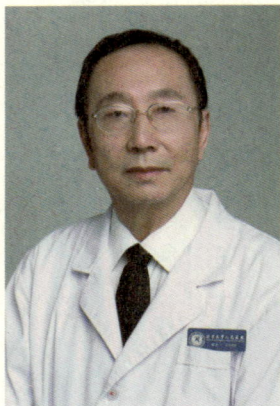

城出发就开始攀登高原的高原，雪域的雪域，屋脊的屋脊，向天上阿里进军，中间要不断翻越高海拔达坂，山路几乎为单行线，向下一眼看到的就是悬崖峭壁，不议路况险，而且医疗队乘坐的是那个年代的国产大轿车，保暖措施极差，70名医疗队员都是有生以来第一次上高原，除刘秀云等极少数人高原反应稍轻，大多反应严重，剧烈头痛，无食欲，兴奋失眠，气短，车上连环式狂吐起来又不能开窗，味道极为难闻，我自己在头上所有穴位都扎上了针，又不断吃止痛片，毫无效果，朝行暮宿，只能赶到兵站过夜。高原反应最严重的是通过高海拔无人区——大红柳滩到多玛，汽车兵告我们说"天不怕，地不怕，就怕红柳滩到多玛"。

"万岁山"与"阳痿山"

万岁山，当我们的轿车走近狮泉河，最先映入眼帘的是阿里军分区战士用一块块石头在山坡上堆砌的巨幅标语"毛主席万岁"，应该是无人可打破的吉斯尼记录，因此这座山也被命名为万岁山，标语至今保存完好，仍是走近阿里首府最醒目的地标。

狮泉河的阿里地区人民医院正对着的山峰是燕尾山，历届医疗队交接班时都会戏称之为"阳痿山"。

"束手无策"与"传为神医"

给医疗队的下马威：我们刚到狮泉河，安顿好行李，患者很少的地区人民医院突然收治了一位青年藏族民工，处休克状态，我与黄万忠急忙赶过去抢救，什么原因的休克？我们正一头雾水，藏族医生马上告诉我们是肝包囊虫破裂导致的过敏性休克，患者拉板车时，板车把儿撞击了肝区的后果，经紧急处理后，患者转危为安。

当地藏族居民常年吃风干牦牛肉，脑、肺、肝的包囊虫病多发，阿里一是高原，二是高盐，高血压常见，患者知晓率、治疗率和控制率极低。高原缺氧，先天性心脏病，尤其动脉导管未闭常见，医疗队也束手无策，当时无超声心动图，主要靠听诊，查出来，也治不了。

我很快被传说为神医：上山不久我遇到一例阵发性室上性心动过

速患者，我用按压眼球方法，患者心动过速很快终止，狮泉河很快传为神话。

阿里高寒

阿里冬季长，冬季封山无交通，只有6至8月通车。冬季气温最低零下40℃，医疗队住的是自己盖的干打垒土坯房，不保暖，大家轮流值班，入睡和起床前在简易铁皮炉里点燃一棵红柳根，在烟雾缭绕中入睡和起床。夜间男队员小便就尿在空葡萄糖瓶中，一早扔出去很快就结冰，厕所里排出大便很快冻冰，越堆越高。有人说男士小便时要一边撒尿，一边用棍敲打冻的冰，我想有人可能经历过，我还真没遇上。

家书抵万金

阿里大半年封山，信件和电影片拷贝只能靠兰州空军每月一次空投，毕淑敏描述过军人，当然也有北京医疗队队员提早到空投现场迎接期盼的家书情景。

整段在阿里的时光里，70名队员只有3人被批准跟北京通过电话，当时如果医疗队员家里有要事，需打电话，要经大队部向卫生部请示，获准后到军分区通讯营军线接到卫生部总机，转接至医院总机，当时家里也无座机，家属要到医院总机接电话。

阿里缺氧

阿里气压低，60～70℃水就开了，做饭必须用高压锅，否则只能吃夹生饭，那时阿里8元钱买只羊，羊皮卖1元，7元吃只羊，也必须用高压锅才能焖熟羊肉，大家轮流做饭。我根本不会，便主动承担挑水任务，刚上山时走路都气喘的我，3个月后挑两大桶水健步如飞。

医疗队上山前阿里连生理盐水都没有，抓把盐放水里，60～70℃煮沸，冷却后就用于手术中冲洗胸腹腔，可从未发生过感染，因为阿里地广人稀，三个半浙江省面积，人口当时仅4万，至今才8万，另外高原紫外线强。医疗队配有药剂专业人员，是北医药学系的庞吉海，医疗队帮地区医院建立了制剂室，阿里高原从此告别了做手术没生理盐水的时代，阿里地区医疗设备十分简陋，而且年久失修，因此医疗队中有两名北京医疗仪器厂（即今天华润万东的前身）的师傅负责首府与各县的医疗设备维修，他们任务是半年，半年后便下山回京。

日常生活

阿里缺乏新鲜蔬菜水果，医疗队经常去十八连和通讯营吃军队的饭，解放军也经常送给医疗队水果、蔬菜、罐头，山上文化生活匮乏，只有每月空投那些陆续解禁的老影片，如《青春之歌》《女篮五号》《热火春风斗古

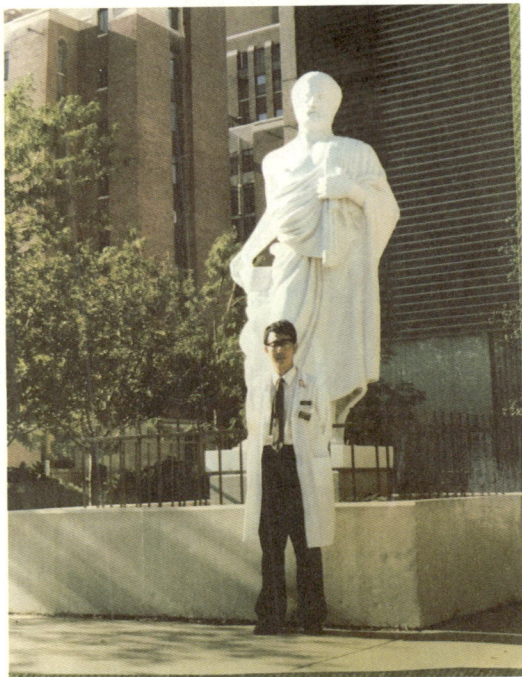

1985 年在美国伊利诺伊斯大学进修心电生理

城》《冰山上的来客》等。文化局樊局长是陕西调上来的干部，调来后患慢性气管炎，是我山上结交的好朋友，医疗队想看什么影片，他都优先安排，即使寒冬也露天放映，阿里冬天晚十点才天黑，我们全身武装，把发的军用皮帽、皮大衣、棉裤、皮毛大头鞋、手套全都穿上去看电影。

苦读英语

到达阿里后，医疗队员中普遍存在脑缺氧的担心，不大敢读书，加上经常停电，只有每月每人下发的几箱粗大红蜡烛照明，大家也顾虑烛光下看书对眼睛不好。可我一是常年有读书习惯，二是山上患者很少，空闲时间多，不舍得浪费时光，于是抓紧时间读影印本《西氏内科学》英文原著，学专业，学英文，一箭双雕。一边抄写，一边读，我在阿里一直坚持了下来，也没读傻大脑。

那个年代没有电视，只有广播电台，阿里根本收听

广播电台，报纸也只能等每月空投时看，新闻已变旧闻。阿里离新德里比距拉萨还近，可清晰听到印度的广播，是那种十分流利但难以听懂的印度英语。

像从烟囱里钻出来了

在阿里强紫外线照射下，大家都变得很黑。当我们70名医疗队员无一人伤亡，圆满完成任务平安到达叶城时，我的血红蛋白超过18克，下到叶城终于不再缺氧了，有队员说我们终于从烟囱筒中钻出来了。

归心似箭

接近下山时，队员们纷纷向我反映，要求回程乘飞机，本来卫生部安排医疗队在乌鲁木齐休息一下去参观石河子农垦兵团，全体队员一致要求取消，直接返京与家人团聚，最后卫生部请示国务院批准，医疗队可搭乘飞机从和田到乌鲁木齐，乌鲁木齐至北京乘坐火车，

我第一次乘上飞机了，苏联的伊尔-18小飞机。

阿里医疗队

阿里医疗队共有8个分队，分别驻扎在首府狮泉河和7个县，北医三个附属医院驻首府，也是大队部所在地。广安门中医研究院驻普兰县，海拔最低，3000米左右，与尼泊尔交界有外贸市场，医疗队员往回带东西都托普兰分队，常带的有黄色铁皮圆桶装的印度产降压药萝芙木，走私的瓦时针手表，狮泉河到普兰途中可看到神山圣湖和鬼湖。

新疆分队驻扎达县，古格王国所在地，从狮泉河去扎达途中也可见到极为壮观的土林，真是大自然的鬼斧神工！海拔也3000米左右。同仁医院驻噶尔县，离狮泉河最近，海拔也接近，4300米左右。友谊医院驻日土，是班公湖和湖中美丽鸟岛所在地，海拔4300米左右。积水潭医院和天津分队所在的革吉县与措勤县是最艰苦的，海拔4500～5000米。

留下不走医疗队

20世纪60年代末到70年代末10年间，为落实毛主席"626"指示，周总理亲自组织分别奔赴西藏阿里、甘肃河西走廊、延安老区和云南

西双版纳四支北京医疗队，周总理这段时间日理万机，后又重病缠身，但他十分重视关心北京医疗队，多次接见。总理最重要嘱托是留下不走的医疗队，要把当地医生培养好，我在阿里期间兼任地区卫校校长，亲自编写教材，自己刻钢报，印刷讲义，给藏族学生讲课，又选出春花、玛尼、吉卓玛等到北京医学院学习，这些学生绝大多数扎根阿里，为阿里人民服务30多年，春花是阿里军区副司令员贡保的女儿，后来担任地区人民医院院长，一直在阿里工作到前年才退休，她是一名优秀的眼科医生和医院管理者，我为培养过这位优秀学生自豪。5年前我带着志愿者走进和田。在接受中央电视台新闻联播记者采访时，我再次把"留下不走医疗队"的口号在新时代传播得家喻户晓。

不忘初心

一次阿里行，一生阿里情，阿里岁月留给我无限的回忆，特别能吃苦，特别能忍耐，特别能奉献，特别能团结，特别能战斗的阿里精神永远鼓舞激励着我，生命不息，奋斗不止。

胡大一

2016 年 7 月

前言 Preface

让我们一起来"改变自己"

白岩松在《白说》中讲他看病经历。

2012年有段时间他不断头晕，觉得血压有点高，去医院检查医生说你得吃药了，白岩松问吃多久，回答一直吃下去。白岩松跟医生说，先给我两个月时间，让我改变一下自己，如果不行我再吃药。

随后的两个月，白岩松管住嘴，迈开腿，每天晚上快走10000步，之后改为慢跑，慢慢的，不仅血压下来了，血脂从高点下降到中点，脂肪肝也从中度变为轻度。

拿我自己为例，我走万步路16年。

第一个，16年前我就有膝关节的退行性病变，10年前膝关节有更多的问题，做过磁共振，关节的软骨已经磨没了，10年前骨科大夫让我换关节，我坚持也没换。

第二个，我有腰椎间盘的滑脱。

第三个，我有右根骨的骨刺。

16年走过来，带来的变化，右根骨的骨刺走没了，骨科大夫也同意我的观点，根骨骨刺不需要治疗，坚持走就行，开始有点疼，现在我没有任何感觉有骨刺，只是腰椎的骨刺，如有压迫症状的需要治疗。

怎么解释我的关节走了16年没事，我跟骨科大夫沟通，他也同意我的观点，在走路过程中肌肉得到了强化。老年人需要肌肉的强化，老年人随着年龄的增长骨质一定是下降的，肌肉的强化可以稳定骨骼，固定关节。

我们人体有很多非常奇妙的自我调节和代偿机制，像心脏康复的核心之一就是帮助心脏血管建立新的"侧支循环"。

为什么我讲"万步路"？

3000步开始起效，6000步满足每天基本运动量，10000步养成习惯，坚持四周便会尝到习步的甜头，运动是伴随一生的事情，应该让运动成瘾。

除了做医生以外，最让我自豪的一件事情便是担任"中国控制吸烟协会会长"，大众的健康问题，除了改变个体因素以外，也需要政府给营造一个好的公共环境，就拿控烟来讲：

我国迄今为止最严格的控烟立法《北京市控制吸烟条例》出台一周年，北京在室内公共场所吸烟的人大量减少，餐馆酒店的室内吸烟区消失，北京市已经对违规的单位和个人罚款上百万元。

作为世界了解中国的窗口，首都国际机场成功取消了吸烟室。

与控烟同步的是急救，首都国际机场的 AED 使用已推进到非专业人员可以使用，这是最重要的一步跨越，是对急性心肌梗死患者的一

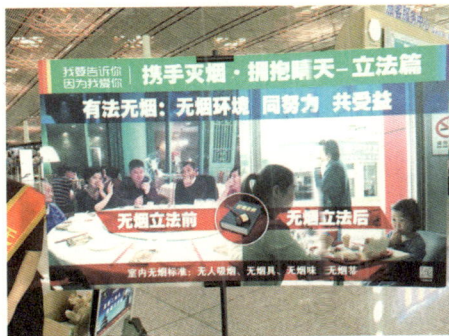

"迎世界无烟草日"首都机场医院展出的戒烟立法前后对比。

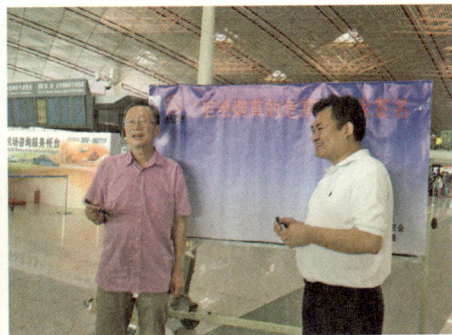

与首都机场医院刘兆祺院长带头"拒绝烟草的危害"签名

个有力保障，2008年奥运会后，首都AED数量也已经是全国第一，了不起，不容易，为健康中国、平安中国立下标杆，是有里程碑意义的突破与贡献。但当时AED仅限于专业医务人员使用，这就成为形同虚设。近年来才有了根本突破，今年首都国际机场AED已正式允许非专业人员经培训使用，这一步看起来不大，实际上是里程碑意义的巨大跨越，为全国又一次做了示范，为首都国际机场点赞！

　　健康从来不晚，让全社会共同携手，一起来"改变自己"，帮助广大支架后朋友开启"美好支架人生"，为家庭、后代建设一个"健康中国"。

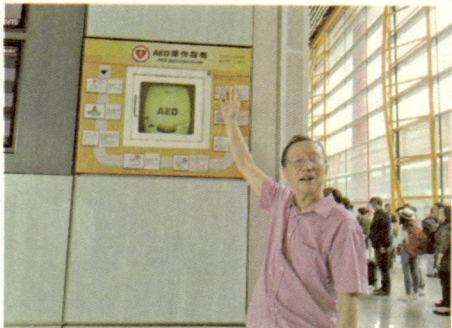

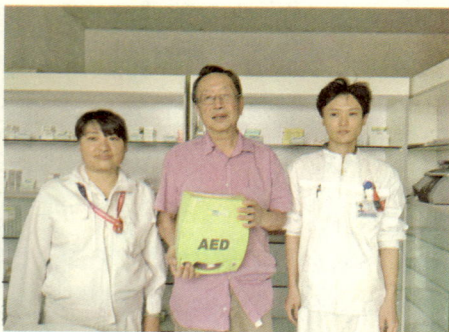

目 录 Contents

第四章 五大处方

药物

第五章 肥 胖

第一章

开卷有益

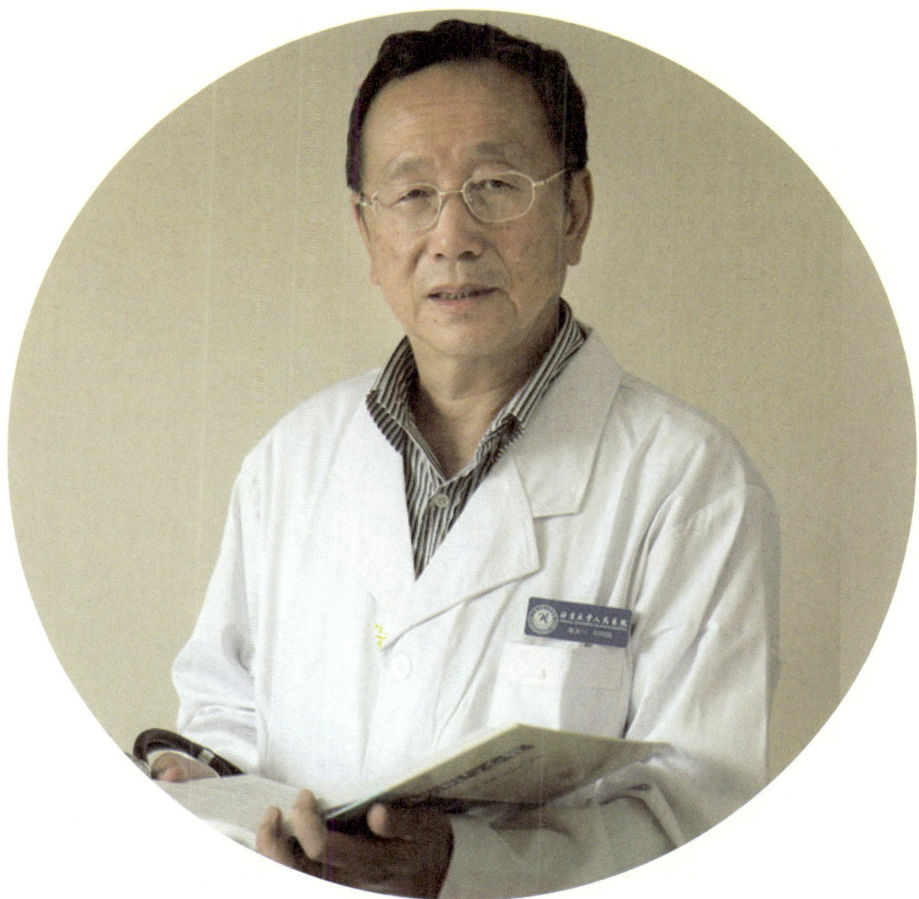

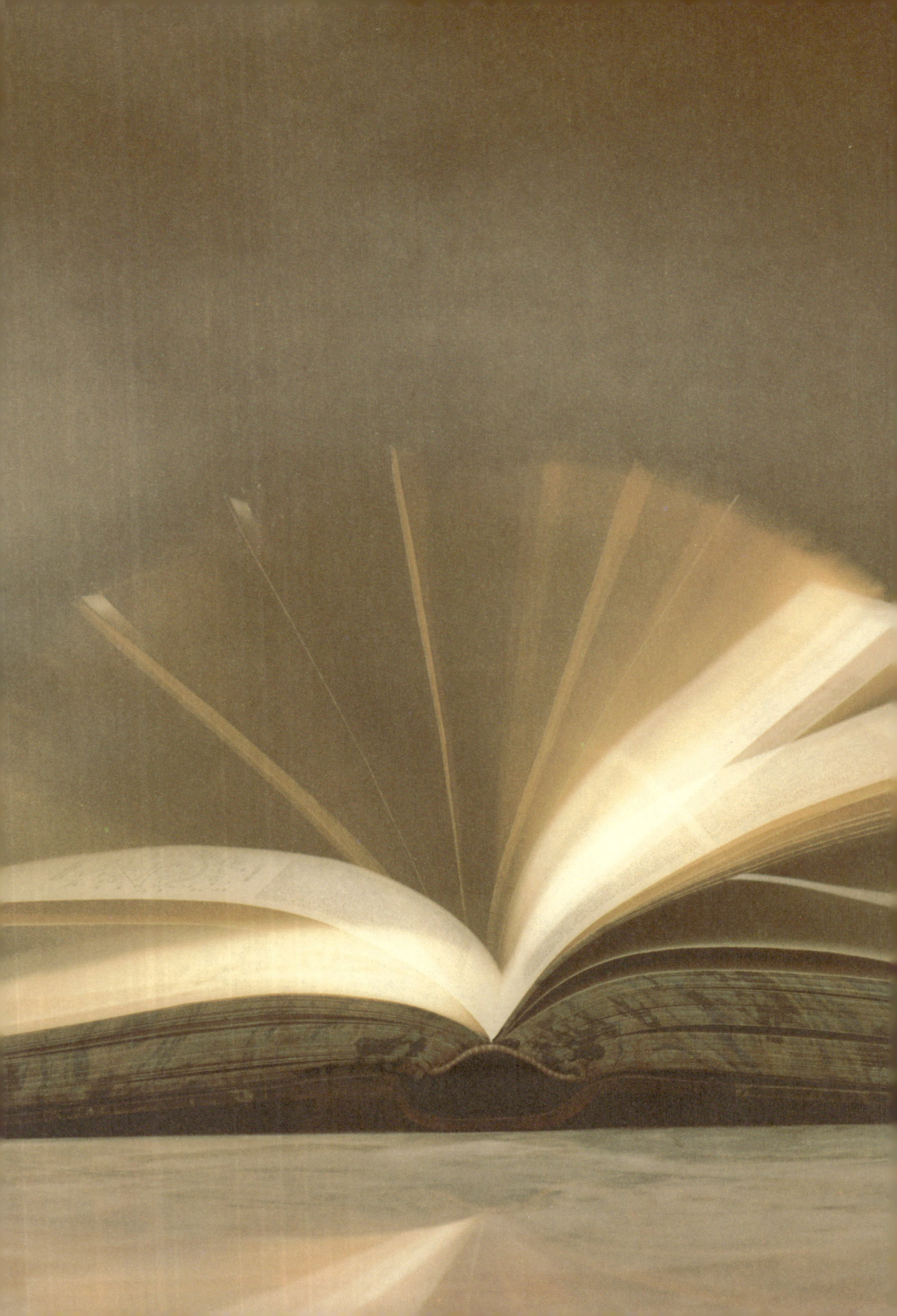

"支架人生"让我焦虑

胡大一

从我在1993年开始推动介入技术开展的时候，就已经发现心肌梗死患者越治越多，越来越年轻化，"支架"技术的推广让我没有感觉到任何成就感，感觉更多的是焦虑。

疾病预防与康复是政府主导的事情，我们（心血管医生）可以参与，要大量开展健康教育，大办健康45店，我们要从三个脏器（心、肺、肾）开始，最终要推向三类人群（亚健康人群，疾病人群，老龄人）。没有广大医生参与，国家疾控中心是很苍白无力的，需要广大医生参与。

只有医生参与远远不够，我们广大患者朋友也要积极参与，发动家人、亲戚、朋友做好预防康复。

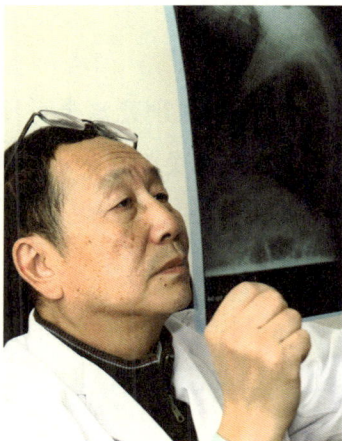

一、心肌梗死可防可控

10个心肌梗死9个因素可预测

2004年公布的有中国参加，以7000多名中国大陆公民为研究对象的52国的联合研究（InterHeart），从全世界不同地域和不同种族登记初次发生急性心肌梗死的患者以及与之性别相同、年龄类似而未患病的对照者的临床与流行病学资料研究结果发现，90％的急性心肌梗死可被我们身边可测、可控的9个因素所预测。

这9个因素依权重顺序为：

1. 血脂异常（尤其坏胆固醇——低密度脂蛋白胆固醇的水平增高）
2. 吸烟
3. 糖尿病
4. 高血压
5. 腹型肥胖
6. 缺乏运动
7. 饮食缺少蔬菜和水果
8. 紧张
9. 酗酒

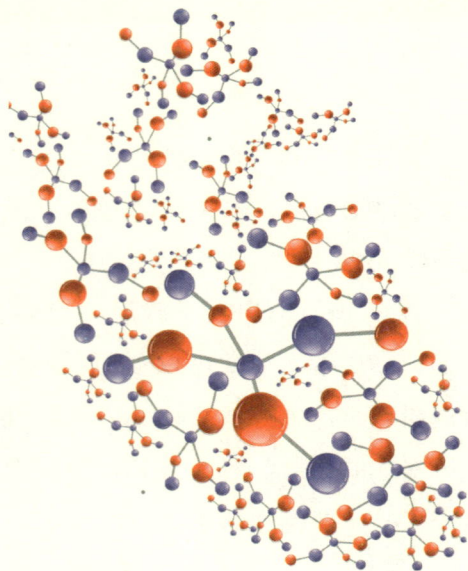

6 个心肌梗死 5 个可预防。

这三个关键点为

1. 戒烟
2. 控制高血压
3. 控制胆固醇升高

二、"支架"的最大价值在于急性心肌梗死生命绿色通道

"支架"手术的学名叫作"PCI"，是"经皮腔内冠状动脉介入术"的3个英文单词的首写字母。

1977年首例"支架"的成功为冠心病的治疗翻开了新的篇章。"支架"目前已经是一种十分成熟的介入治疗方法，它为冠心病患者提供了一种简便、安全又十分有效的治疗手段。临床研究发现，在心肌梗死的急性期，急诊"支架"的治疗效果优于溶栓治疗。溶栓治疗和"支架"的成本是固定的，关键是抢时间、多挽救心肌和生命。

从我1993年在朝阳医院建立心脏中心推广"支架"技术开始，同步建立了急性心肌梗死的生命绿色通道，目前国内都已经开展成熟。

三、"支架人生"重在防复发与提高患者生活质量

对于已经获救的心肌梗死或卒中患者，最重要的是防止疾病的再次发生，即复发——"二进宫"。

"支架"后血管再狭窄的发生率较高，多发生在术后3个月至半年的时间里。这段期间是心脏康复的最关键时期，支架是一种好的治疗技术，但是支架并没有预防其他血管再梗的作用，"支架"是卖汽车，心脏康复是"4S"店。

患过心肌梗死的患者未来10年再发心肌梗死的概率为20％左右，如同时患有糖尿病，这种风险高达50％，并且这些患者今后发生卒中或下肢动脉粥样硬化的风险也显著增高。急性心肌梗死大难不死，决不可认为从此无事，要认真维护健康，预防疾病复发。

这就是我们所说的五大处方：

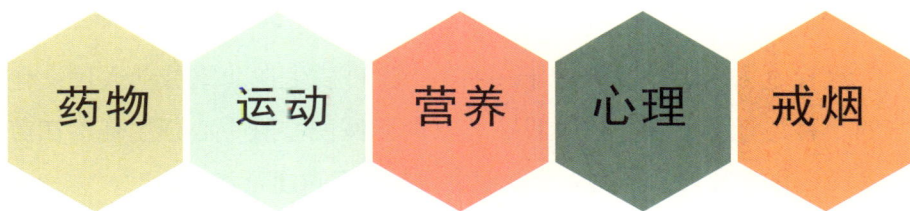

药物　　运动　　营养　　心理　　戒烟

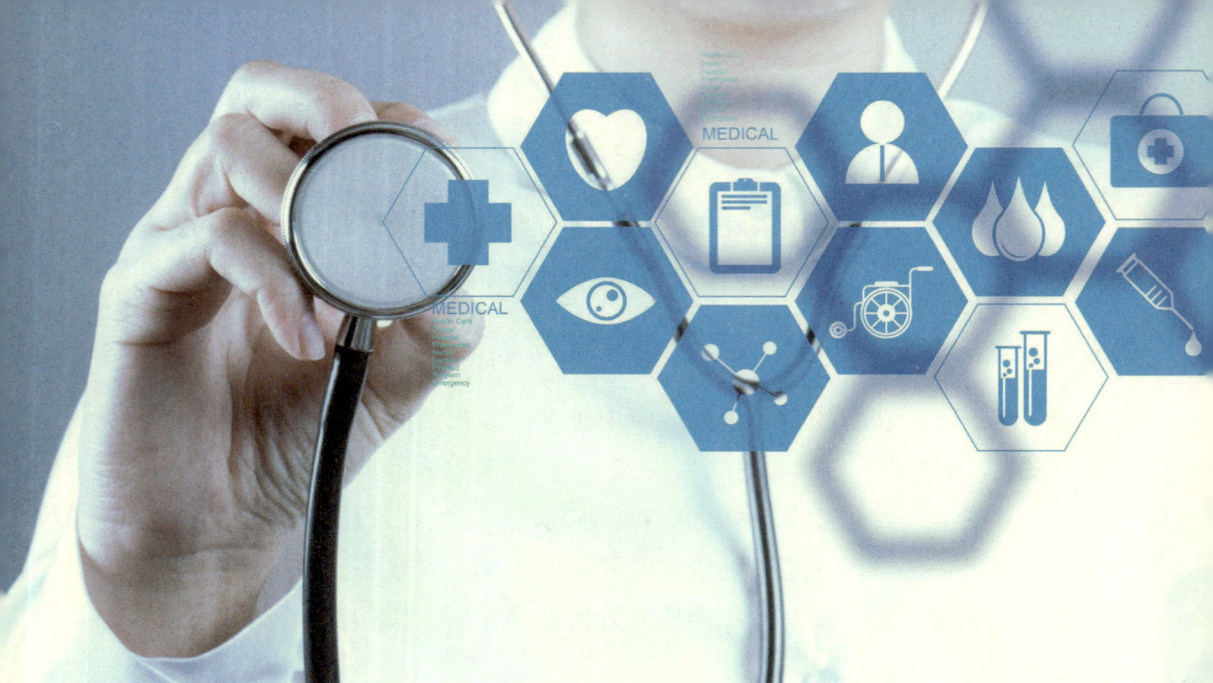

我如何从临床医学走向预防医学

胡大一

健康教育是把医生价值最大化的手段

　　尽管过去了多年，我对于1994年6月3日发生在北京劳动人民文化宫的一幕还记忆犹新。当时我在北京朝阳医院心脏中心任主任，在劳动人民文化宫策划了一次免费健康大课堂科普讲座活动。

　　此前，我曾多次尝试过在周末走进社区进行义诊，常常一上午就要看一两百人，受欢迎程度出乎意料。我渐渐发现自己每次咨询说的话都差不多，因为那些高血压、糖尿病患者问的几乎都是相同的问题：怎么诊断高血压，血压应降至多少才合适，血压正常后能不能减量停药，长期用药会不会累积副作用或出现耐药怎么办？如果这样看下去义诊不就成了门诊搬家？而且像这么看病，面对全国上亿的高血压患者几辈子也看不完！能不能把这些简单的常识教给患者让他们自我管理呢？于是，1994年6月3日，我和学生带着疾病保健知识而不是听诊器和血压计，在劳动人民文化宫办起了健康大课堂。

当时心里没底，不知道会有几个人感兴趣，就只在公园里定了一个100来人的小礼堂。没想到，不到凌晨5点就有人在劳动人民文化宫外等着买票进公园。到后来因为人实在太多而且大多都是老年人，公园负责人怕挤在门口出事，也不敢再卖票了，只好让大家随便进，到最后居然来了近4000人。小礼堂坐满了，后来的人干脆就在广场上席地而坐。我们也没法在小礼堂里讲了，就到公园广播室通过大喇叭开始我们的首场健康讲座，其效果可想而知。可就是这样一种效果不理想的讲座，聚集在广场上、树阴下、路两旁、长廊边的人们却都听得津津有味、鸦雀无声，当时的场面是我有生以来从未见过的。

老百姓对于健康知识的渴求给了我非常大的震撼，我深切地意识到坐堂行医的模式是那么陈旧，纵然有再高明、再勤奋的医生也依然会有大量的患者没有机会得到诊治，普及健康知识应是每一个医生的责任。从此，无论自己工作多忙，我都要抽出时间投入到健康教育中去。随后的几年，《登上健康快车》《有氧代谢运动》《健康从心做起》《健康秘诀》等科普专著纷纷出版，报纸网络也随处可见我的科普文章，更多的老百姓则因为传遍大江南北的"管住嘴、迈开腿、不吸烟、好心态"等健康语录记住了我。

之后我又倡导并启动了包括世界心脏日在内的一系列肩负公众健康教育使命的颇有影响力的活动。

老朋友 Cooper 影响下我开始有氧运动

青年时代的 Cooper 曾是 Oklahoma 的田径与篮球明星。20世纪60年代初，冷战时期美苏太空竞赛如火如荼，Cooper 在空军做军医，开始致力于太空医学研究，并训练宇航员。

他在空军做军医时期出版的《有氧代谢运动》，不但对美国的航天工业阿波罗号成功登上月球做出突出贡献，也大大推动了美国的全民健康。这本书已成为全世界的健康经典，已被翻译成40多种文字。我有幸成为中文第一个版本的主译。

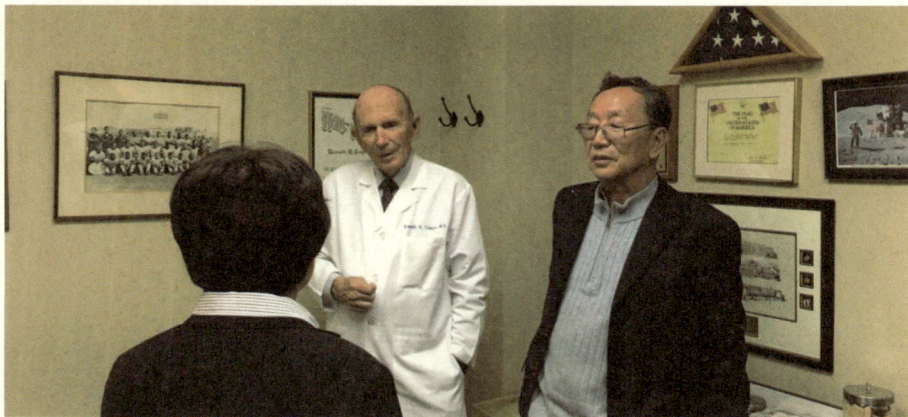

老朋友 Cooper 影响下我开始有氧运动

Cooper 说："我的第一个患者是自己。"1960年，他在运动时发现有心律失常。因为医学院的紧张学习和毕业后当医生的繁忙工作，他常吃不健康饮食，又不再坚持运动，体重从年青经常运动时的76千克增至92千克，经常有疲劳感。Cooper 说："肥胖是精神紧张、压力增大的最常见表现，这正是发生在我自己身上的问题。6个月内，我成功减重。我并无神丹妙药，只是少吃多动。体重减下来了，高血压，糖尿病前期，疲乏和食欲不佳等一切问题迎刃而解。这段经历也改变了我的职业人生。"

1970年 Cooper 辞去医生工作，和他夫人一起在达拉斯一块风景秀丽的地区建立了有氧运动研究所和有氧运动中心。他的研究成果和有氧运动中心模式使无数心血管疾病患者，包括美国前任总统乔治·布什，改善了预后，提升了生活质量。

当 Cooper 告别传统坐堂行医的职业，到达拉斯开办有氧运动诊所时，医学界议论纷纷，认为他不务正业。医生不宜把自己的工作限于关护健康人群，人只有得了病，才去找医生。Cooper回忆这些说法都算客气，还有更负面的微词。他们认为我让人们包括患者在活动平板上跑步，做运动负荷试验，无异于杀人。而他在空军时，已如此做了10年之久！

有氧运动的研究成果广泛推广，迎来了一代美国人健康的辉煌时代。心血管死亡率开始明显下降。令Cooper感到遗憾的是，现代年轻人身体活动越来越少，超重肥胖，糖尿病流行。Cooper指出，他多年来把美国人的健康状况划分为5个级别——优、良、中、差、极差。研究一致表明，人们只要把健康状况改进一个级别，哪怕从极差进步到差，就会有明显的健康获益。如果能促使今天5千万完全不运动的美国人把自己健康级别提升一级，将会给人们的健康带来多么巨大的变化！

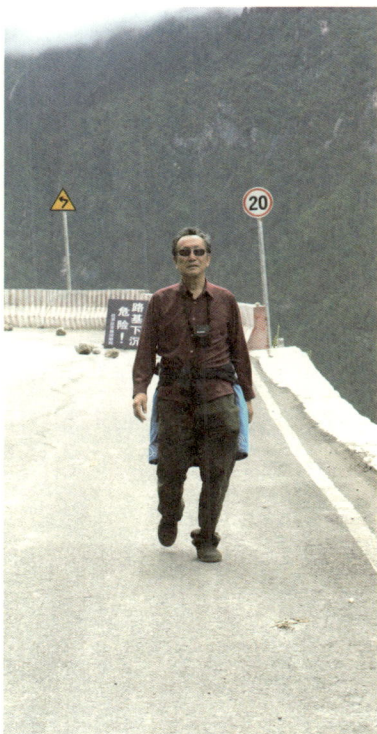

2015年我69岁时与"大医博爱志愿者服务总队"在西藏献爱心之余，在林芝市比日山步行30000余步

明年3月即将35岁的Cooper依然充满活力。Cooper常讲"你们可以问我的员工，每天我是早上第一个开始工作，最晚离开诊所的人。认真工作每一天，我回家前，以有氧运动控制自己的紧张与压力。"因滑水运动骨折，Ccoper8年前停止了跑步，但他每周坚持5天快步行走，每天30分钟完成3.2千米路程，15分钟1.6千米，一位马上85岁的老人！

Cooper有氧运动中心针对美国人口2%高端人群提供医疗保健服务，从健康管理到康复/二级预防，均由自己付费，没有医保。但Cooper从这2%人口中获得的珍贵数据与研究成果却为推动全民健康发挥了指导与推动作用。Cooper的儿子也是医生，是有氧运动中心总经理，同时坚持每天出诊。

Cooper先后在50多个国家演讲，推动运动普及。我也邀请他在第十届长城国际心脏病学学术大会上做了精彩演讲。他先后出版了18部有关有氧运动的专著，他夫人出版了《女性有氧运动》专著。美国坚持跑步运动的人数从《有氧代谢运动》出版前的10万人，快速上升至1984年的3400万人。有氧运动成为美国公众的生活时尚，也快速在全世界风行。

Cooper有氧运动研究所1982年根据科学数据形成的运动方案，现已成为美国在校学生运动的标准方案。他以志愿者行动发起达拉斯心脏行走（Dallas Heart Walk），为13年AHA（美国心脏病学学会）募捐科研经费500万美元。

Cooper有氧运动中心研发保健品，出版书籍光盘，也售有品牌标识的运动服装、运动鞋帽。Cooper本人和中心所有员工名片的一面为自己的名字与职位，另一面印有醒目的"Cooperized，您想健康吗？应当Cooper化！"Cooper深有感触地说，他一生亲眼目睹人们视运动为风险到运动成为人们生活必需的两个极端转变。他又自豪地说，千里之行，始于有氧运动！Cooper风趣地说：养狗的每天至少遛狗两次，没狗的遛自己。你今天不用好碎片时间，坚持运动，那就积攒时间将来生病住医院。

我深深被Cooper精神感动。我也决心在有生之年，为中国人的健康奋斗不止！

我也从有氧运动中获益

我自己也是一个例子，1993年从美国研修回来，怀揣对世界先进技术的崇拜，也源于救人于水火的职业狂热，归国后就一头扎进导管室不分昼夜地工作。每天在手术台上十多小时的静止站立，工作间歇狼吞虎咽地暴饮暴食，我的体重一下子猛增到81千克，体检发现餐后血糖和血脂都不正常。这时"工作向左，生活向右"的矛盾也令我艰难地抉择着，就像今天所有面对高压力工作的人们一样。

痛定思痛，我开始每天坚持快步走10000步。其实在最初的几年，我并不知道10000步是一个锻炼的标准，只是朦胧地意识到，在每天近15个小时的工作中我必须拿出10%的时间也就是100分钟来锻炼身体赢得健康。按照有氧运动的强度要求，达到最大心率时成人每分钟可以走100步，那么按照我每天100分钟的自我规划，一天里我就必须走完10000步，所以10000步就这样成为我设定的标准。当然很巧合的是，在这之后日本和美国出台的"国民健康标准"都分别把每日体育锻炼的目标设定为10000步（中国卫生部建议的健康锻炼标准为6000步）。

俗话说，好事多磨。这话一点不假。随着我的社会职务越来越多，邀请我外出讲学、会议、会诊的活动也越来越多。我的作息时间变得不再受自己控制，经常像空中飞人似的在一天里往返于两三个城市，100分钟的锻炼时间也被分割得七零八落。我开始记不清一天里用于锻炼的时间到底是多少，这感觉就像突然失去交通信号的路口，横七竖八拥堵着不知进退的汽车，没了标准也没了秩序。大家知道血糖受每日饮食和运动的影响特别大，没了标准的运动也使我的血糖上上下下地波动着。到有一天我发现一样好东西——计步器，长期使用至今，并最终成为我恪守职责的监督者。

我把计步器设置为10000步，并在每天晚上10点归零，也就是如果我在每天晚上10点前10000步的目标没有达到，所有在这一天累计的步数全部消失，计步器屏幕上显示的将是"0"。这个0无疑就是我交出的

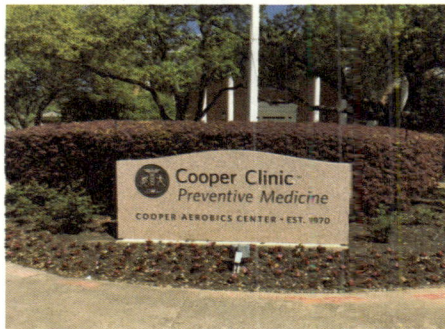

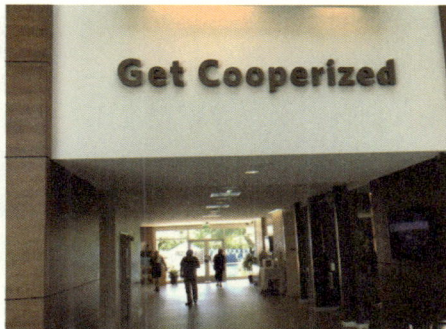

成绩单，它会清楚告诉我，在这场健康与疾病的较量中，我又失去了一次机会！虽可能是3000步，也可能是5000步，但在某种意义上就等于0！因为没有被消耗出去的热量囤积成赘肉又将给我留下无尽的祸根。

我把计步器别在腰间已经16年，我持之以恒地坚持每天走10000步也已经16年，我的体重一直稳定，血糖、血脂也都正常。

今年我70岁，作息时间仍沿袭10年前那样，周六和周日没有休息，在一天之内奔波两三个城市会诊、讲座。当然，由于工作的繁忙，我也不能抽出一整段时间专门来运动，怎么能坚持10000步？

主要办法就是前面提到的：把快步走"整合"到日常生活与工作节奏中。会议间歇，所有人都扎堆聊天，我一定是在会场走廊里快步走锻炼；等火车或在机场候机时，我不会坐在长椅上休息，一定是在月台或候机大厅来回走；有时冬天下雪路滑，赶回家后我也一定别着计步器赤脚在房间里快步走，把白天没有走完的10000步进行到底。除此之外，我也会刻意为自己创造一些走路的机会，例如，可利用地铁等公共交通工具时不乘出租，可保证一定运动；在医院患者就诊高峰时我一定是爬楼梯而绝不坐电梯，一方面是出于对等待电梯急于就诊患者的礼让，另一方面也锻炼了身体。

通过以上的讨论，我们会发现所有的人都是有时间参加健身运动的。在解决了运动的态度和时间之后，你是否已经有决心轻松投入到运动中，并期待在不久的几周后取得满意的功效呢？

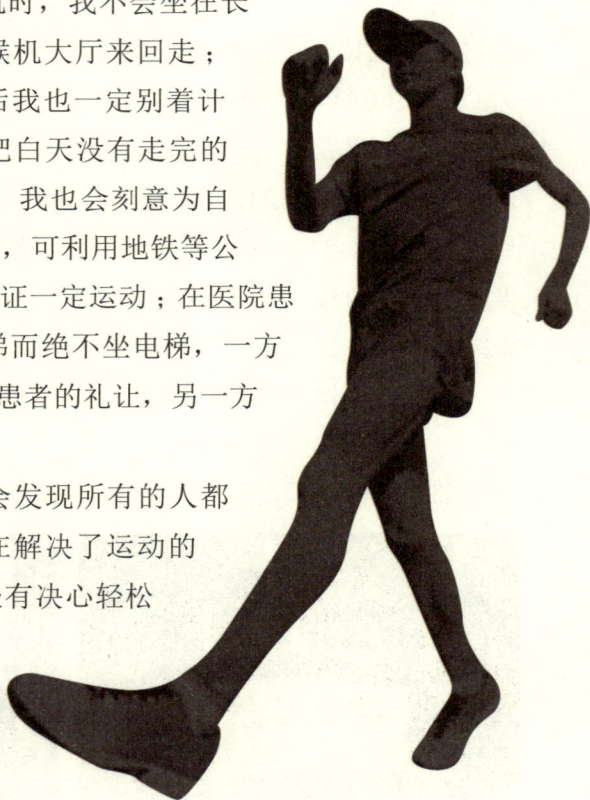

我这样给自己"治病"

胡大一

管住嘴，迈开腿。零吸烟，多喝水。好心态，莫贪杯。睡眠足，不过累。乐助人，心灵美。家和睦，寿百岁。

迈开腿 管住嘴

对于现在严重缺乏运动的国人，动起来尤为重要。

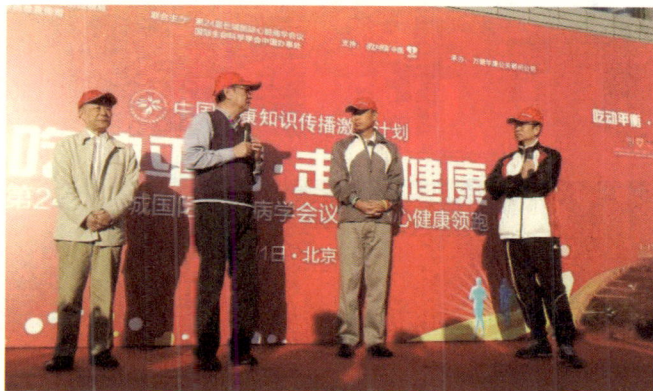

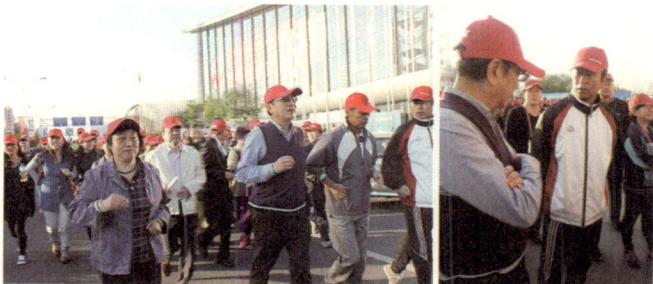

2012 年长城会开幕式与白岩松领跑 2000 名医生"医起跑"

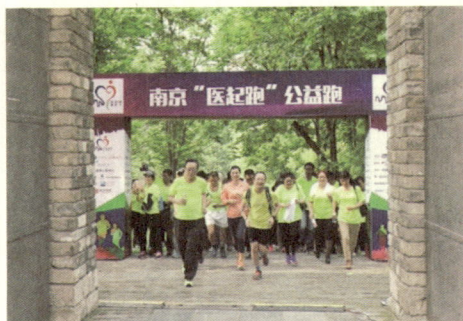

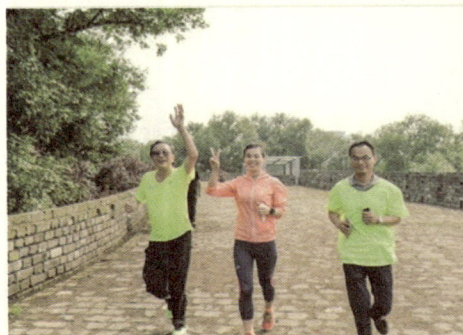

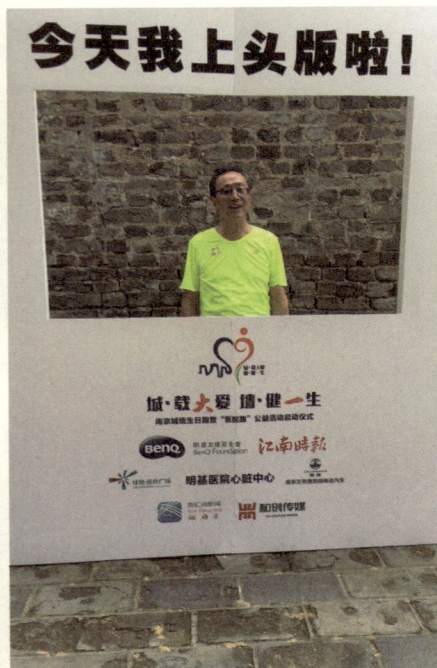

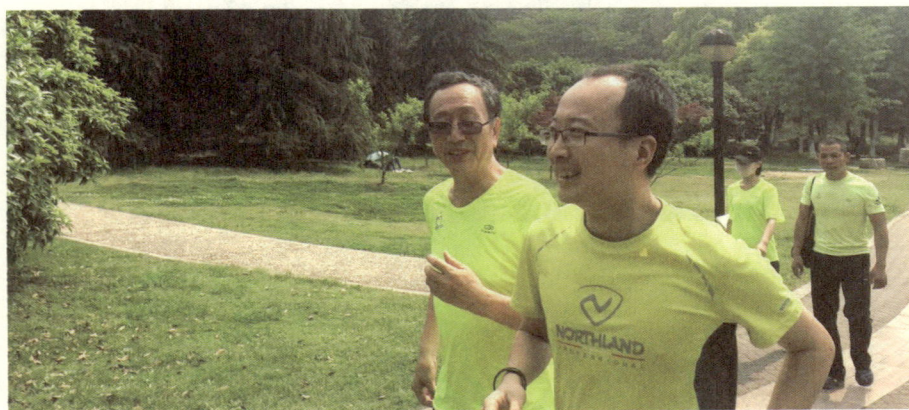

2016 年南京明基医院心脏康复中心揭牌与 300 名医生"医起跑"

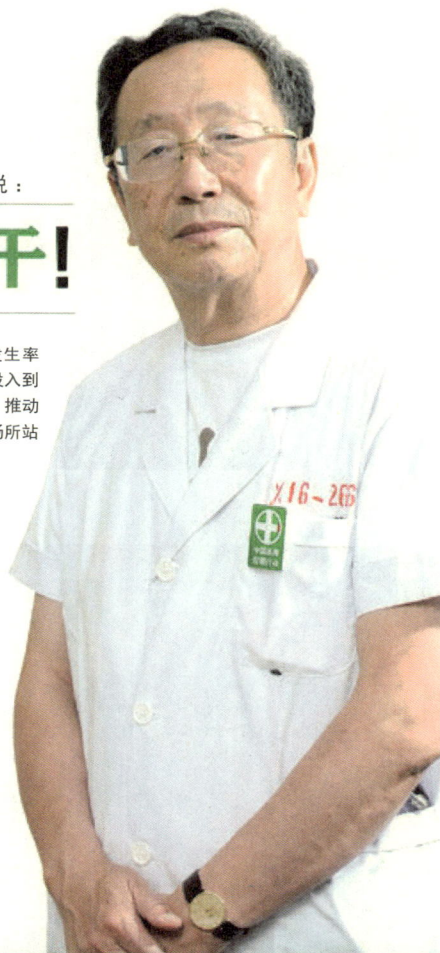

9月29日是世界心脏日，
心血管医生应该**主动**站出来对公共场所吸烟者说：

被吸烟，我不干！

若能推动在公共场所不吸烟，一年可减少心肌梗死发生率40%～50%。我呼吁心血管领域广大医生更积极、更踊跃地投入到控烟事业和行动中。医生，特别是科室带头人应带头戒烟，推动无烟科室建设。心血管医生应主动承担社会责任，在公共场所站出来制止吸烟。

—— Ehe.

健康=零吸烟

2011年"被吸烟，我不干"公益活动

15

健康 = 零吸烟

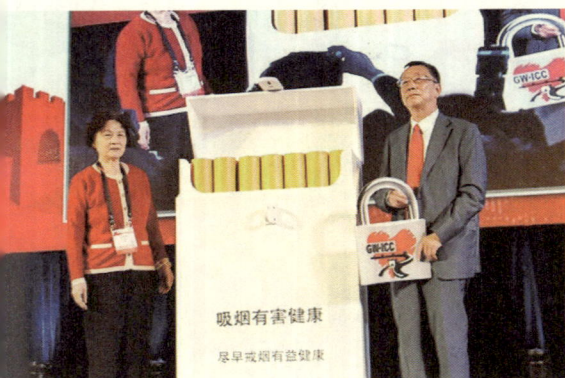

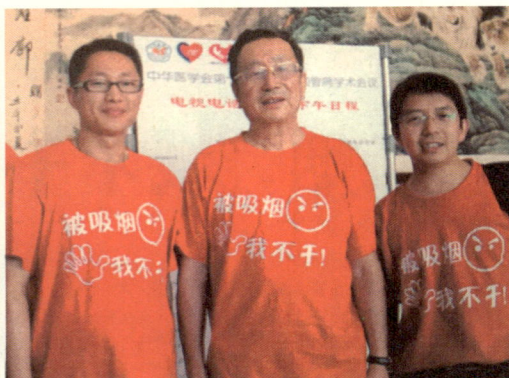

2015 年长城会戒烟活动

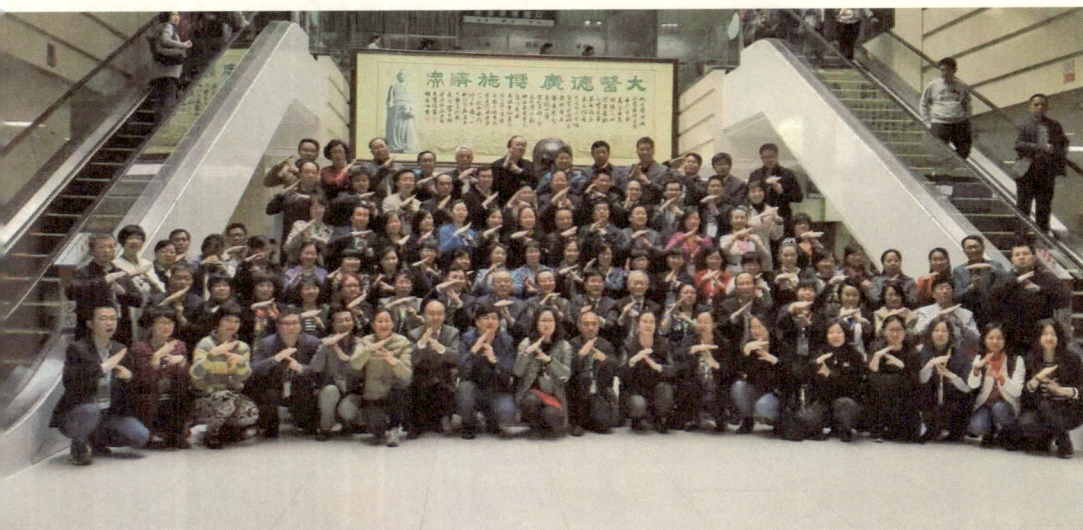

2016 年长春中医药大学附属医院学术会医生戒烟宣誓

1. 带瓶水上路

渴了就要喝水，少量、多次不给肠胃增加负担。

2. 餐前有适度饥饿感

常有饥饿感，肠胃无负担，每顿都可口。

3. 日行万步路，健康自然来

快步行走是最安全的有氧代谢运动项目之一，更是老年人的明智选择。

4. 运动贵在持久

选择一项有兴趣的运动，悠着点儿劲，耐心点儿，6 星期后就能尝到甜头。

5. 运动是人生态度与能力的体现

科学锻炼的目的就是养成随时、随地、生活化的健康生活方式，是健康人生态度与时间管理能力的体现。

"万步路"对心身健康的价值

中医讲：心主神明，心主血脉，前辈们已经把心理和心脏的关系说得很清楚。

我讲万步路，"10000步"是追求健康的目标，是追求健康的心态，"10000步"是对身体机能考量以及内啡肽效应的掌握，10000步让运动成瘾。

"目标"的抗衰老作用

生活中是否有追求，这决定了一个人的心态，进而决定其生理状况。勤于思考的人的脑血管经常处于舒展状态，从而保养了脑细胞，使大脑不过早衰老。

脑子活动时总是把较多的葡萄糖送到脑中最需要的地方。在安静时，老年人和青年人相比，脑内葡萄糖利用率较低，但用起脑来，脑最活跃的地方所得到的葡萄糖并不低于青年人。所以，用脑还可以促进脑的新陈代谢，延缓衰老。

有氧代谢运动的"内啡肽效应"

内啡肽（endorphin）亦称安多芬或脑内啡，是一种内成性（脑下垂体分泌）的类吗啡生物化学合成物激素。它是由脑下垂体和脊椎动物的丘脑下部所分泌的氨基化合物（肽）。它能与吗啡受体结合，产生跟吗啡、鸦片剂一样有止痛和欣快感，等同天然的镇痛剂，而且对身体有益，与其抽烟、喝酒有害的东西上瘾，倒不如运动起来让有益的"内啡肽"上瘾。

内啡肽效应还有助于抵消戒烟产生的身体不适。

"好心态"的预防疾病作用

《黄帝内经》曾说道："百病生于气也。怒则气上，喜则气缓，悲则气结，惊则气乱，劳则气耗……"所以医病先医"心"。

人的心与身，为何有如此紧密联系？下丘脑—垂体—肾上腺这三点一线形成了人体的应激反应中心。一个人在大发雷霆，或者碰到危机时，它们分泌"去甲肾上腺素""肾上腺素"等"压力激素"，足以让小鼠致死，因此"压力激素"，又称"毒性激素"。

如果人整天焦躁不安、发怒、紧张等，令压力激素水平长时间居高不下，人体的免疫系统将受到抑制和摧毁，在激素的作用下，身体中的各种"资源"被重新调配，减少消化、免疫方面的供给，将重心放到心脏的供血和肌肉的运动中去，以让我们迅速应对危机，心血管系统也会由于长期过劳而变得格外脆弱。

"乐助人"的治疗作用

研究人员发现，给予别人"物质上"的帮助，能使致死率降低42%；给予他人精神上的支持，能使致死率降低30%。

与人为善，常做好事，心中常产生一种难以言喻的愉快感和自豪感，进而降低了压力激素水平，促进了"有益激素"的分泌。

付出友善，收获友善，有利人际关系和谐的"付出"包括：赞美、幽默、微笑、尊重、忍让、随和、包容、宽恕、体谅、同情、忠诚、倾听等，养成助人为乐的习惯，是预防和治疗忧郁症的良方。

"家和睦"的长寿作用

家庭关系是一个人整个社会关系中最重要的一环。

美国有两位心理学教授近20年的研究发现：影响寿命的决定性因素中，排第一名的是"人际关系"。人际关系可能比水果蔬菜、经常锻炼和定期体检更加重要。

人是群体动物，活着就是活在人际关系中。心理学家马斯洛总结的人生需求，从低级到高级，依次为"生理需求、安全需求、社交需求、尊重需求和自我实现需求"五类。除生理需求外，均和人际关系有关，"需求"获得满足，即会收获快乐！

人在快乐的时候，大脑会分泌多巴胺等"益性激素"，让人心绪放松，产生快感，这种身心都很舒服的良好状态，可使人体各机能互相协调、平衡，促进健康。

关于健康长寿，一直以来都是人们所追求和研究的方向。曾经的诺贝尔生理学奖得主伊丽莎白等总结出的长寿之道：人要活百岁，合理膳食占25%，其他占25%，而心理平衡占到50%。

志愿者人生之乐

李永强

小白杨与胡大医

小白杨是职业军人，胡大医是职业大医，咋扯到一块？

1. 四十年前小白杨是开国元首毛泽东任命的西藏阿里军分区司令员，胡大医是开国总理周恩来亲派赴西藏阿里的北京医疗队队长（率北京、天津、新疆70多位医护人员），我们在天上阿里为世界屋脊的边防军民服务，在艰苦奋斗环境中结成好友。

大医遵循周恩来总理指示，不只是全心全意为天上军民服务，更潜心落实"留下一支不走的北京医疗队"，白手起家，亲任校长，办起了建国后第一个阿里卫生学校，备课、授课……后来"大医博爱"志愿者服务队又连续抵达阿里，巩固提高开国总理"不走的北京医疗队"心愿。

2. 共同的世界观、人生观和价值观将我们凝聚。都在古稀龄进入天地人生层面，天地是我们的旅馆，我们是天地过客，践行最好的过客。

3. 党和国家核心价值观在历史和军民中需要彰扬。"十八大"后的反腐风暴中，"爱国、敬业、诚信、友善"的核心价值观推大医母（胡佩兰，感动中国仁医）子为榜样；《小白杨》唱红大江南北、军营内外三十多年，新疆军民在边防哨所塑小白杨像，彰扬"听党指挥，能打胜仗，作风优良"形象，军营"唱小白杨歌、讲小白杨故事、做小白杨传人"战斗氛围浓烈。

加入志愿者

2003年,彭珮云副委员长到中国红十字会任会长,听到大医汇报后知晓全国有400多万先天性心脏病患者急需救治,而且每年有12万这样的患儿出生,当时

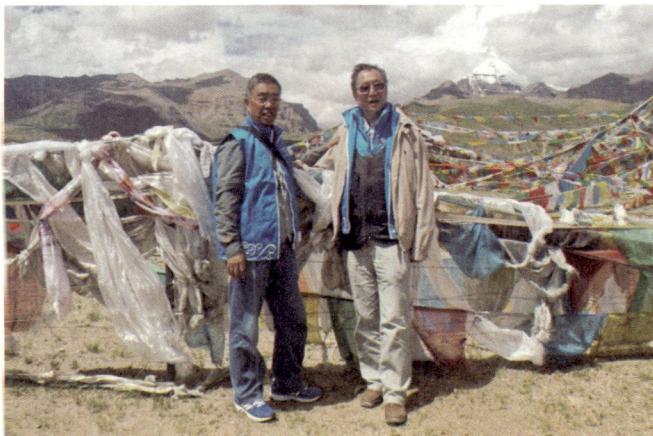

与胡大一赴西藏阿里进一步落实当年开国总理周恩来留下一支"不走的北京医疗队"要求(2014年8月13日在冈底斯山三峰冈仁波齐峰下合影)

国家治愈能力仅5万。她在中国红十字会成立"胡大一爱心工程",由大医领衔,成立"胡大一爱心志愿者服务队",还在服务队成立了爱心国际培训中心。

大医乘飞机到奏都我家,邀我一起做公益。此乃我乐干的事,便成为中国红十字会爱心工程的形象大使,每年走几个省救治先天性心脏病患者,多是贫困地区的青少年患者。团队不只治病,更重要的是将知识和技术传授基层医务工作者。

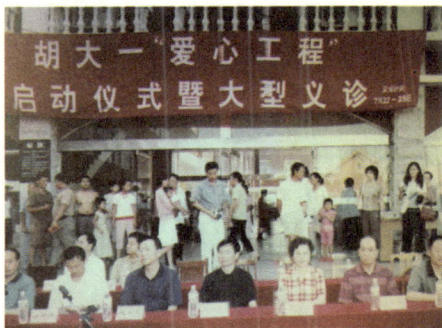

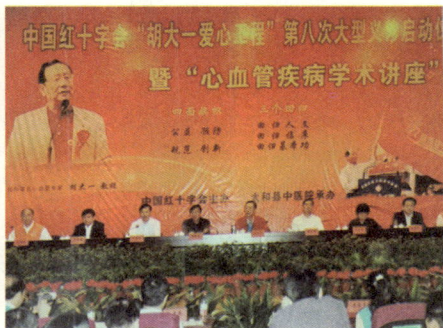

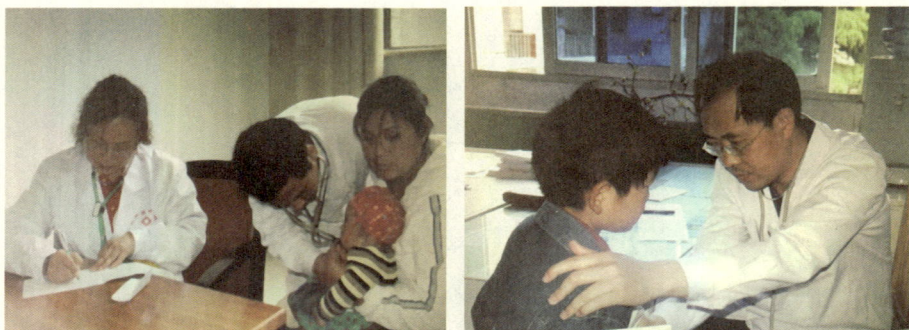

2003 年，胡大一爱心工程启动，救助先心病儿童

　　2011年初，在北京市团市委和北京市志愿者联合会的领导下，在中华医学会心血管病学分会和中国医师协会心内科医师分会支持下，**"大医博爱志愿者服务总队"** 成立。大医博爱志愿者服务总队以农民工子女、贫困人群和西部老少边穷地区、基层医疗机构等为服务对象，相继开展了"志愿北京之大医博爱""大医博爱西部行""大医博爱基层行""健康大讲堂"等志愿服务项目。我又加入了基层患者讲健康，医生培训的志愿者服务队之中。

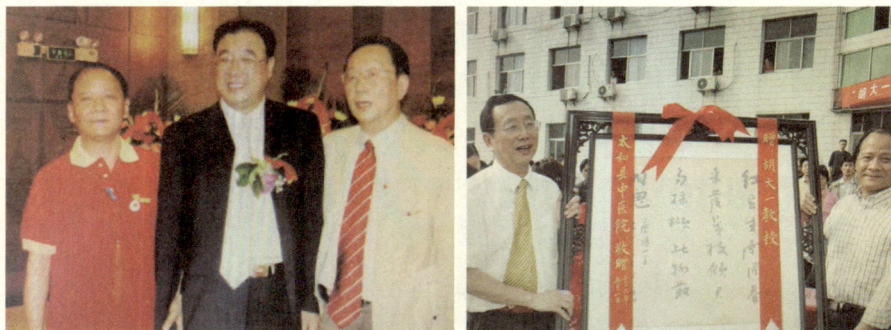

李福同院长、马晓伟副部长、胡大一合影

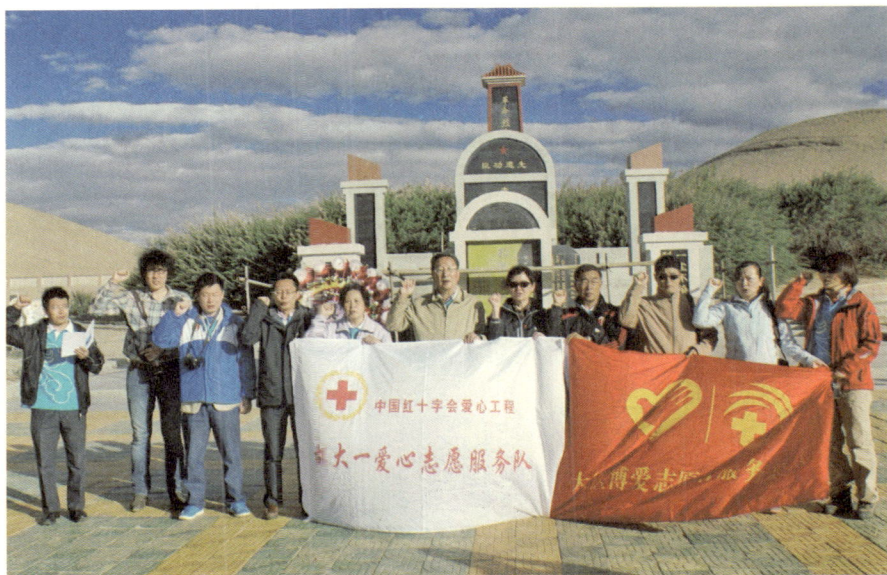

2012 年 7 月 10 日大医博爱团队在西藏阿里狮泉河烈士陵园祭拜李狄三等
进藏先遣连 63 位英烈和孔繁森、贡保等战友灵

建立"支架人生俱乐部"的经验分享

长春中医药大学附属医院　孟晓萍

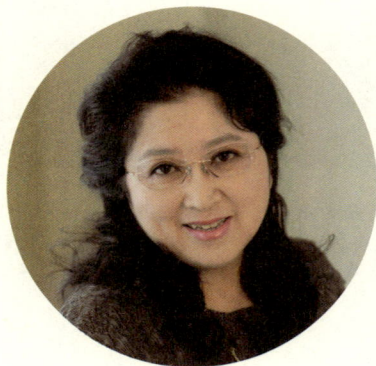

　　谈到"支架人生俱乐部",人们往往会联想到是不是冠心病患者坐在一起"侃大山"的地方,甚至有人认为,可能就是冠心病患者在一起喝茶,打牌玩的地方。这都是大家对于"支架人生俱乐部"的不了解,"支架人生俱乐部"是为冠心病、支架术后患者提供一个与专家互动,和病友交流的平台,帮助支架术后患者"过好支架人生",尽享人生精彩的港湾。

　　我国著名心血管病专家胡大一教授是"支架人生俱乐部"的倡导者。他指出:"支架人生俱乐部"是一个为患者提供全面全程、专业化疾病管理与服务,帮助患者过好支架人生,践行心脏康复之道,传递康复新理念的心脏康复"4S"店。我们在实践工作中确实体会到了"支架人生俱乐部"建立的意义和它给患者带来的益处。

对于建立支架人生俱乐部，我有以下四点经验分享：

一、搭建医患、患患沟通家园

我们把心脏康复的患者组织起来，让这些患者提高心脏康复的连续性和依从性，融洽医患的关系。在"支架人生俱乐部"里患者与医生面对面的交谈，医生同情患者的疾苦，尊重患者的感受，给患者战胜疾病的勇气，做患者的朋友。患者与患者面对面交流，互相鼓励，互帮互助。我们通过手机建立了"支架人生俱乐部"的微信群，在这里患者可以就自己的病情提出各种问题，医生给予及时的答复，外地患者或不方便来的患者复查的结果可随时发送照片到群里，医生根据复查结果指导患者用药。这样不仅提高了医患之间的沟通与交流，而且也增进了医患之间的感情，更加增进了患者对医生的信任感。给患者提供了方便，让患者感到像家一样的温暖。

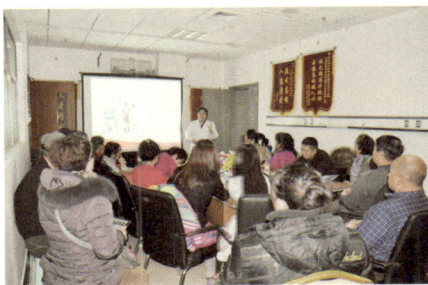

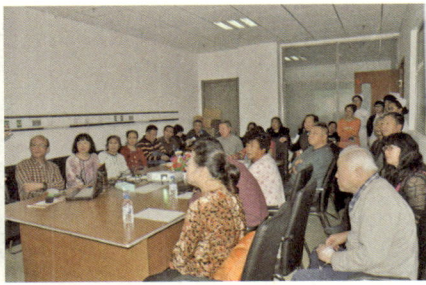

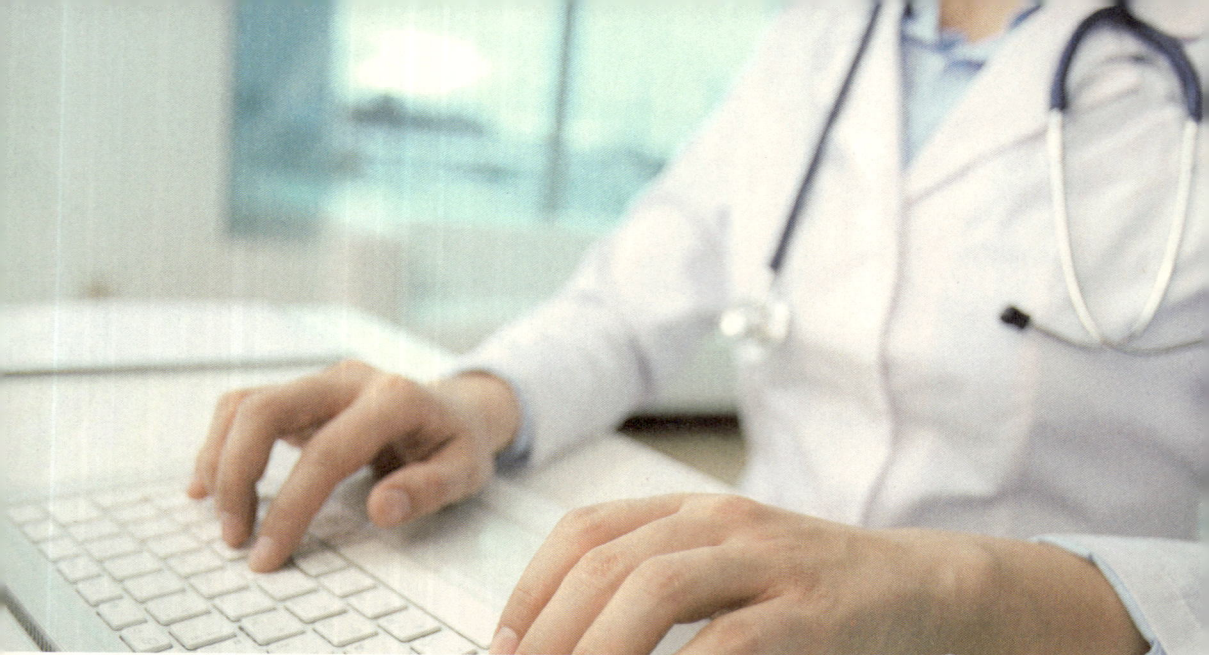

二、"科普讲座"提高患者自我管理能力

"支架人生俱乐部"定期为患者举办科普讲座，这是"支架人生俱乐部"很重要的项目。把一些专业知识，用简单的语言和图画的形式给患者讲解，例如：什么是冠心病？冠心病的主要危险因素有哪些？吸烟对冠心病患者有哪些危害？冠心病患者的饮食应注意哪些？人们的心态对冠心病的影响？支架后的患者为什么要进行运动康复治疗？诸如这类患者存在疑虑的问题，我们会进行详细的解读与讲解。而且让患者做读书笔记，真正理解讲课内容。通过这种形式提高患者的医学教育水平，使他们知道怎样做好自我管理。

三、私人医生＋就医绿色通道提高患者"安全感"

我们的医生对每一个俱乐部的成员的病情都十分了解，为他们定期体检，调整五大处方，包括：药物、运动、营养、心理、戒烟。"支架人生俱乐部"的患者可以直接享受绿色通道的服务，有问题可以及时咨询我们。例如：有一个"支

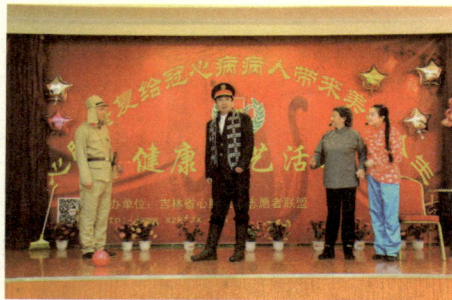

李玉和的扮演者是支架术后的患者

架人生俱乐部"的患者在途中感到胸前不适，到就近医院检查心电图，该院医生怀疑心肌梗死建议住院。这位患者急忙把心电图发给我们"支架人生俱乐部"的医生，医生快速找出他住院期间的心电图，对比发现没有变化，是陈旧心肌梗死，让患者放心回家。解除了患者的顾虑与担心。避免了患

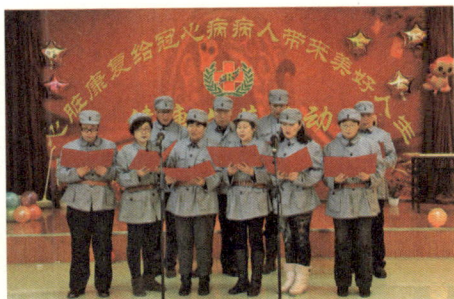

表演者全部都是"支架人生俱乐部"的患者，其中有心肌梗死、支架、搭桥、心力衰竭的患者

者的再次入院，减轻了他们的心理压力。患者说，"支架人生俱乐部"为我们的健康保驾护航！

四、"文娱活动"丰富患者美好人生

加入"支架人生俱乐部"的患者通过心脏康复后，他们树立了战胜疾病的勇气与信心，他们不再消沉与焦虑，对生活充满了阳光，又重新找回了自我。他们虽然是冠心病患者、支架患者、心力衰竭患者、搭桥患者，但是心脏康复和"支架人生俱乐部"给他们带来了重新生活的希望，提高了他们的生活质量，再次燃起了他们的生命之火，他们能站在舞台上放声高歌，翩翩起舞，他们能站在舞台上向人们展示他们不是消极带病生存，他们是生活的强者，他们能站在舞台上用实际行动证明心脏康复给他们带来了美好人生。

心脏康复
——护理姐妹职业的第二个春天

河南省安阳地区医院 心脏康复护理团队

胡大一教授用一抹春风吹绿了整个心脏康复事业，正是这个充满生机、绿色洋溢的专业，带给了护理姐妹们第二个职业上的春天，心脏康复的"魔法棒"让护士不再是只会执行医嘱、打针、输液的机器，而是把她们变成了一个个美丽的"心康天使"！她们演绎着一个又一个充满温暖和爱意的故事，让一个又一个有着心脏疾患的朋友重返社会、回归家庭，健康地回到工作岗位上去。也让从事心脏康复事业的护士姐妹找到了自信，实现了自我价值。

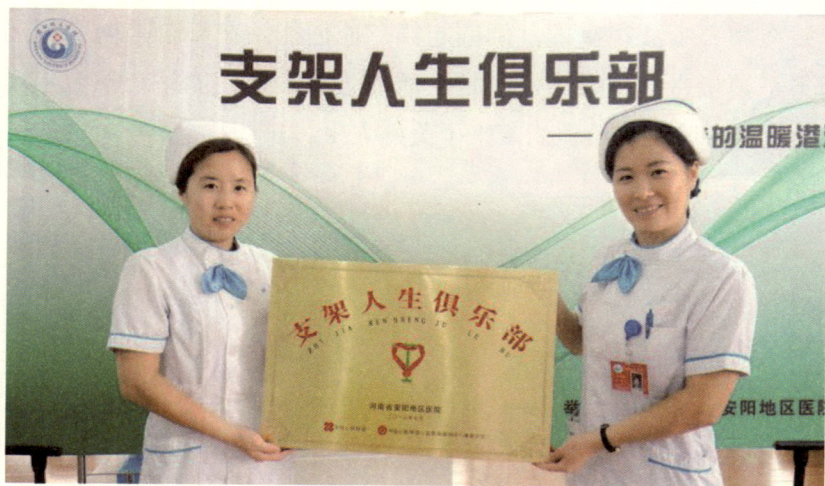

心脏康复——护患沟通的桥梁，紧密联系的纽带！

心脏康复是护患之间紧密联系的纽带，康复指导很好地搭建了护患沟通、交流的平台。由于临床医生忙于患者的收治、手术、危重患者的抢救，美丽的"心康天使"就是陪伴患者整个疗程的主力军，从住院评估、临床护理、健康教育、再到康复指导，紧密无缝隙的优质护理服务，全程全面地关爱、呵护和陪伴着每一位患者，不仅治好了患者的疾病，而且使患者恢复了身心和社会功能，感受着人文关怀和来自护理职业的尊严和自信。让患者重新拥有高质量的生活，尽享美好人生！

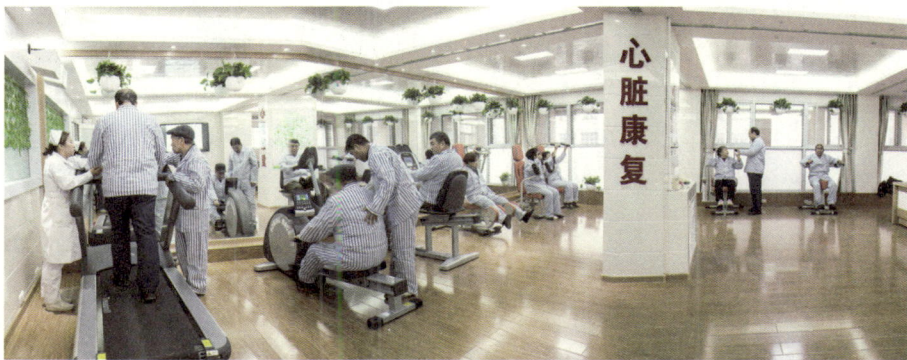

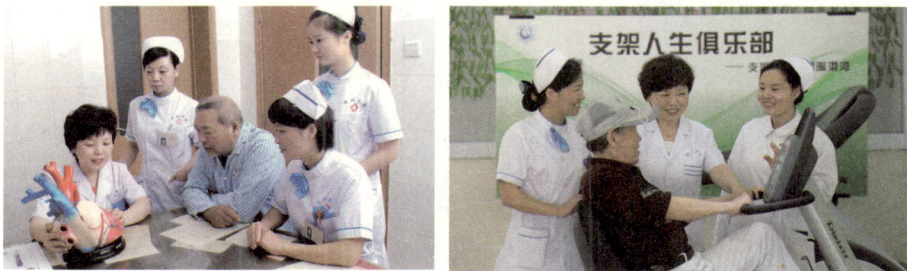

心脏康复中护理工作的重要性在五大处方中体现得淋漓尽致！

心脏康复，让患者重获幸福！
心脏康复，让美丽的"心康天使"们
找到了属于自己的第二个春天！

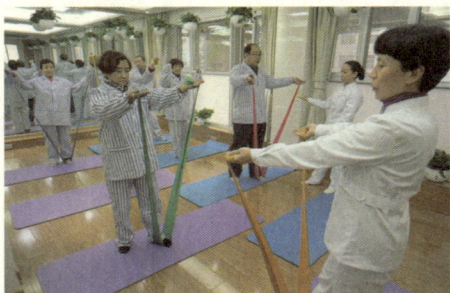

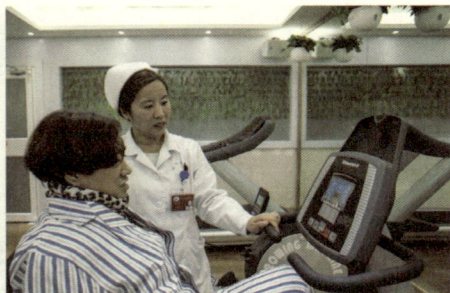

运动康复的贴心守护

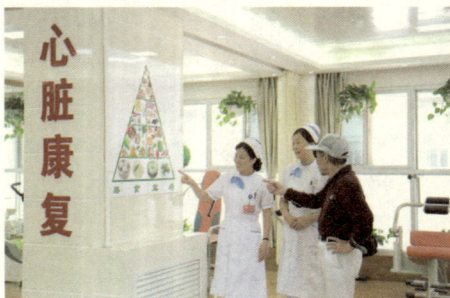

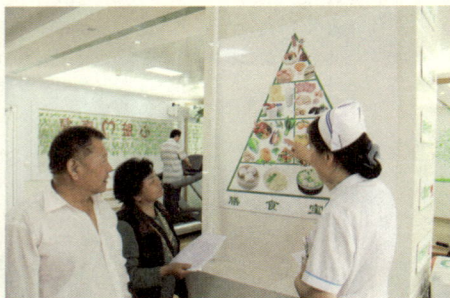

营养处方的专业指导

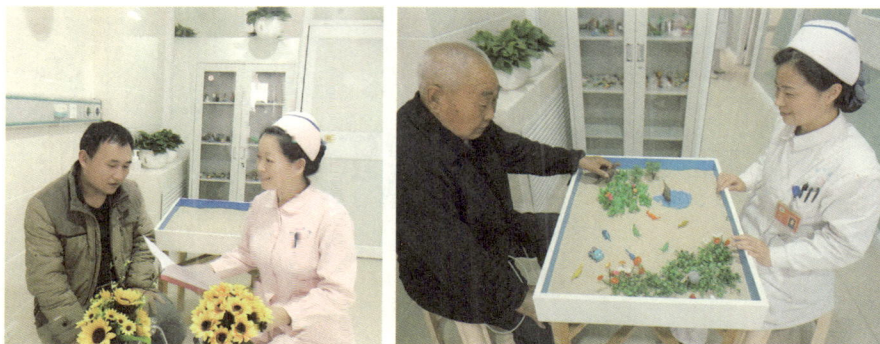

心理疏导的精心呵护

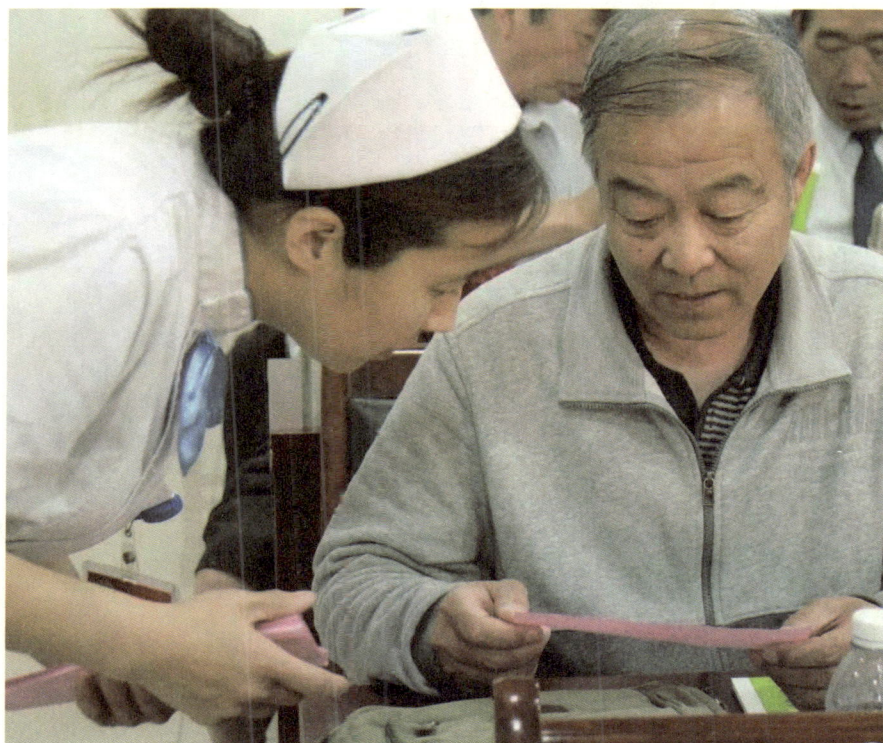

药物处方的反复叮嘱

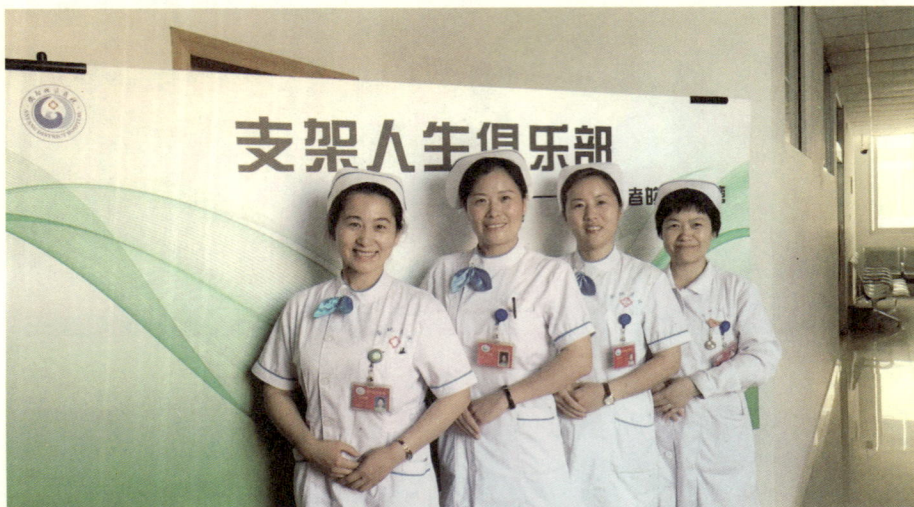

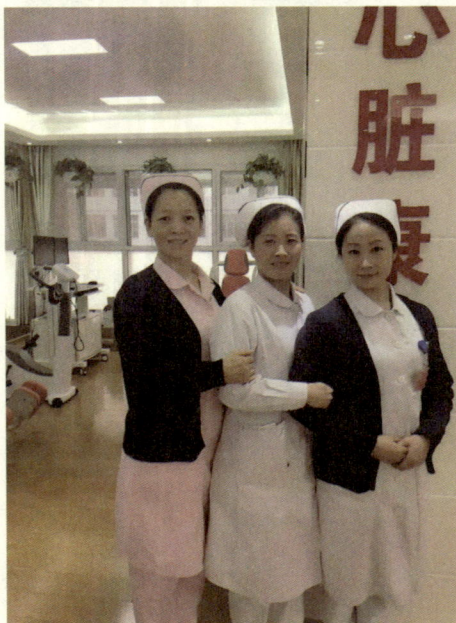

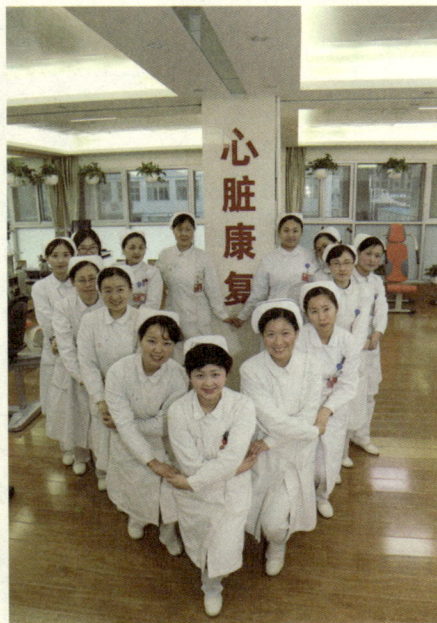

心脏康复护理团队展示

迫切需要的心脏康复 首都国际机场生命绿色通道启用过程

首都国际机场医院 蒋雪蓉 袁 力

病例回放：

男性，65岁，爱沙尼亚籍旅客，在登机口候机时突发胸痛，压榨样疼痛，濒死感，大汗，向后背部放射，持续不缓解，无头晕、头痛，无黑蒙、昏厥，无呼吸困难、喘憋，无咳嗽咳痰、咯血。遂向机场急救中心呼救。

急救人员在登机口现场见患者体型肥胖，坐于登机口座椅，面色苍白，大汗淋漓，通过沟通，了解到该患者高血压病史数年，规律服用降压药，无糖尿病病史，无吸烟饮酒史。

急救车来的过程中，急救人员迅速给患者做了检查：

血压90/60mmHg（毫米汞柱），血糖6.3mmol/L（毫摩尔每升），双肺呼吸音粗，未闻及干湿啰音，心律齐，心率75次／分，心音可，未闻及杂音，腹部膨隆，未见明显异常，双下肢不肿。

心电图： 下壁心肌梗死，广泛前壁心肌缺血。

诊断： 冠心病、急性下壁心肌梗死、心律失常、心室颤动、高血压3级。

处理经过： 初步诊断明确后，告诉患者减少活动，减少心肌耗氧，予吸氧，心电监护。嚼服阿司匹林300毫克，开通两条静脉通路。向患者家属交代病情，患者家属积极配合，希望尽快转运至可行 PCI 医院。在转运途中，患者心率血压呈逐步下降趋势，给予补液和多巴胺稳定血压，异丙肾上腺素稳定心率，途中出现心室颤动一次，给予自动体外除颤器（AED）除颤。紧急就近送至首都机场医院再次出现心室颤动2次，经 AED 除颤纠正后转入北京胡大一教授担任心脏中心主任的医院心血管病中心行 PCI 术。

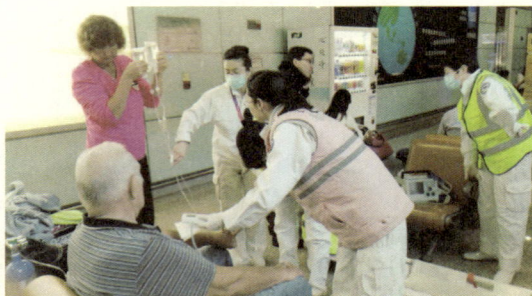

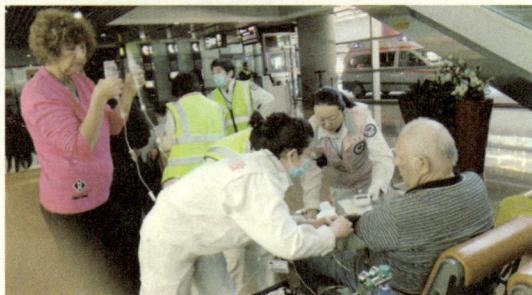

登机口现场图片

医生总结

本例患者，65岁老年男性，既往高血压病史数年。因登机过程中突发胸痛呼叫急救，心电图初步诊断急性下壁心肌梗死明确。在转运途中出现心率血压下降及心室颤动，并多次除颤，病情发展很快，来势凶险，最终得以救治成功完全得益于机场的急救设施完备。

优点：

1. 机场配有急救药物，并且常用的检查设备，如血压、血糖、心电图。

2. 急救人员经过专业的心肺复苏培训。

3. 机场配有 AED。

4. 机场配有急救车以及生命绿色通道。

正是这些完善的准备，对应了胡大一教授的那句名言：时间就是心肌，时间就是生命。

迫切需要的心脏康复服务。

在国内实现每一个公共场所都有完善的急救设施，每一患者发病时就近便可找到有救治能力的医院，实现起来有很大困难。

对于有高血压、糖尿病、高血脂等心脑血管疾病发病风险的广大患者，最佳策略便是尽早地进行心脏康复，控制危险因素，提高心脏功能。

通过心脏康复，可有效提升每个患者的心肺功能，耐缺氧能力，从而应对乘机飞行过程中轻度缺氧。

对老年人及心脏病患者来说，特别是支架后、严重高血压患者，一定要进行心脏康复。使身体各项危险因素控制达标，每个患者精准地了解自己心脏对缺氧以及运动的耐受能力，方可放心出行。

13年前至今"冠心病一家人"的故事

——我随恩师的"有氧代谢运动"一起成长

海军总医院　李田昌

这事要从2003年我还在北京同仁医院心血管疾病诊疗中心工作时说起，一天，我经治的一位62岁的冠心病患者王女士，在接受了冠状动脉支架植入手术后，向我讲述了她家里的不幸：

她爱人老张因冠心病、心肌梗死于2000年在北京某医院接受了冠状动脉旁路移植手术治疗，到2003年，又先后发生了两次脑血栓，虽然保住了性命，但是却留下了严重的肢体功能障碍。

2005年，他34岁的大儿子大张也由于精神焦虑出现了胸痛、胸闷等不适，在某医院行冠状动脉造影发现左前降支近端50%局限性狭窄！同年1个月后，她的31岁的小儿子小张在一次踢足球时突发心肌梗死，被送往北京朝阳医院接受了急诊支架植入手术。

我至今清晰地记着当天王女士无望地握着我的双手，两眼含泪对我讲话的情形："李大夫，你说我们家里从没有做过什么亏心事，老天爷为何待我们家人这么不公平呀？我们两个老家伙死了也没什么，可我们这两个儿子都才30多岁呀！你一定要帮帮我们呀！"听过王女士的叙述，我感到非常震惊，瞧这一家人！我仔细询问了她家人近亲心脑血管和糖尿病的发生情况以及他们家人的饮食和运动的情况，我发现他们家里有2/3的30岁以上的直系亲属都有这样或是那样的动脉粥样硬化或是糖尿病病史，家里10岁以上的人几乎都超重！

我首先向他们推荐了当年我手头保存的胡老师编写的《有氧代谢运动》一书，让他们家人一起学习，并遵照执行，我还仔细同他们一起，逐一排查了他们各自存在的不良生活方式和心脑血管危险因素，提出了各阶段的努力目标，反复叮嘱他们要按时用药。

随访早期，我发现这四口人的生活方式有了根本的改观，在前半年，每个人的各项指标都有了明显的改善，病情也都相对趋于稳定。

由于当年我也没有系统的心脏康复概念。半年后，由于工作繁忙，也就没有予以特别在意，对他们随访越来越不规范。直到有2004年一天凌晨，我接到了一个电话，说王女士自前半夜就开始感到持续性恶心、呕吐和憋闷，我的直觉告诉我，是她的冠状动脉血管又出现了新的堵塞！待救护车将她送来医院时，她已经出现了意识模糊和大小便失禁，心电图提示急性下、后壁心肌梗死，急诊造影发现粗大的一支冠状动脉血管发生了支架内急性血栓形成，堵塞了血管，好在经过全力抢救，她得以脱离危险。后来我了解到，本次发病前10天，她是由于全身皮肤皮疹到某皮肤科就诊，医生怀疑她药物引起的过敏性皮疹，请她咨询心血管医师看能否将可疑药物停用一段时间。她自己没有去找心内科医师，擅自将氯吡格雷，一种主要的抗血小板药物停掉啦！酿成了这次悲剧。

后来我从其家属处得知，王女士这次虽然得以平安出院，但是经过这次打击，她的精神状况明显不如从前，活动耐力明显下降，稍一活动就会感到胸闷气短，家人为她雇了个保姆，而她自己则自觉不自觉地将多数体力活动取消了，逐渐习惯了与轮椅为伴。随之，体重逐年增加，夜间时有憋醒，双下肢出现了水肿，最终因再发胸闷死于去医院看急诊的路上。回想起来，如果当时我与王女士都能有系统的"心脏康复"五大处方认识，该悲剧完全可以避免。

目睹了家人接二连三的不幸，大张变得有些焦虑与不安，出现了严重的失眠，工作效率低下，多次受到领导约谈，他自己也多次流露出绝望的念头，时常会说：我们家里就是基因不好！属先天不足，我再努力，也不会改变我早死的命运！

2007年年底，我参加完美国TCT学术会议回国后，我约到了大张，我兴奋地告诉他，我在美国的会议上，见到了全世界第一个接受介入治疗的心脏病患者，他接受冠状动脉支架植入已经满30年啦！他也在这次学术大会上露面啦，而且健康状况很好！我还给他看了会上我给那位患者拍的照片！我感到瞬间就引起了他的极大兴趣！他两眼发光地接连问我：做了支架还能活那么多年？他有没有讲他是怎样生活的？他用的什么药？他家里人也有这病吗？谁给他做的支架手术？他用的什么支架……

我哪里会知道这么细呀？但我从他的询问中看到了他的心病所在，我要抓住这个机会！我不能让他失望！我使出浑身解数，说："啊，这个吗，你算问着啦！我对这些也很感兴趣，我开会时身边恰好有一位给他看过病的医生向我介绍了他的情况，他的情况……（我将胡老师翻译的《有氧代谢运动》中运动、营养知识尽可能多地讲给他），他的情况与你家的情况很相似！他有两个弟弟，都是这病，后期也接受了支架治疗，但是西方的生活方式太差，天天大油大肉，虽然做了支架，也都没有活过3年！而唯有他健康地活了下来！术后他严格地做了3件事：调整了自己的生活方式；按照医生的嘱咐按时服药；规律复查，仅此而已。"

之后不久他也从专业网站查阅到了这件事，高兴地告诉我说，他也在网上看到我说的那个做了支架后又活了30年，而且健康状况还很好患者的资料，但他说网上没有看到我说的细节（网上哪里会知道我是怎么对他说的），他还说希望我能将那个患者是怎样战胜疾病的经过和细节写成书，让更多的冠心病家族史患者受益！随后，大张变得爱看医学和健康书籍。我的这个多半是杜撰的"故事"重新唤起了大张生活的勇气和信心！从那一刻起，我才真正理解了胡老师从20世纪90

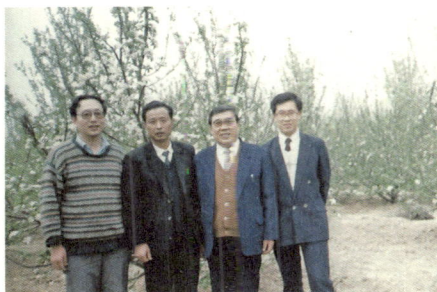

（左一为胡老师，右一为我）
老师常年有氧运动，现在比年轻时还瘦

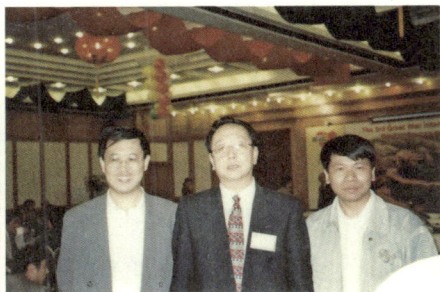

24年前跟随老师参加第三届长城会

年代便孜孜不倦地著书立说，频繁媒体发表科普文章的深刻用心。

掌握了一定健康知识的大张决定要积极行动起来，维护全家人和自己的健康。大张召集了几位体重偏大的好友，逐渐喜欢上了郊游和健步走！后来我听说，家住7楼的大张从听我讲过"故事"后开始便充分利用一切机会进行锻炼，几乎告别了电梯，选择了爬楼梯。到2008年，他获得了回报：体重由94千克减为83千克！睡眠改善，血压由服药时的155/85mmHg（毫米汞柱）变为停药后的145/80mmHg（毫米汞柱），血糖由空腹的7.8mmol/L（毫摩尔每升）减为6.1mmol/L（毫摩尔每升）（正常啦！）。大张身边的人都说他像是变了个人似的，工作效率提高啦，人也变得开朗起来。

今年4月，大张参加单位查体，我请他加做了运动心电图，一切都正常！体重72千克，血糖、血脂、血压满意，运动心电图正常。

现如今，我们成了好朋友！我改变了他的人生！他让我真正感受到了心脏康复的真切威力！

动脉粥样硬化性疾病是生活方式相关性疾病，近年来研究发现，以改变生活方式为主要目的的心脏康复治疗可明显改善冠心病患者预后，从大张的与疾病作斗争的经历便可以看到。设想若是王女士在第二次心脏介入治疗后能启动规范的心脏康复治疗，或许她的预后会得以根本的改观，可惜那时国内没有人注重心脏康复治疗！

从1989年胡老师翻译第一本有氧运动书籍《健身秘诀》至今已经27年，当年大家都不知道"有氧代谢运动"为何物，不得已，改名叫《健身秘诀》出版。

作为最早跟随恩师的弟子之一，一直感慨恩师体制内"创业"，恩师最初打算推动心脏康复的时候，受限于体制限制，起步艰辛，不得已像当年办"朝阳（北京朝阳医院心脏中心）"时，全国奔走，寻找思想落地的地方。

2012年，国内从只有6家心脏康复医院，2016年发展到200多家，别人惊叹恩师台上振臂高呼、台下纷纷响应非凡号召力的时候，我能深感切体会到恩师的不易与炽热，近50年从医生涯，近40年为心奔走，近27年为慢病预防和康复操劳。

近27年摸索，恩师从"有氧代谢运动""双心医学"，逐渐发展成了心脏康复"五大处方"，心脏康复"4S"店。这是我国心血管界的一次新的革命，也是国际空白，它将彻底改变我国心血管疾病领域重治疗，轻预防，缺康复的落后局面，是构建和谐医患关系的重要举措，我将全力而为，追随恩师为心奔走。

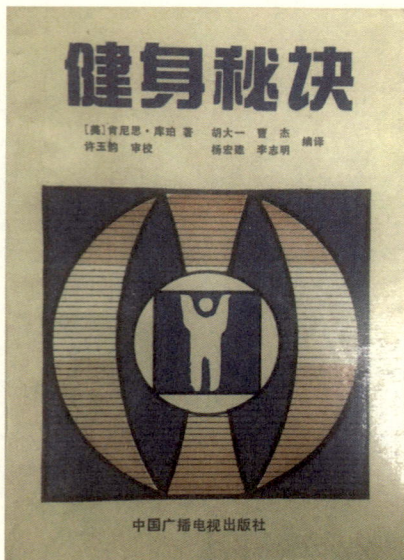

第二章

胡大一专栏

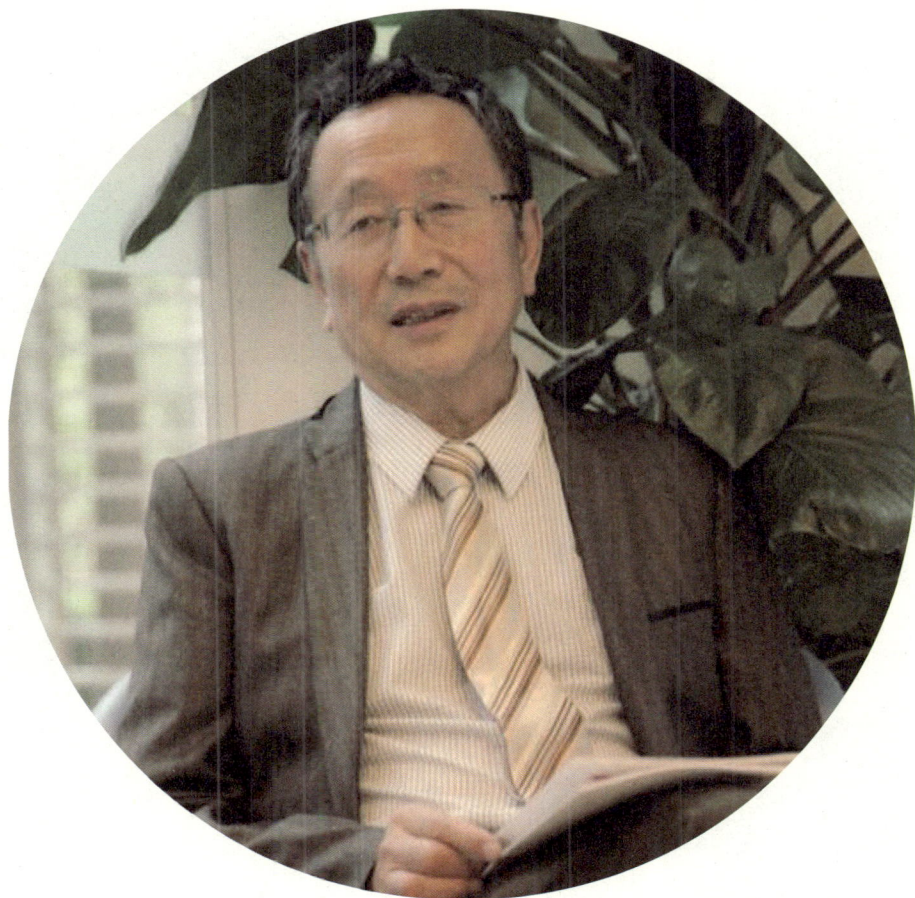

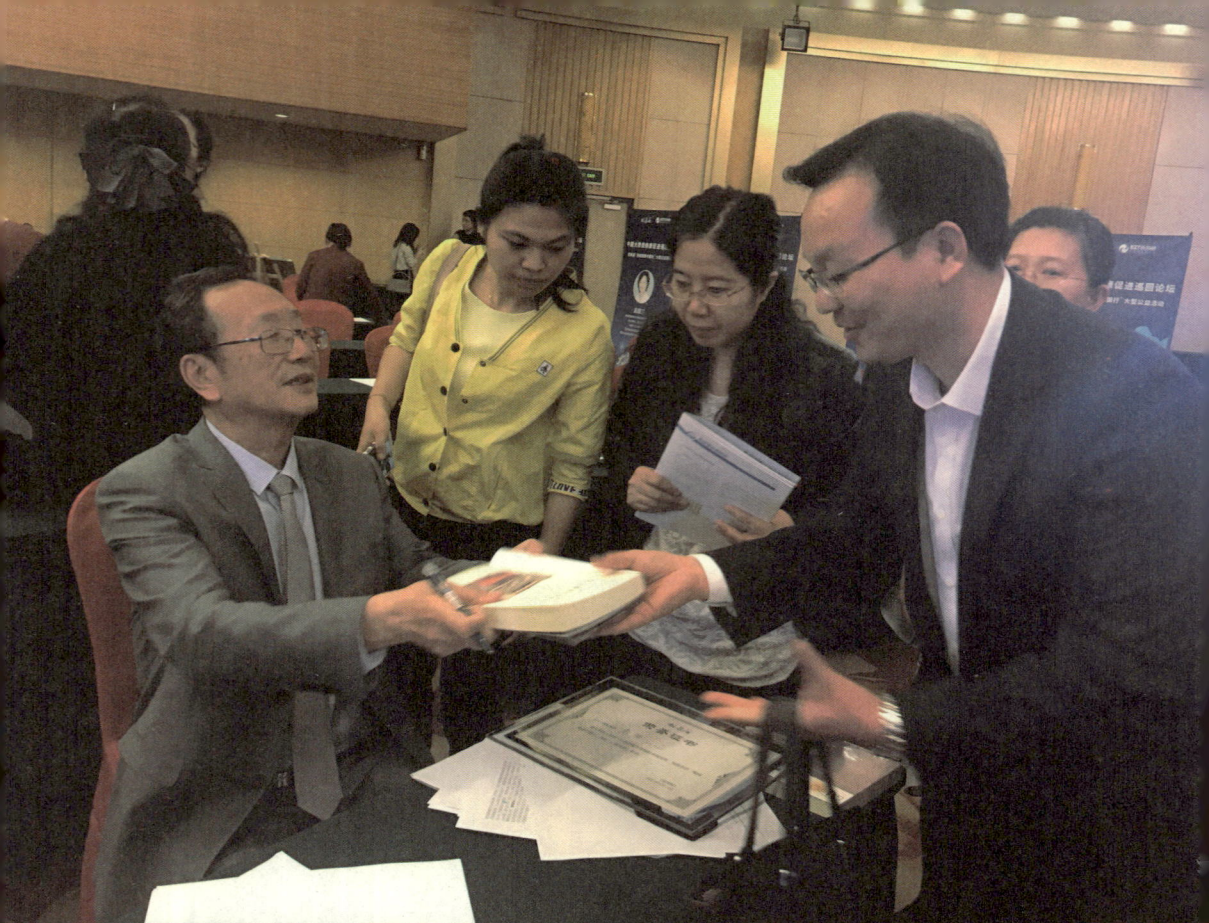

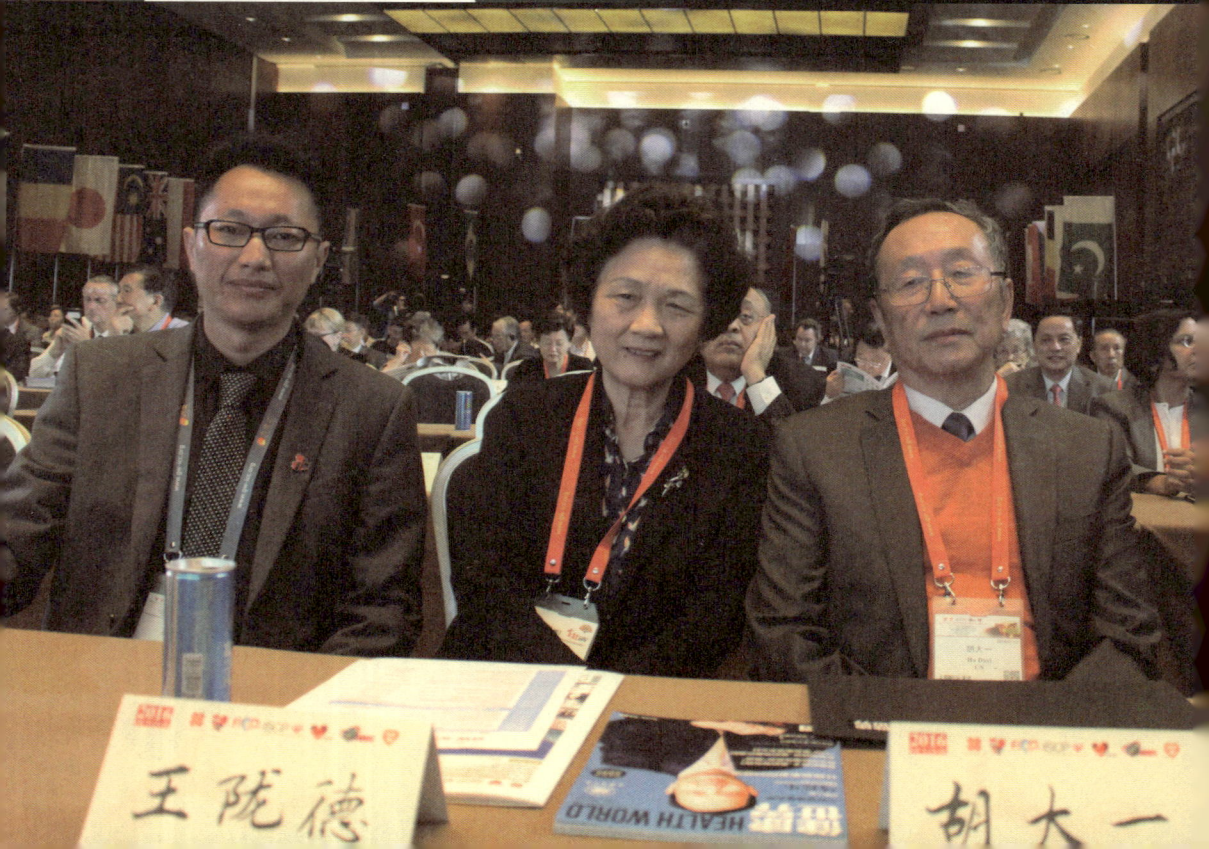

王陇德　　胡大一

与医生分享我的医学感悟

与北医年轻学子们交流从医经历、感悟和思考

胡大一

2016 年 5 月 5 日晚：第六讲北医微课堂在逸夫楼 209 报告厅温暖开课。我与百余名师生一起分享了我的从医经历、感悟和思考。

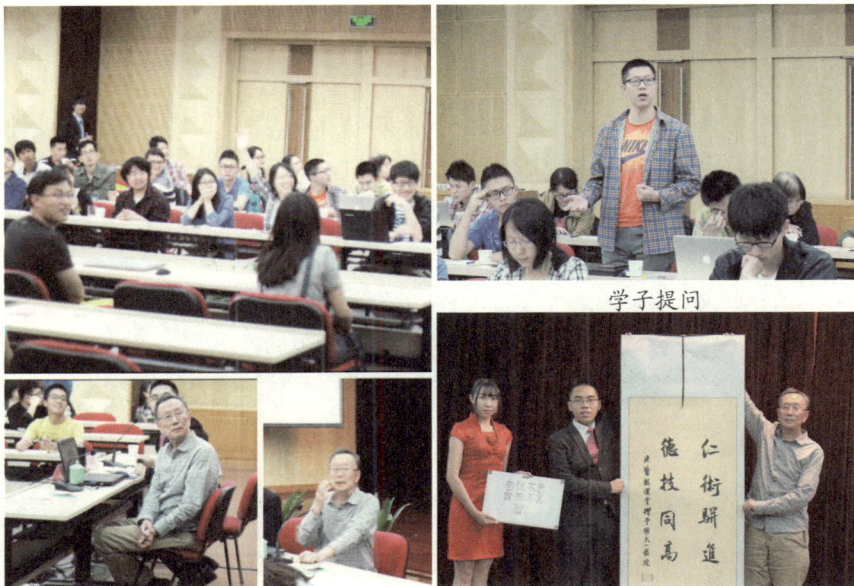

学子提问

课堂现场

学子们送的礼物

以下为北医年轻学子们整理的讲话内容：

无论怎样的国家政府、体制或历史时期，选择医学职业都要坚守"三不变"，也就是价值、目的和责任。

医学的价值就是要实现公众的健康和患者的利益。

医学的目的是促进健康，预防疾病。让人少得病，晚得病，不得大病，或者健康地存活一生。无疾而终，可能是我们每个人对生命和人生的追求。

医学的责任：医生有责任努力推动基本医疗服务公平可及，也就是健康和基本医疗服务的公平公正。

不为良相，便为良医。

医生最重要的，一是同情心，一是责任心。

当今的医疗危机根源是医学目的出了问题而不是手段。医学发展的优先战略是要将"以治愈疾病"为目的，转向以"预防疾病和损伤，维护和促进健康"为目的。只有以预防疾病和促进健康为首要目的的医学才有钱可用，才谈得上可持续发展，才谈得上公平公正。

我看病看三段，第一段看病情，第二段看心情，第三段看近期和远期的生活工作经历。

不要在患者身上做得过多，要做明智的选择。一个医生的成长和成熟在于他知道不做什么。年轻的医生，更多地知道做什么。随着医生的成长成熟，他知道不做什么。一台手术，谁都知道手术的开始，

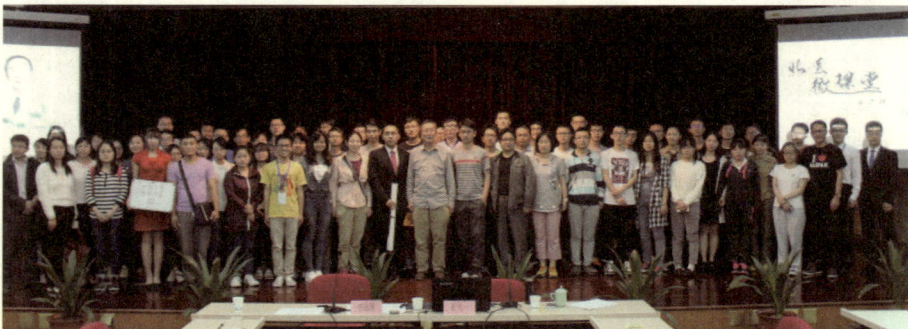

学子们送的礼物以及全体合影

但成熟医生知道手术的叫停，我宁肯手术失败，也要把患者的生命保存下来，以后还有机会。

医生要意识和呼吁非医疗问题的解决。

慢病的控制，首先是健康促进，是政府主导和各方参与构建健康的社会环境。其次是健康教育，主要是传播健康知识。单纯的健康教育传播非常苍白，要一个扁担挑两头，需要一头健康教育传播，是面对群体的，另一头挑出大量的4S店，面对每个人的个体化的健康服务。所以健康教育一定要和健康服务业4S店两头做起，从群体到个体实现转化，健康才有希望，慢病防控才有出路。

我们需要重构医疗健康服务体系，健康教育通过4S店来提供健康服务，以新的模式和团队指导社会、家庭、个人来改变生活方式和行为。

"根深才能叶茂"，重视医学基本功（基本理论、基本知识和基本技能）；基础医学课程及早与临床相结合，是医学教改的大趋势。

医生的学习成长一定要重视过程，随访患者应该是医生的职业习惯，只有随访才能对患者负责，才能找到为患者治病的解决方案，医生才能总结经验和学会看病，才能逐渐成长。

医生有3个身份，一是实践者，二是教育者，三是探索者。

医生的成长过程非常漫长，要逆水行舟，耐得住寂寞，自强不息，锲而不舍。

人的一生像沙坑，靠一锹锹沙土一层层铺垫起来。通常社会大环境可以改变一个人的性格或者磨灭个性，所以今天最重要的是淡定和定力，因为都在盛行潜规则的时候，你能坚守规则，这是最不容易的事，所以我不想为谁改变，也不想因外力变化而改变自己最可爱的地方。

不要轻易改变自己的追求，不要随波逐流，不必刻意地掩盖自己的真性情，实际上最自然的都最真诚。

医学需要回归人文，回归临床，回归基本功。

寄语：自强不息，锲而不舍。

为什么医疗开销越大，我们对健康的担心却越重？

胡大一

医患双方都不应过度痴迷先进技术

德国莱比锡医院的外科专家曾做过一个很有说服力的实验：

他们将100位冠状动脉狭窄达到75%的患者分成两组，一组手术，另一组不手术，每天锻炼身体，一年后，手术组的康复率70%，而没有做手术组的康复率却达到88%。

今年我接诊一位东北53岁男性患者，有持续性胸痛8年，医院病例记录长达20年，每次发作持续数日，最短半至一天，运动中无不适，不吸烟，无高血压，血糖、血脂、正常，冠状动脉造影：LAD（左前降支）中段肌桥，其他血管无狭窄。该院留学博士用机器人为患者做了搭桥，术后患者症状非但不减轻，反而显著恶化加重，两周12次看急诊，濒死感，这个患者真需要搭桥吗？我看是过度追求新的生物医学技术。当下的医学模式迫切需要从生物医学模式向社会—生物—心理医学模式，回归人文。

我曾有患者轻度心房颤动，我建议做心脏康复，但患者经济状况良好，一心想根治，执意手术，国内的医院做完，又到国外的医院做，最终都失败，结果整个人从此性情大变，后找到我，我告诉他，即使手术失败了，心脏也还是不错的，可以通过合理的生活方式加合理药物调整，不影响正常生活，通过几次心脏康复运动后，该患者重新露出笑容。

充分的医患沟通，长期的随访是看好病的基本功

医疗不应该只有刀片、药片、支架和起搏器。最基本的是需要有效的沟通，看病不是修机器，不是简单地看几个检查结果、几个数据就可以轻易诊断清楚，没有医生可以一次看好病的，只有在与患者充分的沟通中才能发现问题，帮助一个患者制订最佳治疗方案往往需要几个月时间甚至更久。

我从生物医学技术向双心、心脏康复五大处方的改变

我学医从医50年了，开始也是用单纯的生物医学技术，到1995年开始感悟双心，近三年学康复做康复又悟出五个处方，我看病是三步曲：

1. 问病情

2. 看心情

3. 谈谈生活工作和人生经历，有无压力，不顺心。我从母亲的精

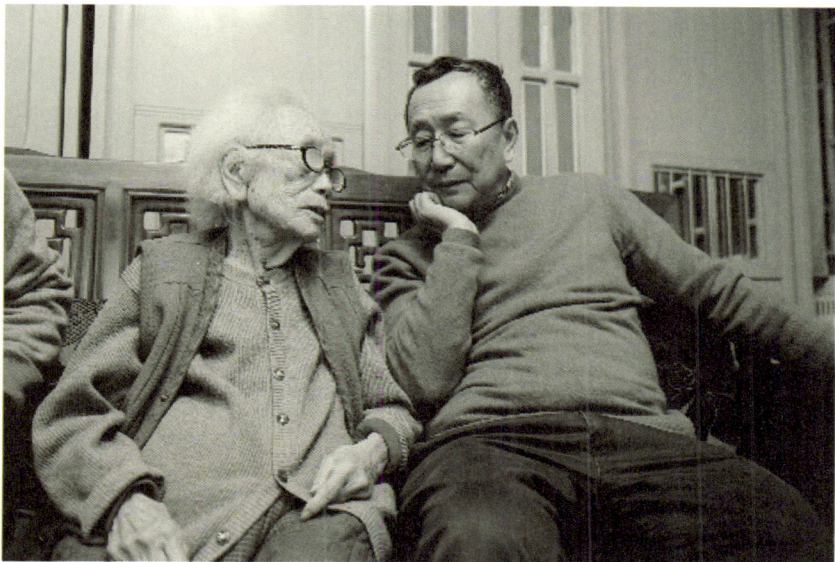

神理解了医者看的是病，救的是心，开的是药，给的是情。

心脏康复五大处方的核心价值是"以患者为中心"的服务模式转变与我最早推动心脏内外科室一体化，成立心血管中心一样，就是为了打破科室的壁垒，帮助患者选择最佳的治疗方案，提高医疗服务的质量与安全性。

心脏康复中心融合心理、运动、营养、药物、戒烟五大处方，多学科的交叉，以患者为中心，而不是让患者一个科室一个科室地跑着看医生，真真正正地为患者提供全方位的医疗服务，指导患者养成健康生活方式。

分享一位患者家属来信：

胡大一教授，我父亲是方城县人民医院放射科主任（退休），叫姬保甫。我也是县医院的外科医生。正如你和胡佩兰奶奶一样，同是医学世家。2008年父亲患肥厚性非梗阻型心肌病并快速心房颤动，在郑州大学第一附属医院、河南省人民医院、省胸科医院等省内几大医院四处求治。后在郑大一附院心内科住院治疗，在药物转复窦性心律无效的情况下，应用美托洛尔（倍他乐克）、地高辛、地尔硫䓬等药物降低心室率。但是新的问题出来了，心室率下降的同时出现多个大于3秒的长间歇，最长一次3.9秒。科主任组织全院专家组会诊，最后意见，安装起搏器，可继续加大降心率药物用量，或者做射频消融，但不能确定什么时间会复发。

我们茫然了，这个病到底该怎么治？父亲又坚决反对安装起搏器。我们商议要么去北京吧，看看能不能做射频消融。父亲把原本准备新建房子的全部积蓄打在银行卡上，我们怀着沉重的心情坐上了北上列车。到了北京后我们先后去了阜外医院、安贞医院、协和医院，多个知名专家匆匆看过病历资料后，部分专家建议放起搏器，部分专家建议做射频消融，我们问会复发吗，回答是会复发，一次不行就消两次，两次不行就三次。父亲一听吓坏了，消融个三四次不就完了吗。这可怎么办，病越看越迷茫，父亲整夜失眠，越来越憔悴。在那个我们全家都终生难忘的日子（2008年12月24日）我们在北大人民医院找到了您，胡大一主任，您详细看了我们带来的厚厚的病历资料，检查身体，耐心地听完父亲絮絮叨叨的病情陈述，仍然问父亲还有什么要说的、要问的吗。那么和蔼可亲，那么仔细倾听。我们找了那么多医生，还没有一个能像您那样专注地、耐心地听父亲把病情说完的。这也许就是您的与众不同吧。每个专家都很忙，其实你比其他专家更忙，但您更理解患者的心情，更尊重患者。您在父亲的病历本上写了停用地高辛、地尔硫䓬，不再用胺碘酮，不建议起搏、消融。应用美托洛尔、华法林。

您说射频消融不适合我父亲，定会复发。3.9秒长间歇并不可怕，况且与地高辛等药物有关，不需要起搏器。恐怕当时国内也只有您敢那么果断，大胆地提出这样的治疗方案。从此我们有了治疗的方向，在父亲脸上我又看到了久违的笑容。一晃八年了，父亲在您的方案治疗下身体状况一切平稳，实践是检验真理的唯一标准，患者的身体状况是检验医生治疗方案的标准。今天您老来了，带着胡佩兰奶奶和您的大爱精神来到了中原，来到了我们方城小县。

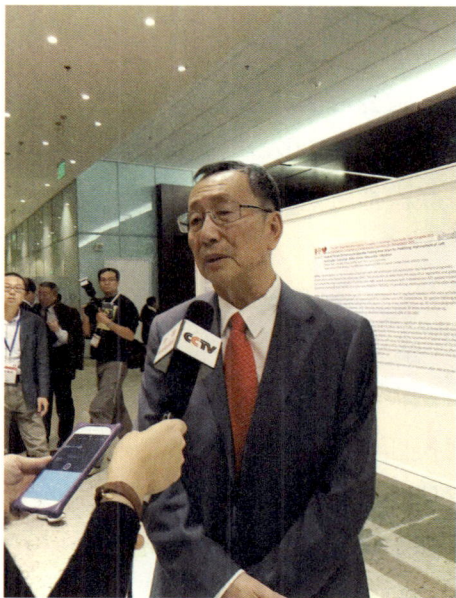

2015年长城会主题"弥合裂痕 应对挑战"

父亲听说您要来，昨晚兴奋得一夜未眠。今天有幸在会场见到您，还是那么神清气爽，神采奕奕，您老讲了三个小时，也不见疲惫，讲到胡佩兰奶奶的事迹时，我们台下的人都落泪了。两代大医怎能不感动中国。您老已经由治已病上升至治未病的高度了。国人如果都能有幸听了您老的话课，付诸以行动，何愁我们不能国富民强。会议中父亲几次想上台讲述您对患者的关爱，讲述父亲的感动，我没让他去，怕扰乱了会议秩序。会后您老本该休息了，又在会场为找您复诊的老患者耐心诊治，赠书，合影留念。您老离开了方城，又要去另外一个城市传播健康理念，传播大医精神。您辛苦了！我们一生都是您老忠实的粉丝，把您的大医精神传播！

——方城县人民医院姬鸣镝

世界心脏联盟工作内容已经全面向预防康复转变

为实现 2025 年心血管病 70 岁前过早死亡减少百分之 25，世界心脏联盟把重点放在 3 个方面：

1. 心血管病二级预防（心脏康复）

2. 控制高血压

3. 控烟

根据已有的研究证据与数据做理论推算，在二级预防中戒烟加上阿司匹林；β 受体阻滞剂、血管紧张素转换酶抑制剂（ACEI）和他汀可使心血管病事件相对危险降低 90%，高血压患者使用三种不同类别降压药半剂量将收缩压下降 15mmHg（毫米汞柱），联合他汀将低密度脂蛋白胆固醇（LDL-C）下降 1mmol/L（毫摩尔每升）可使心血管事件相对风险下降 60%，降压与降胆固醇的分别效果为下降 45% ～ 30%，控烟可使心血管事件相对危险下降 50%，如把三项工作都做好，全人群的心血管事件相对危险下降 65% ～ 70%。

医生们，教条主义害死人

胡大一

医生要想不断提高，一定要坚持哲学的思考，要认真追踪疾病的发生、发展过程，才能不断地螺旋式上升、升华，从经验不多的医生成长为经验丰富的医生。

我当医生一辈子，最难忘的一段经历是跟赤脚医生一起上山采药，自己办土药房，在大队合作医疗站搭建简单的医疗室做手术，这是全科医生的完整经历。这和目前培养医学生的模式完全不一样。

我觉得自己当医生的第一步是成为一名全科医生，也是一个很基层的赤脚医生。那个年代看的根本不是心血管病，而是肺炎、哮喘、支气管炎、胆道蛔虫病、有机磷中毒、中毒性痢疾这一类疾病，而且改水改厕所、公共卫生和预防这一类工作都要做，这些锻炼加上我对农村、农民的了解，可以说到农村的那一段经历对我当医生、对医学的价值理解是个很好的铺垫。

在农村我看到中国广大农民的医疗状况和健康状况，也就有了一辈子为农民当医生的情结。后来，就算身在大城市，心里始终也牵挂着像阿里、河西走廊、河北宽城、密云山区等中国贫困山区的老百姓，这也是后来做大健康、做预防的精神源泉。

外界都知道我出生在医学世家，认为我当医生是受父母的影响或者安排，其实我特别喜欢文科，我的理想是当一名教师，学医是因为家庭出身不好的无奈之举，这医生一当就是一辈子，塞翁失马焉知非福啊！

现在有些医生对中医、西医的方法本末倒置。

医生是一个需要终身学习的职业，根深才能叶茂。根在哪？根就是基本功：基本理论、基本知识、基本技能，这都是基本功。

哲学最重要的一个思想就是"实践是检验真理的唯一标准"。从医学生进入医学院伊始，就要非常注重把基础医学课程和临床实践相结合。

中医讲"望、闻、问、切"，西医讲"望、触、叩、听"。现在有些医生本末倒置。我们很多医生从上学到当医生的全过程就没有去过农村，没有在社区工作过，不懂得基层老百姓的疾苦；另外过分依赖"科技"，检查不用听诊器，忽略心电图这些基本功能，上来就是CT、磁共振、造影，这就是基本功不扎实。

举个简单的例子，我在农村当医生的时候根本没有输液器，遇到危重患者，一整夜一整夜去数点滴的滴数，16滴是1毫升、12滴是3/4毫升、8滴是半毫升，现在想来当时的场景历历在目。当时在农村老百姓得了蛔虫病，没有药，我和几位赤脚医生亲自尝试有机磷，用农药"敌百虫"来杀肚子里的蛔虫。我们先尝试摸索出多大剂量，既能杀虫又不会把人毒死。我自己尝试过120多种草药，身上每一个穴位都被用来练习扎针。

这些在农村的经历使我成为了全科医生。在北京大学第一医院工作后，从住院医师到主治医师，我有10多年时间一直从事大内科工作，在王叔咸等老一代专家指导下系统学习成长。这一段经历也是相当重要的，打下了坚持的基础。20世纪80年代中期公派留学，到美国学习心脏电生理和射频消融，之后推广普及射频和介入技术，推动心肌梗死救治"绿色通道"，推动循证医学研究，推动心血管预防—救治—康复体系建设等，这些经历概括起来，经历了全科医生—内科医生—心血管内科医生三个阶段，也使我对"根深才能叶茂"有了更深入的理解。

　　我觉得，作为医生，不在患者床旁度过足够的不眠之夜，不了解农村和基层的患者疾苦，是不可能完整地理解患者和理解医学的。

　　医生要想不断提高，一定要坚持哲学的思考，要认真地追踪疾病的发生、发展过程。

　　毛主席讲：开始怎么想的？后来怎么想的？中间发生了哪些变化？变化的根据是什么？从中找出规律性东西来。主席讲这番话是针对一些政治运动。过去从延安整风，到后来肃反、反右，一直到"文化大革命"，在各个阶段都出现过扩大化。主席为了尽量减少冤假错案，减小扩大化，讲了这段话用于指导案件处理。其实，破案和诊病的过程非常类似，主席的这段话用到医学上同样非常贴切。

　　我最近看了一个患者，是个地方领导，他出现一次突然的心慌，大汗，意识清楚，但是不想说话，全身乏力，到心脏科看病，院长和心脏科专家给他做了CT，做了很多检查，下一步还要做造影。我相信，不光是这个医院，再走几家心血管医院，可能都是这个诊治流程。

　　但是我首先问他，你在发生这个病之前是什么情况，比如工作生活等。他

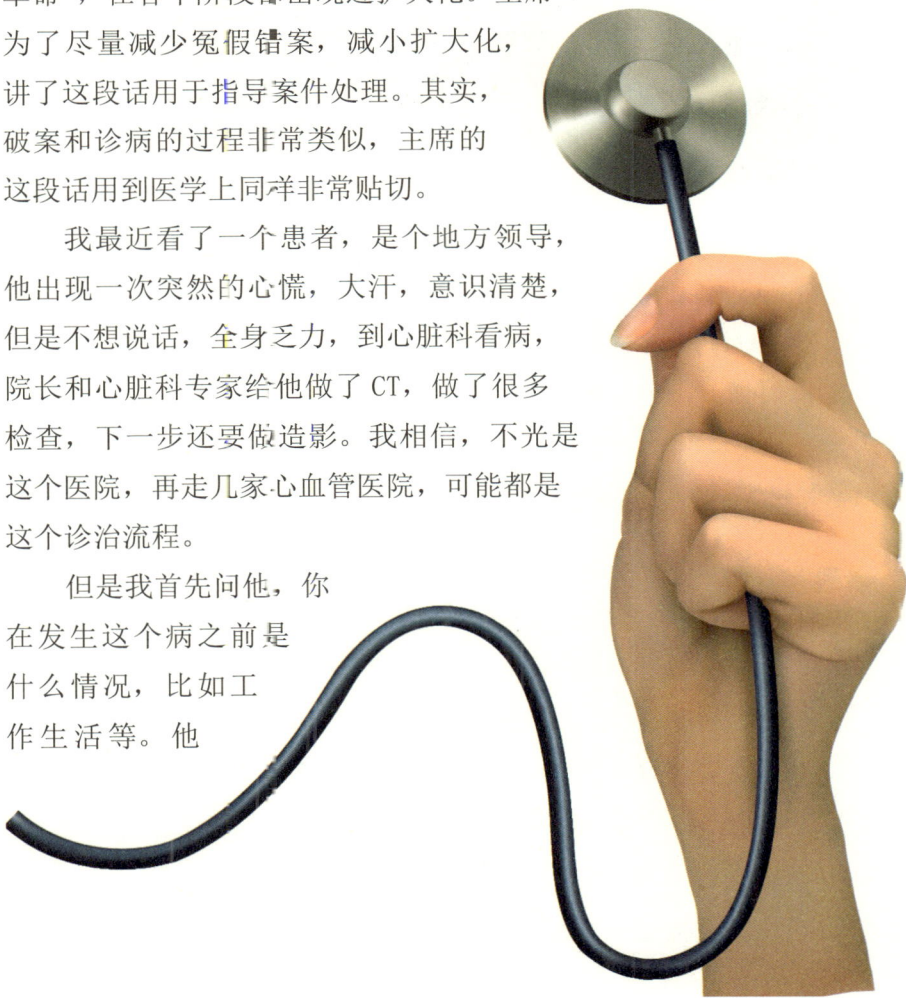

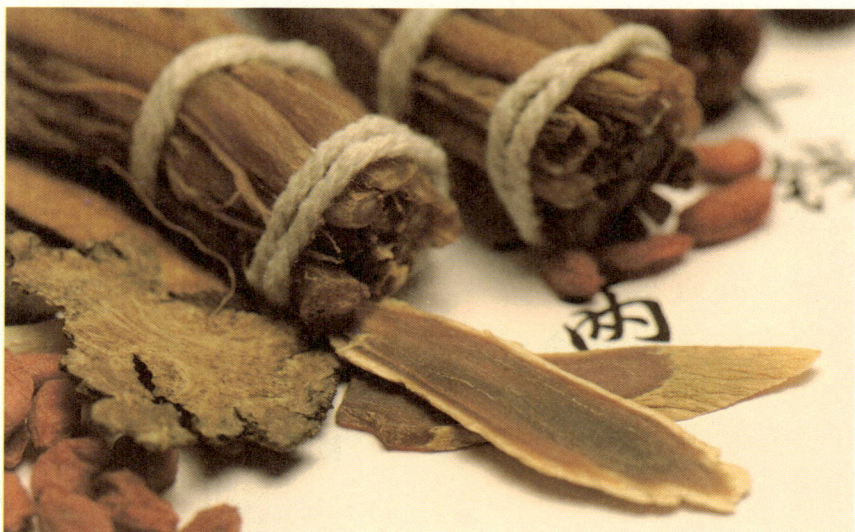

讲他刚刚调换工作，到了新的岗位，他是负责人，这一段时间精神紧张、压力比较大，而且睡眠不好。头一天晚上没有睡好觉，只睡了4个小时，中午也没有吃饭，一直在紧张状态下工作。

再深问他，10年前有类似发作，也是换工作，到新的工作岗位，压力很大，跟这一次情况几乎类似，这很清楚是一个焦虑和惊恐发作，用很简单的治疗、心理的疏导，再用一些抗焦虑药物，效果出奇地好。患者也感到很奇怪，为什么这么低的成本就把问题解决了？所以，如果医生每看一位患者都能注意整个过程，就能够不断提高。做合格的医生，不但要重视疾病最后的诊治结果，还一定要非常留心诊治的全过程。

医生要想不断提高，一定要坚持哲学的思考，要认真地追踪疾病的发生、发展过程，才能不断地螺旋式上升、升华，从经验不多的医生成长为经验丰富的医生。对诊治的患者，尤其诊断尚有疑点，疗效很不确定时，要系统随访，注意过程中发生的变化及其依据，不断修正，甚至推翻原来的诊断结论与治疗方案，随访患者应是医生的职业习惯。

作为医生，不能照搬教条来看病，教条主义只能害死人。

当年学苏联经验，列宁是在大城市起义，他成功了。中国按照这样做就行不通，最后在毛主席带领下探索了农村包围城市的道路。如果咱们说社会主义这个东西是共性的东西，各个国家走的道路并不一样，这就是个性。作为医生，在医学院学到的是书本知识，书本概括的是共性，而临床实践是个性。在临床实践中，我们看到的一个一个患者都是不同的，每个患者都有个性，不同的患者可能患有同一种疾病，疾病的共性存在于患者的个性当中。

作为医生，不能照搬教条来看病，教条主义只能害死人。大家都在标榜《指南》，《指南》讲的是共性，讲的是一群人。而且我们这个《指南》里面没有包括复杂疑难重症。如一个患者有肾衰竭，肺上又长了癌症，又有冠心病，你找哪一个指南？找哪一个路径？路径往往都是针对一个病的。患者得了不止一个病，就应该去抓主要矛盾和矛盾的主要方面。

疾病和破案，共同的地方很多，无论你去做一个刑侦人员，还是当一个医生，甚至当企业家，为什么说必须要懂得哲学道理，不管哪行哪业，不懂得哲学道理，不能把自己事情做得更大更好。

所以，我们医生在接触每一位患者时，一定要将疾病的共性和患者的个性有机结合，才能做好诊断，不断总结经验，提高自己诊治疾病的临床能力与水平。

两位患者朋友的故事

我的健康实践

李永强

一、健康需要友谊、豁达与奉献精神

2001年，中国获得2008年奥运会举办权时，萨马兰奇（国际奥委会终身名誉主席）的好友拜尔德鲁纳任世界心脏联盟主席，当时中国台北、中国香港、中国澳门都是联盟成员。拜尔德鲁纳请萨玛兰齐和联盟理事胡大一去邀请中国大陆成为联盟成员。在萨马兰奇和胡大一的努力下，拜尔德鲁纳如愿，世界心脏联盟有了中国大陆、中国台北、中国香港和中国澳门四席位。

拜尔德鲁纳对中国一直友好，80岁时，在胡大一陪同下培训中国基层医生，90岁时，还购买80台智能心电图机，寄给胡大一，要胡大一将智能心电图机转赠中国贫困地区。

后来胡大一接拜尔德鲁纳的班，成为世界心血管药物治疗协会主席，这是中国人在世界心血管学术科研领域的一个最高荣誉。

我与胡大一相识于40年前，在西藏阿里工作，我们一起为天上军民服务，他是一位不怕苦、不怕死、不爱钱，又特别能奉献、特别能忍耐、特别能团结的汉子，近年多次赴阿里，巩固提高不走的北京医疗队。他是"文革"前河南省的高考理科状元，肯学习，肯钻研，善将世界先进科技成果与中国科技成果嫁接、创新。

我这些年也成为大医博爱和中国红十字会爱心工程志愿者，连续

多年赴西藏阿里、林芝墨脱，新疆和田、阿尔泰、哈密，河南、安徽、云南、贵州遵义等相对贫困地域讲健康，传技术，送温暖……人生意义在于奉献，献爱心，献智慧，在贫困地区留下不走的大医博爱医疗队。

二、健康是一种价值观

胡大一在全国叫响："九十活不过，那是你的错！"我深有体会，包括我在内的多数朋友犯错都是健康知识不足所致，所以我来和大家分享下我的健康价值观和自己践行体会。

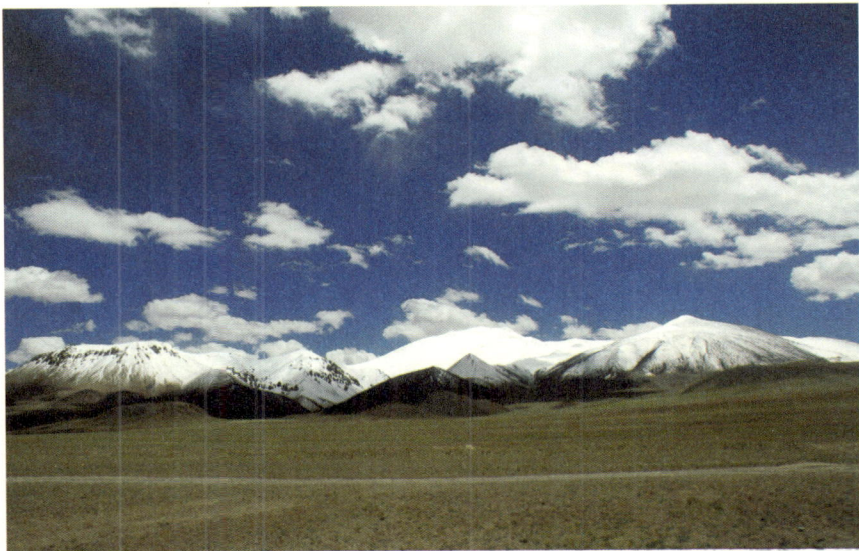

蓝天白云的天上——世界屋脊的屋脊、雪域的雪域、高原的高原西藏阿里

我在西藏阿里工作期间，由于健康知识缺欠，健康出现大问题，患了随时有生命危险的高原心脏病。后续解决此问题用了32年，坚持20年学打杨氏太极拳，接着12年"饭吃八成饱、日行万步路"，这便是大一说的"二级预防"。

2015年与大一共同赴西藏林芝做志愿服务，遇到一位职位不低的同志身体出现极端麻烦，这位同志一天吸4包烟，严重危害心血管健康。大一给开戒烟处方，不接受。回绝语言是："我要写材料，不吸烟写不出所需文章。"

大一气得写文评论："获得健康不是知识问题，是价值观问题。"

我赞同这个说法，不少朋友在健康与权力面前选择权力（以为有了权看病方便就健康），在健康与钱之间选择金钱（以为挣到钱就能买到健康），在健康与面子间选择面子（以为脸面比健康重要）。这是相当多朋友犯错，"九十活不过"的悲哀。

健康，须树立正确价值观导向，须艰苦奋斗践行。

三、32 年与高原心脏病搏击，解读胡大一五大处方

最好的医生是自己

心理处方：健康关键

运动处方：生命在于运动

营养处方：种类多，总量少

戒烟处方：是人人都能做得到的处方。

药物处方：是双刃剑

5个处方前4个自己完全可以做到，第五个做好预防，并且要动员全家做预防；已经在吃药的不能盲目停药，要在医生指导下科学用药。

在西藏阿里工作期间，有位北京医疗队的外科医生，在改则县工作，骑马到喀喇昆仑山为牧民看病，返回县城的路上，急性阑尾炎发作，那是海拔4500米以上的戈壁，隆冬，奇冷，寒风刮得沙土横飞，眼不能圆睁，在高原风沙戈壁滩的环境，前不着村后不着店，没有手术条件，但是不手术死路一条。他是外科医生，没麻醉、没助手情况下自己在自己肚子里开刀，割阑尾，再封合。然后在藏族翻译的帮助下乘马，颠簸数十公里回县城，这位医生若不是外科医生，会怎么样？在没有医疗条件的情况下，生病了怎么办？

有媒体报道一位河南保姆妈妈，为一家三代人当保姆，活到112岁，仍健在。我国百岁以上老人80%在农村，有的一生不知道医院门朝哪开，一生未看过医生。

南疆喀什、和田是世界著名长寿地区，那地方水果多，核桃、无

花果、桃、杏、葡萄多，蔬菜多，五谷杂粮多，动植物蛋白丰富；又是歌舞之乡，心情好；农区运动多；吸烟人少，饮酒少，生活方式健康。

所以，我坚信最好的医生是自己，保持健康的生活方式！

四、最好的运动是步行

1983年，我在西藏阿里军分区工作时突然有点头晕，军医检查，说我患有严重高原心脏病，血压106/100mmHg（毫米汞柱），我不以为然，但医生和齐耀东政委说我的心脏病已经到了随时要命的危险程度。齐政委未与我商量即上报军区。军区很快采取措施，调我任新疆石河子军分区司令员职。

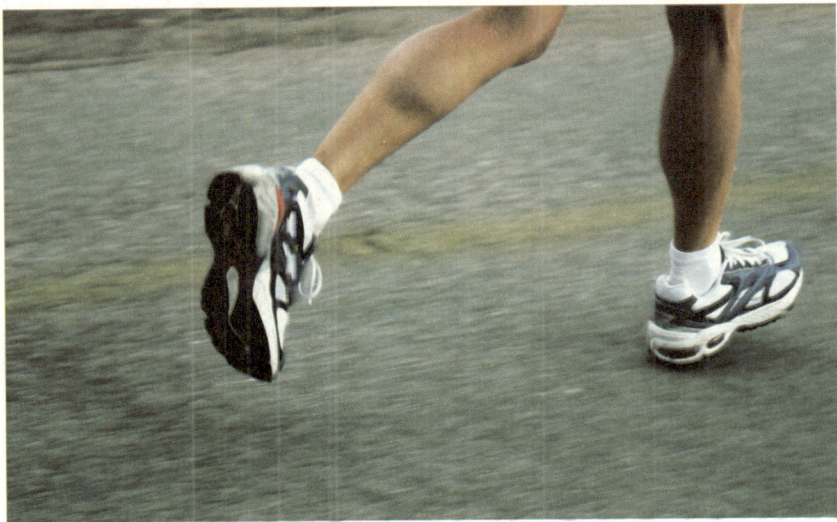

时任军分区后勤助理员杨氏太极拳打得好，我便拜他为师。用3个月的早晚时间学会了打88式杨氏太极拳，随后，无论在天山南北还是秦岭内外，每天早晚打了20年太极拳，动力就是治疗高原心脏病。

之后又12年我遵循老友胡大一的"饭吃八成饱、日行万步路"，感觉走路比太极拳效果好，太极拳受天气、心情、地利限制，而走路不受这些条件影响。日行万步路，常生灵感，回家在电脑上敲一篇散文，与摄影作品对接，图文并茂作品展现，心情十分愉悦。我在西藏工作时间不短，走了西藏多个地市，藏民步行很有特点：转山，转寺院，转街，摇转经，捻佛珠，念六字真言，顺其自然，动脚健脑，动手健心。我回内地步行，亦仿效藏民运动法，动脑点燃生命灯，动身为生命灯加油，动心为生命灯导航。步行人人都会，我坚持了12年，天天落实已成为生活的组成部分，成为习惯，其贵在坚持。

虽然不懂生物医学，但我的感触：人未满周岁，首先学会的便是

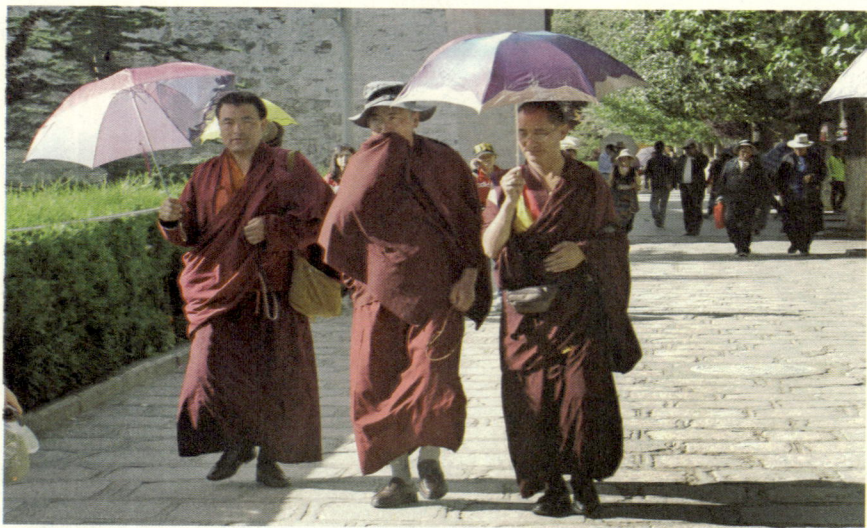

拉萨僧俗手捻佛珠围布达拉宫顺时针走路运动（动手动脚身心健康）

走路，站立直行的哺乳动物只有人类，是遗传的健康法宝。我32年的二级预防经历——20年的太极拳加12年每天万步路，让我70岁后重新获得了健康的心脏。

五、最好的心态是宁静

与西藏阿里相比，新疆古尔班通古特大沙漠和塔克拉玛干大沙漠是好地方，是我国最大的两个大沙漠。海拔数百米，是适合我身体康复的好环境。这里有与我为伴数十年的大漠胡杨，在干旱、缺雨、严寒、风沙、酷热的恶劣环境竟然生长千年，枯而不倒千年，倒而不朽千年。

巴音郭楞蒙古自治州的尉犁县大漠有1500多年树龄的胡杨王；天山、巴尔鲁克山、阿尔泰山有和西藏阿里一样长得郁郁葱葱的红柳，在两大沙漠依然触摸到它的身影，红柳具有胡杨耐干旱、严寒、风沙、酷热特点外还耐缺氧。

数十年与胡杨、红柳在高山、大漠、边疆、边防、高原为伴，为我的健康之路提供了新思路和新视角"大漠胡杨不养生而寿，雪域红柳远尘世而仙"。当下社会长寿者多生活在偏僻山区和大漠，都有乐观、勤劳、为人随和的特点，与金钱权利没有任何关系。

心态不能宁静的根源多在社会适应能力。这里的宁静是动词，是对事物运行规律的把握，故有"宁静致远"说。

我在共和国最艰难困苦的天山边防、巴尔鲁克山边防、阿尔泰山边防、喀喇昆仑边防、冈底斯山边防和喜马拉雅山边防拼搏20多年，七死八折，我退休前28年连续任军以上党委委员，接触革命老前辈多，像原总书记的胡耀邦、开国上将吕正操、陈士

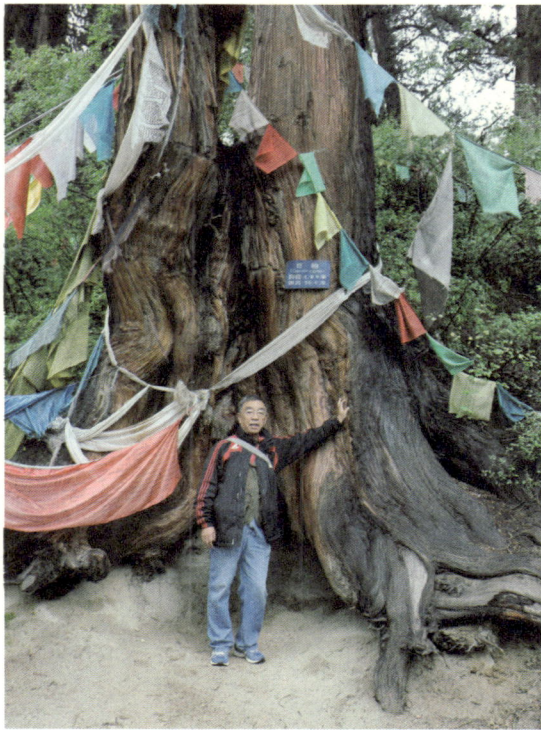

"世界柏树之王"高50米，胸围14.8米，树龄3233岁

榘，很多良师益友是战争年代过来的老八路，老红军。我问前辈：人生何事最难？前辈回答几乎一致：处人难。

如何处人？我用辩证法，人生都有躲不开的苦难。吃苦、忍耐、奉献、团结，是我职业磨炼出的性格，获得"宁静"法宝。北京大学哲学系的教授全都活过90岁。据此胡大一好友提出的理念是"九十活不过，那是你的错"。

六、最会运动是蜗牛

2015年8月20日随大医博爱志愿者团队赴西藏林芝墨脱献爱心，赶在林芝雨季，连天阴，尼羊河畔散步观景，看到蜗牛背蜗缓慢运动，俩触角不停地勘探路径前行，苍劲有力。想到老人运动第一考虑的便是"安全运动"，只有"安全运动"，才能保持持续运动。

我用20年行杨氏太极拳运动，又12年"饭吃八成饱、日行万步路"，

老人要像蜗牛一样运动

32年坚持二级预防，战胜高原心脏病，目前健康状况良好，无大毛病。也正是做到"安全运动"，才能有次成绩，实现运动目标：无疾而终。

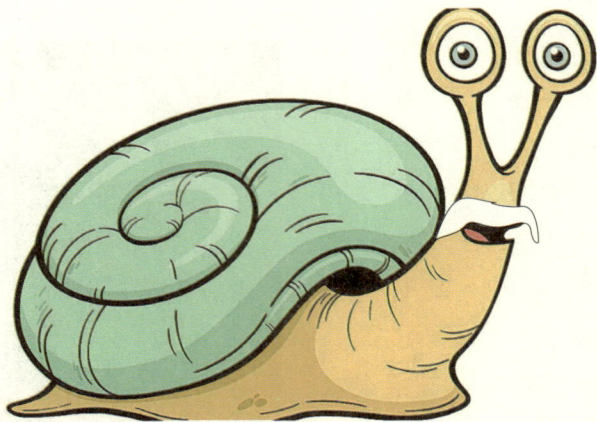

我在车上是偶然，不在车上是必然

高铁获救者　李翔

　　胡大一老师约我写一下"过好支架人生"的感想和感悟，与病友分享一下，我顿时惶恐不已。因为思前想后，我觉得我不仅不是那种听话的好病患，相反，还恰恰是一个不遵医嘱，没过好支架人生的负面典型。

　　我转念一想，如果把自己的真实经历展示出来，让更多的病友看见我都曾走入什么样的误区，也说不定就会有人因为我掉进这大坑里边而注意绕行。我是培训行业从业者，经常往外跑，万幸在心肌梗死的危急关头，遇见了中国心血管治疗的首席专家胡大一教授，一则"高铁上救人"的报道既彰显了救命恩人的高尚医德，也宣告了自己从九死一生的境地得以逃脱。可是咱可别忘了，胡教授后来的评价可是"我在车上是偶然，不在车上是必然"，如果不按照心脏康复的准则去管

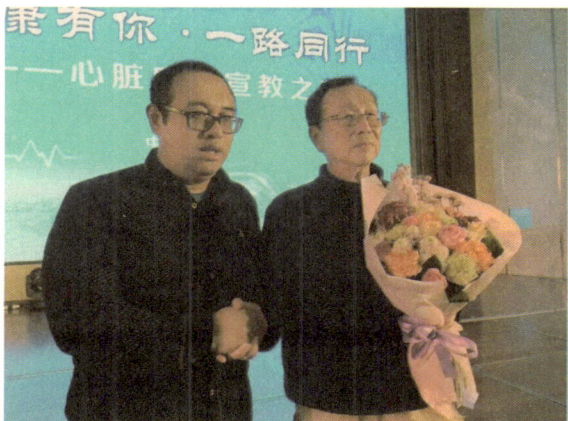

理自己的"支架人生",下次发病还想着恰好遇见神医,那绝对没戏啊!

发病获救

2015年10月25日,我们一家四口:我,我爱人松蓣,还有双胞胎儿子小一宝小二宝,从洛阳龙门站坐高铁回郑州。

当天洛阳有雨,我们早晨坐朋友的车参观了洛阳博物馆,然后算着时间去高铁站。当时考虑节约时间,朋友开车送她们三人去进站口,我就先下来跑步去取票,然后在进站处会合。阴雨天跑了一个上坡道,自己当时就感觉有些气喘(其实,天气变化时候心肌梗死患者就不应该这样剧烈活动,况且自己还因为曾经在2014年年初因为减肥15千克而擅自停药),取了票之后有些头晕,自己感觉是跑恶心了,直反胃,进站时直头晕,站不住,连检票员都过来询问情况,自己还吃了几片孩子吃的压制山楂片。当时松蓣问我要不要在洛阳去医院,我说不用。心里觉得从洛阳到郑州也就一会儿的事儿,到了郑州哪怕再去医院呢,也比洛阳这边人生地不熟地麻烦朋友要强。

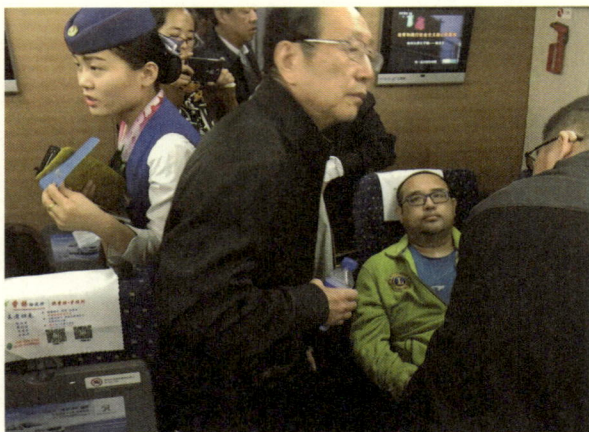

上了空旷的站台。排队等车的时候被冷风一吹,吐了一次。一起等车的乘客赶紧让我们排在前面,先进车厢。上车后觉得更加难受,松蓣赶紧去找列车员,一是看有没有急救药,再就是询问车上有没有医生可以帮忙看一看。广播之后,先来了一位乘客,似乎是医生,带的有急救药,紧接着,一位精神旺盛的老人也来到了15车厢,他诊断了我的情况,判断是急性心肌梗死,看了我的情况让我嚼服了3片阿司匹林，然后又服了10粒速效救心丸，然后一边安慰我，一边建议松蒨"你们一家最好在郑州下车，我来联系医院"。身边一起过来的人告诉我，这位老先生就是胡大一。哎哟，这个名字绝对如雷贯耳。2006年我

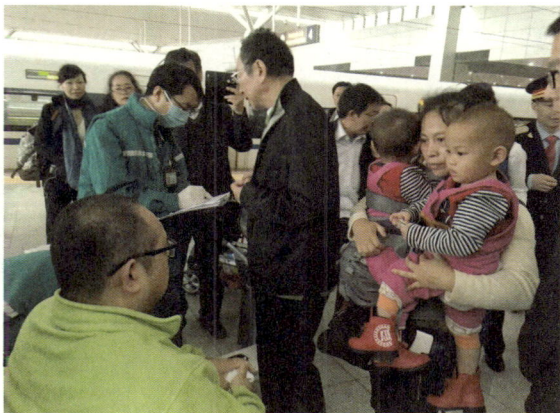

在北京做完支架手术之后，可是天天学习《登上健康快车》，胡老师的讲座内容可是翻来覆去地看过不少遍。但我实际做法就如道德经上面所说的"中士闻道若存若亡"，胡教授讲的"一二三四五红黄绿白黑"听是听过了，就是没有持之以恒地去做，学而不习则殆，光听着有道理，不去真正实施，殆就是死，会死人的！

得知是遇到了胡大一教授，自己当时似乎一下子就轻松了，觉得自己有救了。

妻子后来告诉我，当时她听旁边人告诉说"这个人是胡大一"，始终认为"大医"是个医学的什么称号，觉得可能是一位姓胡的大医生，没觉得这是在称呼人名儿。毕竟，她的律师职业和心脏医学离得有些远。虽然她不懂，但仍然被老先生的诚意所打动，加上我难受得厉害，就听从胡教授的建议，去医院进行急救。

我当时坐在座位上，身体还是难受，已经不能正常活动，但意识却清醒，到郑州东站、下车、坐轮椅、出站、上救护车，一直都有印象。我躺在救护车里看着窗外阴雨的天空，想着我的小一、小二和妻子，满是害怕与悔恨。

还记得当时胡教授告诉旁边的人"外面下雨，给患者打伞，别让他淋着"，紧接着就进入医院急救，然后又从急救转到另外一栋楼的手

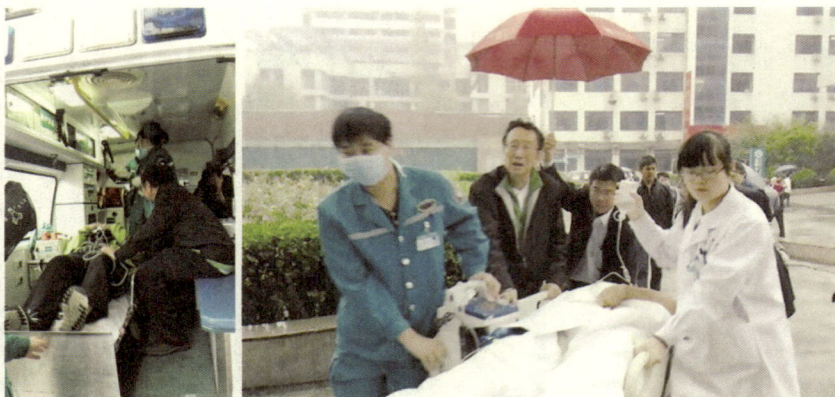

术室，进手术室时听到有人说"家属就不要进来了"，同行的人连忙告诉说这是胡大一教授，然后胡大一教授陪我进去了手术室。

河南省人民医院的高传玉主任亲自手术，手术中间自己睡着了两次又被他叫醒（其实是失去知觉被除颤电击才恢复意识），最后手术完毕推到 ICU 病房，再转回心内科。高主任每天不管多忙都会到病房询问情况，并且转达胡教授的关心和问候。11月3日出院时，胡教授在百忙之中专门发来短信，为我联系后续的康复治疗。

最大感触

此次得救我有很大感触，我与妻子认识时已经做支架5年了，自己已经开始懈怠，没把这个病当回事，同时还觉得自己有病是妻子的累赘，有意无意地不愿意多说，没怎么和她谈到过这方面的情况。正如讳疾忌医所说，内心逃避和否认事实，对过往的心肌梗死病史采取鸵鸟政策，没有一个科学地面对疾病的态度，心脏病包括其他疾病，不是自己一个人的事，而是整个家庭事情。

胡老师的关心指导

胡大一教授：李翔，看到你康复出院很高兴。你一定要系统做心脏康复。把你用的药及时告我。我帮你把药调好。保持联系。运动，心理，

2016年11月3日 15:38

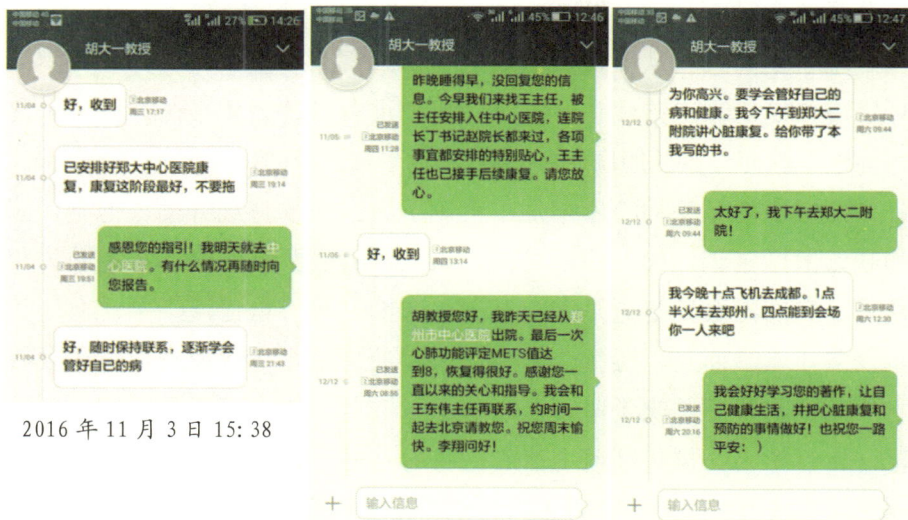

2016年11月4日——12月12日

营养，睡眠，学会管好自己的健康。

我：感谢您的关心，我们计划最近和高院长约下时间去北京，向您汇报情况并请教后续康复如何执行。我这会儿去咨询办理保险事宜，回家后立刻就把用药情况向您报告。

我：胡教授，您好！目前用药情况报告如下。早：……　午：……晚：……今日上午步行约四千步，计划将社保在郑州办理续缴，近期赴京办理关系接转。

过往病史

从肥胖到心肌梗死：

每一个减不了肥的胖子都必然长着一张管不住的嘴。我上大学就读的是北京师范大学，读书期间比较注意锻炼身体，也喜爱运动，直到大四毕业前还保持着每天跑步一万米的运动量。但是工作之后，饭量没减运动量却急剧下降，十天半个月的运动量还没有以前一天的运动量大，于是在工作半年之后，体重从72.5千克增加到95千克，至今未曾再减少到95千克以下。

求学期间或者从事体育运动的人，日常运动量大，工作或者学习环境变换之后，应该注意保持运动量和进食量的大体平衡，避免因习惯性地多吃而导致的脂肪囤积。

短时间内体重的急剧增加，引发了我血压的持续升高。但是，因为缺乏医学常识，加上讳疾忌医，从来没有去医院看病。心里面的想法是：我的高血压肯定是因为肥胖引起的，只要自己瘦下来，血压肯定恢复正常。而且，还有一个更加错误的想法是：听说高血压是要终身服药的，我要是吃了降压药，那不就一辈子都成了患者了嘛！就这样，自己始终在抗拒高血压患者的身份认同，抗拒自己已然患病的客观事实，并且幻想有朝一日自己减肥到90千克以下，血压和身体都恢复正常。

1994年我从北京师范大学心理系毕业，在北京青年政治学院从事教师工作，当年年底体重增加到95千克，从1995年起，高压就已经过了140mmHg（毫米汞柱），其间曾经有一次，路过社区的义诊台，测量血压高压达到190mmHg（毫米汞柱），因为不懂，只是觉得"哦，怪不得今天觉得这么头晕，原来不是没睡好啊"，一直到2006年自己因为劳累而突发心肌梗死，始终没有因为高血压而正式就医。

第一次支架：

2006年6月13日，我在北京朝阳医院西院，也就是以前的石景山医院做了手术，放了两个心脏支架。手术后住院期间，医院的医生就对术后的用药以及饮食注意事项做了说明，但是，究竟应该如何评定自己是否适合工作，如何确定日常的活动量和活动强度，这些方面的内容我当时并不知道，只能是自己摸索。

手术后的第一个星期天，是北京市公务员考试的日期，我征得医生同意，从石景山坐地铁到天安门西，去一六一中学参加考试。经过一天考试，我确定自己进行正常的办公室工作：写作、思考、处理文件等，没有什么问题。

出院后就是夏天，自己当时住宽街中医院对面的汪芝麻社区，去康铭大厦办了张健身卡，包括健身和游泳，开始了自己摸索的体能恢复。

刚做完手术的时候，我总是觉得自己心脏里多了一个东西，加上还要服用半年到一年的排异药物，这个幻觉就更加明显，甚至有些时候都能想象出来这样的场景：心脏里的某根血管壁上，有两个支架在随着心跳而一张一合。也不知道是因为自己学习的专业是心理学而容易幻想，还是所有支架患者都会有这样的感受，反正我觉得这样子总是在想象心脏血管，以至于走路的时候"庄严肃穆地好比端着自己的骨灰盒行进"，这肯定是不正常的。

第一步，为了避免游泳池水温低的刺激，我选择在下午两点到四点在游泳池里缓步走，经过中午的太阳照射，水温不是很凉，大概走上几百步就停下来休息。在两周时间内我逐渐增加到能走一个小时。

第二步，改成早上十点去健身房，在跑步机上以三四公里每小时的速度散步。再用差不多两个月时间，每次散步速度增加0.1公里，最后在九月份时候，能够以7.5公里每小时的速度和15度的倾斜度，跑步45分钟。这时候我自己判断，体能已经恢复到正常水准。

六月份做完手术，七月份休整一个月，从八月份起，我继续从事培训工作，除了北京的培训课程，还曾经坐飞机去杭州讲课，当然，过机场安检时候并没有被检测出心脏支架。而在没有经历机场安检之前，自己还真有这样的忧虑和担心。杭州课程结束后，我又到了长沙，连续五天的课程培训，每天的授课时间都在7个小时以上，但是由于自己每天按时服药，这样的工作强度也没有什么异常感觉。

再次复发：

随着时间推移，自己逐渐开始懈怠。起初，每隔两个星期都要去医院复诊开药，后来，就变成了从药店买药，慢慢地自行停药。我与妻子2011年认识的时候，我的状态已经懒惰到只要超过100米就首选打车，走起路来肚子如波浪般起伏，胸部比女同志还要大。

在2012年到2013年期间，妻子又托朋友给我在北京阜外医院挂号，让我从不吃药的状况重新恢复到按时就医认真吃药，可是，由于自己思想上的误区，最终还是再次发病。

减肥与停药的误区思考

误区原因：懈怠

懈怠的行为表现就是不按时吃药。

自己给的理由包括"忙起来忘了""起床先照顾孩子没空儿""其实我少吃一次药也没啥"，甚至还想着"少吃一次药还能省下一次药钱"，再不就是安慰自己"总不至于因为少吃这一次药就能再次心肌梗死"，等等。

重新认识：把健康养成习惯

这次发病更加验证了胡老师理论的重要性，让我明白滴水穿石不是水的力量而是坚持的力量，让我明白心肌梗死不是发病的那一瞬间，而是从血压升高后的每一个"慢动作"。我们每次让自己懒一点，多吃一点，少睡一点儿……健康就这样不经意间被毁了。

误区原因：明知故犯

明知故犯的行为表现为嘴馋，嘴总管不住。

我自己也能意识到这个毛病，在计划的减肥期间，有次看见好吃的实在没忍住，自己宁可先吃个过瘾再跑厕所去吐出来，现在说出来自己都觉得这种行为非常可笑，可是当时就是忍不住想吃。

而且还有一个非常奇葩的情况：一想到要减肥，马上就会下决心：从某某时间开始，一定要少吃。于是，下一步的行为就是，赶紧先大吃一顿，因为下面一段时间要减肥要少吃。结果是自己足吃一顿所吸收的还不够减肥时间所消耗的，越减肥越胖，越控制吃东西越多吃，减肥变成了捡回肥胖。

误区原因：盲目

盲目的行为表现在盲目减肥、停药。

2013年年底到2014年的端午节，我在美国接受朋友的推荐，使用了减肥的保健品。短短的几个月时间，体重就从115千克降到了99千克，十几年来第一次体重小于100千克，欣喜不已。去美国之前，我自己还专门购买了大约3个月的药，但是在洛杉矶时候，觉得自己血压很平稳，加上每天也有快走锻炼的安排，根本就没吃药，再加上体重减轻了许多，更是得意洋洋外加洋洋得意。吃药？嗯，我这么健康的减肥成功人士，哪里会需要吃药呢？

重新认识：要有健康计划

药物处方：

必须坚持长期的规律用药，绝不能擅自停药或者更改药量。

运动处方：

根据自身情况，选择合理的运动方案，且确定运动方式、运动时间和运动强度，"要细到一天几次，一次几分钟"。

营养处方：

记录和控制每餐进食量，坚持低盐、低脂、低糖原则。

心理处方：

这个需要和心脏康复的专业医生联系，主动发问，任何疑问顾虑，第一时间和医生沟通，不存疑，不猜测，不自我恐吓。

戒烟处方：

都知道冠心病患者必须戒烟，但很多烟民戒烟五六次都没成功，因为他们不知道科学的统计数据。臧英年教授研究发现，成功的戒烟平均经历的戒烟次数为8～9次。戒烟其实也可以采取心理咨询中的行为疗法，这方面有针对成瘾行为的很成熟的咨询方案，包括支持小组，包括行为记录与减弱，认知疗法也可以使用。也就是说，吸烟者的戒烟不能是他本人和烟瘾的意志力抗争，而要发动群众，包括本人、家属、子女、父母，在医生或咨询师的指导下，构建一个本人行动众人监督的共同支持模式，类似于安阳刘慧院长针对家属讲座的防病做法，这样才能加快实现无烟中国的美好愿景。

这5张处方我们可以在胡老师所支持的任何一个心脏康复病房看到。由医生或者家属监督支持，直到每天真正完成处方要求的行为数量且连续时间达到1个月，后续可逐渐减弱医生的支持力度，而主要由家属督促本人完成。

对生活的反思

有过高铁上发生心肌梗死这样惊心动魄的经历，不由我不去反思自己的生活。健康是对自己和对家庭最大的责任

作为家庭的支柱，丈夫和父亲的角色对家庭至关重要。少年失父是人生至苦。40多岁的人，正是父母、妻子和孩子的最大支柱，所谓上有老下有小。如果这个时候自己突然倒下，家庭瞬间解体，原本承诺妻子"健康、幸福、开心生活五十年"的说法灰飞烟灭，幼小的两个孩子失去了父亲关爱，妻子一个人要担负两家老人的照顾，还要辛苦照料两个孩子，在这样的情况下，不要说什么幸福生活，能生活下去就已经是最大的幸福了。

男人必须对自己健康负责、对自己生命负责，这种负责才是所有责任感的基础。一个不在意自己身体健康，坚持抽烟、酗酒、熬夜的那些为了事业而拼搏的所谓成功人士，实际上是最没有家庭责任感的冷血动物，因为他们在以家庭失去支柱和亲人悲伤痛苦为代价去换得他人对自己的认可与肯定。

亲情陪伴是人生最重要的事

这次发病之前，我主要从事企业培训，松蓣的精力则是放在她的律师业务上，发病得救让我们彻底醒悟，如果不是幸运遇见胡教授，我们这个家早已破裂不存在，生命的质量不是在工作的收入，而是在陪伴家人的幸福。于是，2015年12月出院之后，我开始把主要精力放在"边旅游边赚钱"的梦幻之旅事业上，因为这个事业可以让我们一家人始终在一起，而不像之前那样，我去讲课，松蓣独自在家带孩子四五天，她去开庭，我领着俩孩子在法庭外来回转。

很多人都说，2000年以后出生的孩子们最大的奢侈品是父亲，父亲的陪伴、父亲对孩子们的教育是孩子成长过程中不可或缺，实际上却又非常匮乏。从事梦幻之旅对于我们家最大的意义就是，无论是旅行还是分享，无论和朋友沟通还是与朋友一起游玩，我们一家四口始终在一起。从我康复后到目前为止，我们已经去过印度尼西亚、泰国、日本、韩国，国内则去过了北京、南京、西安、苏州、深圳、香港、张家界，孩子现在刚两岁，因为我们在旅游途中经常随口教他们背诵，已经学会了《春江花月夜》和《三字经》。

我们的梦想是，用10年的时间，走遍世界上五大洲，将来为更多的河南老乡以及"支架人生俱乐部"朋友旅行提供优质服务。

公益助人为快乐之本

我第一次做支架的时候，一个人躺在手术台上，等着医生下最终通牒。当时心里就想，如果这次我能活着下来，我一定帮助一万人婚

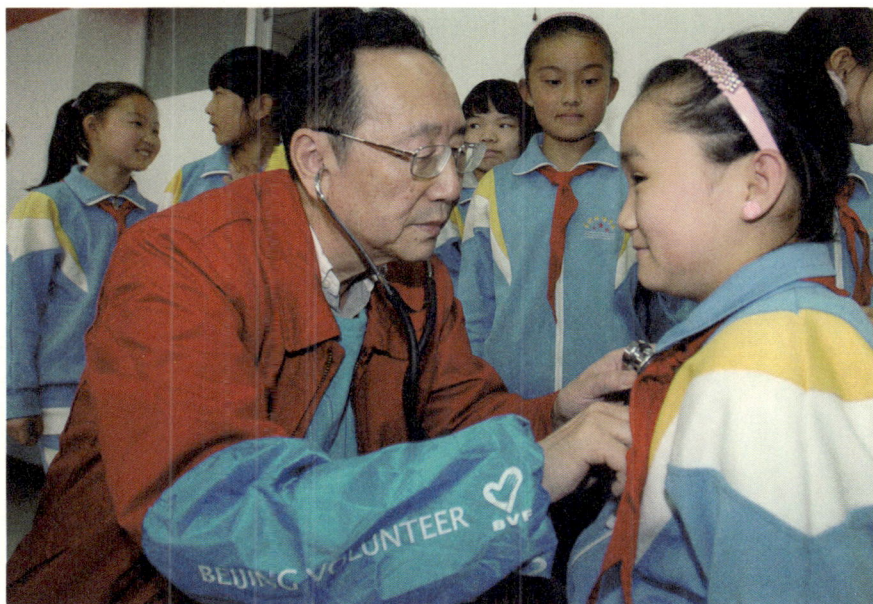

姻幸福！那时候自己正从事婚姻家庭指导师的全国培训，随后的几年里，我完成了这个目标。

2009年起，我加入了公益组织中国狮子联会，2011年作为创队会员组建了北京里程第二服务队，2012年，我也收获了自己的爱情，在中原福塔举办了一场公益婚礼，请了河南各地120多个孩子和400多位志愿者，给孩子们做了一场名为"梦想的里程"的心理活动。

传统文化讲积德行善，这是真实不虚的，没准儿自己在高铁上犯病能有幸遇见胡教授就是我们一直作为公益组织狮子会的成员不断助人所得到的善报。2015年10月，自己作为被救助的对象，有幸在生命最危急的时刻遇见胡教授，我切实体会到了胡教授大医精诚的责任感，体会到了从胡佩兰奶奶到胡教授再到无数兢兢业业的医务工作者的仁爱之心，我未来的生命完全来自于这种爱的传承，我也会把这种爱传递出去。在生活、工作中积极参与控烟宣传和心脏康复活动，因为我从胡老师和胡佩兰奶奶身上学到了幸福的最终级来源：全心全意为社会奉献。愿更多的支架人生俱乐部的成员能不为支架所限制，热心地回归社会，服务社会！过好支架人生，从相信能过好开始！

通过高铁事件，我有了一堆医患朋友，其实做好疾病的管理并不需要学习很多理论知识，只需要从相信开始，相信胡老师提出的健康秘诀：管住嘴，迈开腿；不吸烟，多喝水；好心态，莫贪杯；睡眠足，别过累；乐助人，心灵美；家和睦，寿百岁。

第三章

心脏康复故事

医患携手 开启美好支架人生

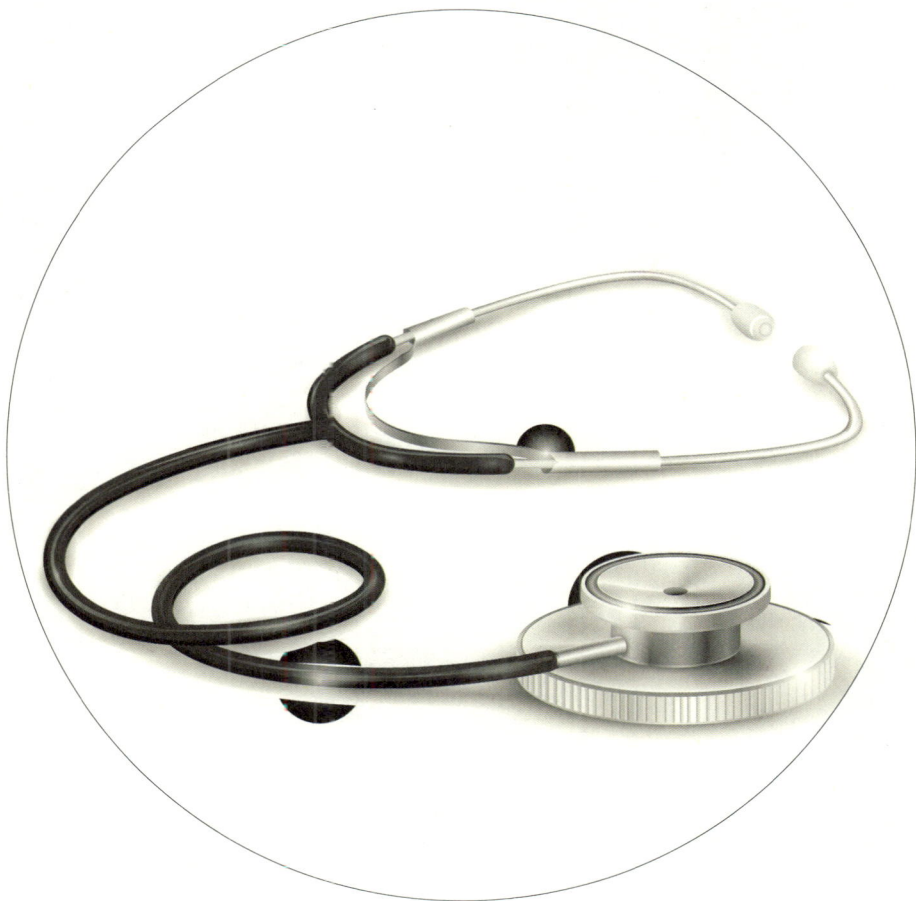

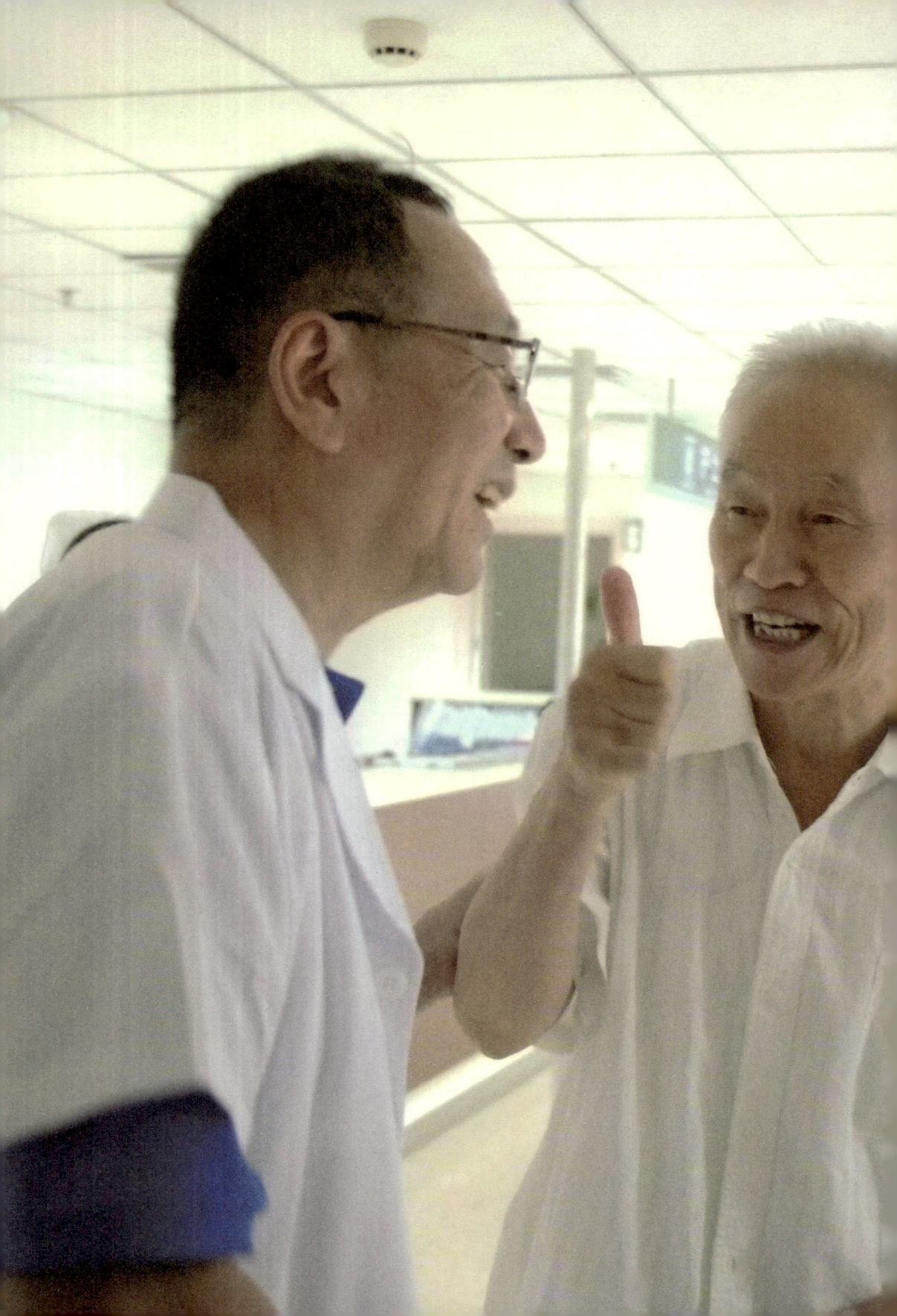

健康志愿者

支架后不敢下床患者成为"过好支架人生"俱乐部队长

长春中医药大学附属医院　孟晓萍　张静娴

病例回放

患者，男性，因间断胸闷、胸痛3年，去医院检查，医生冠状动脉造影后给患者行支架治疗。支架后患者一直对自己的病情恐慌，出院后整天躺在床上，不敢下地，怕支架出问题。在电视中看到胡大一教授关于冠状动脉支架术后康复治疗的讲座后，于2015年11月到我院康复中心行康复治疗。初次见面时，患者由妻子陪着坐在病床等待医生的接诊，表情略严肃，见到主管医生过来时，患者示意性地笑了一下。通过问诊，了解了患者的发病、就医的过程，该患者于入院前3年，每于快步走时出现心前区疼痛，呈闷痛，休息约10分钟后可好转，未曾系统诊治；入院前2个月再次出现心前区疼痛，需含服硝酸甘油可好转，于当地医院就诊，行介入治疗，造影可见三支血管病变，在植入第1枚支架时，因机器故障，不得不转院继续行介入治疗，当患者讲至转院就医再次植入支架时，深深地叹了口气，苦笑了一下。整个过程共植入5枚支架。

入院后用药：阿司匹林 0.1克/qd，阿托伐他汀钙片 20毫克/qd，美托洛尔缓释片（倍他乐克）47.5毫克/qd，曲美他嗪（万爽力）1片

1天3次。

心电图检查：无异常。

超声心动图：舒张功能减退。

6分钟步行试验示：三级，总步行距离409米，6分钟步行试验 全程无 ST-T 改变。

运动心肺功能评估示：运动78w 时到达无氧阈，此时 METs（代谢当量 Metabolic Equivalent of Energy）：4.4，未出现心肌缺血。

内皮功能检测：FMD（血管内皮功能）：5.7%。

康复过程

此患者的整个患病及支架过程给他带来了极大恐惧，整天萎靡不振，支架后两个月内卧床，因为带五个支架，患者一直担心支架出问题。在患者讲完整个过程后，其妻子带着无奈与玩笑的语气说"本来打算今年换车呢，这也省了"。患者补充道"车都跑这了"，边说边指了指自己的心脏，同时说道"大夫，你说我是不是当时就不应该做造影"。

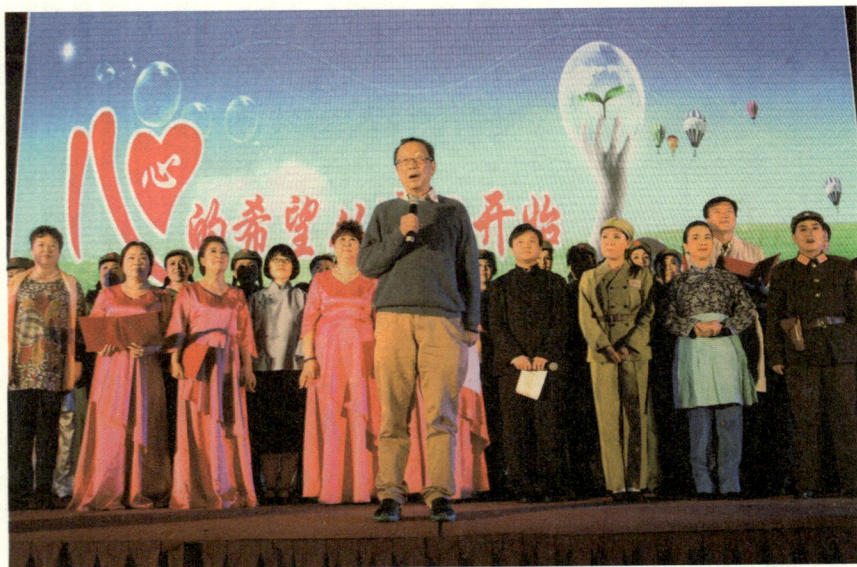

2016 年，长春心脏康复之夜，胡大一教授与医患同台表演

当时我们答道"现实已然这样，不如我们去更好地面对今后，更好地去康复"，患者笑了笑说"对，好好康复"。

药物处方：

康复期间对患者进行了药物、心理及心肺功能的评估，因为是刚植入支架不久，故阿司匹林、替格瑞洛药物是不能缺少的，同时给予培哚普利、富马酸比索洛尔、曲美他嗪药物。

心理处方：

在患者刚入院的前三天，患者问的最多问题不是化验结果如何或评估结果如何，而是"大夫，我放完支架后心脏处总有针刺感，是不是支架刺到我心脏了，它会不会折在里面？"、"大夫，我可以爬楼梯吗，走太快血流加速会不会把支架冲下来？"等，躯体化症状自评量表得分49分；自主神经、压力、血管检测结果：压力指数63，考虑患者为焦虑状态，给予抗焦虑药。

运动处方：

运动心肺评估：无氧阈时功率为60瓦，初步给予上肢手摇训练10分钟，四肢联动10分钟。根据患者运动心肺功能检查，6分钟步行试验距离409米，制定运动处方为每天以80步/分的速度连续步行30分钟，鼓励患者坚持3个月。同时加用体外反搏康复治疗。并根据患者运动情况及时调整器械运动方案。

患者坚持每周3～5天到心脏康复中心进行康复训练，目前已坚持4月有余，复查躯体化症状自评量表得分39分，较前改善。

目前患者精神状态好，心态阳光，并向其他患者介绍自己的心理变化过程，在运动过程中经常为有类似心理焦虑的患者作心理开导。他现在是我们"支架人生俱乐部"的队长，在去年春节我们举办心脏康复给冠心患者带来美好人生的联欢会上，他代表患者讲话，并诗朗诵表演："心脏康复为我们解除了身体上的疾痛，为我们舒缓了心理上的烦恼，让曾经几乎停泊的船重新杨帆起航，让曾经几乎沉坠的心重新斗志昂扬"。他说作为队长有责任带领患者通过心脏康复后更好地享受美好人生。

医生总结

此患者是在支架术中由于机器故障意外植入支架 5 枚，这对患者来讲从心理及经济上都带来了很大的压力，所以患者对这 5 枚支架格外"关注"，总怕这 5 枚支架出现脱落或堵塞，在这种心理状态的驱使下他不敢活动，卧床达两个月有余，患者乏力加重，症状上雪上加霜；从主观上患者恐惧活动，所以带来恶性循环。如果此患者不经过心脏康复，不经过双心治疗，他仍然在焦虑体内支架的阴影中生活，生活质量严重下降，也会导致患者机体功能严重下降，给整个家庭带来不良后果。经过心理治疗、运动治疗、药物治疗使患者重拾信心，走出阴影，使他的人生产生巨大的改变，不论是生活还是工作他都走上了正常的轨道，心脏康复给他们迎来了新生命的曙光。

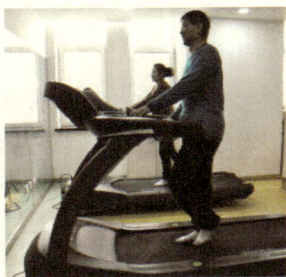

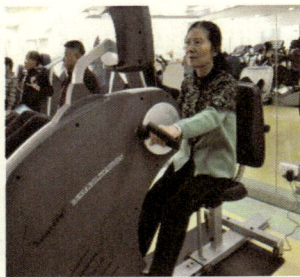

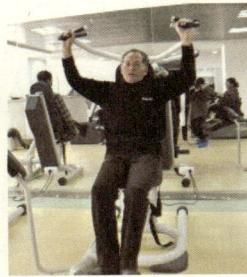

从数次手术患者到"支架人生俱乐部"健康志愿者

河南省安阳地区医院　刘 慧

　　心脏支架作为急性冠状动脉事件血运重建的重要治疗手段得到广大医生和患者的认可，但由于缺乏术后管理，不良生活方式得不到纠正，心脏康复得不到贯彻，病情复发和再发情况时有发生，如何保护放置到心脏血管内的支架成为困扰患者的最大问题。胡大一教授今年发动全国集中力量创建"支架人生俱乐部"，把患者和家庭发动起来，在预防康复团队帮助下，成立患者俱乐部，搭建一个"医患沟通""患患沟通"的平台，帮助患者做好自我管理，做好预防康复的有效互动。

　　在2016年3月河南省安阳地区医院承办的《第六届心血管疾病预防与康复学术年会》心脏康复之夜医患交流会上，参会专家都为台上一位拉小提琴的老人啧啧喝彩，谁也不敢想象，这位神采奕奕的老人经历过两次搭桥、3次支架手术，体内有5根桥，6个支架。这位患者在安

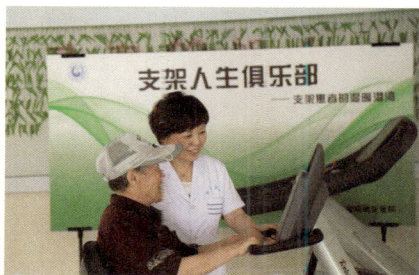

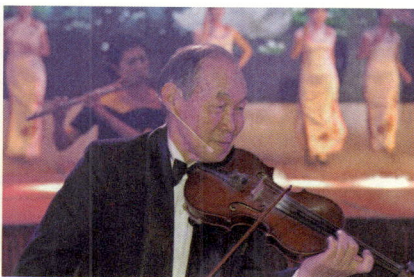

阳地区医院"心脏康复中心"医护人员的帮助下，不仅重回舞台，更是主动成为了"支架人生俱乐部"的一名志愿者，从患者华丽转身为传播健康知识和自我管理慢病经验的志愿者。

病例回放

男性，71岁。患者于16年前因"冠心病、心绞痛"于北京安贞医院行冠状动脉造影，发现冠状动脉三支病变，当时因病变弥漫，累及左主干，行冠状动脉搭桥术，术后症状消失，但未规范用药。6年后病情又复发，造影复查，桥血管堵塞，第二次于北京阜外医院行冠状动脉搭桥术。2年后病情复发，桥血管再次闭塞，右冠状动脉又新发病变达99%，血流缓慢。遂分两次于北京行右冠状动脉及左主干分叉行支架植入术。7年后，患者因严重胸痛药物不能缓解，于当地复查造影，发现原支架通畅，右冠近段又出现90%以上狭窄，再次植入一枚支架。

有猝死家族史，其父亲、哥哥、弟弟均于中年时死于急性心肌梗死。

有吸烟史50余年，几次术后戒烟，但短时间再次复吸，参加集体活动时经常有被动抽烟情况。

2015年12月因安阳地区医院支架俱乐部成立，患者闻讯参加。

超声心动图：

RV（右心室）：18毫米 LV（左心室）：48毫米 LA（左心房）：34毫米 AO（主动脉）：32毫米 LVEF（左心室射血分数）：53%

二尖瓣反流（少量），三尖瓣反返流（少量），主动脉瓣反流（少量）。

血脂：

总胆固醇：4.28mmol/L（毫摩尔每升）甘油三酯：1.01mmol/L（毫摩尔每升）高密度脂蛋白：0.90mmol/L（毫摩尔每升）低密度脂蛋白：2.72mmol/L（毫摩尔每升）

康复过程

患者多次行冠状动脉介入诊疗，不仅花费大，而且身体损伤较重，由于多次穿刺，双侧桡动脉、右侧股动脉均闭塞，仅剩余左侧股动脉尚有波动。 好在患者意志坚强，有毅力，对医护人员信任，依从性好。

患者为文艺工作者，文化素质较高，有品位，爱好广泛，对生活充满热爱。心理素质好，达观开朗，对生活质量的需求较高，对心脏康复的理解到位，能够积极配合，为下一步的心脏康复奠定了基础。

病情回放（2015年12月第一次问诊）

患者：我很感谢医生和科学技术，如果不治疗，我也会像我们家族里那些猝死者那样不幸。以前过的都是苦日子，我还想晚年好好地生活，享受天伦之乐。但不知怎样才能不再出现血管堵塞？

刘教授：感谢您对我们的理解和信任，过去我们对您的治疗仅限于住院期间或者发病时，而疏忽了出院后的长期管理，也没有教给您自我管理疾病的知识。现在我们医院成立了心脏康复中心和支架人生俱乐部，就是为您的手术提供像4S店那样的保养，让您活得更好，不再复发不再住院。

患者：我也想好好锻炼预防复发，但苦于找不到科学的方法，经常手拿哑铃、身绑沙袋快速行走。感到这样可以积蓄体力，渴望起到阻止病情作用。但有时感到运动后会疲劳加重，精力不济。想来医院咨询，但看到您们这么忙碌又不忍心打扰。现在心脏康复是不是也像偏瘫后的康复那样整天锻炼啊？

刘教授：心脏康复是脏器康复，和肢体康复有区别。不仅包括运动康复，还包括营养处方、药物处方、心理处方、戒烟处方的制定和实施。第一步先给您评估，再根据评估结果进行个体化治疗。比如，通过心肺运动试验评估后，就知道您采取哪种运动方式？运动多大强度？频率多少合适啦。

患者：我明白了，有了这些处方就避免了我过去的盲目傻锻炼，我心里也透亮多了。

刘教授：还有，我看您的化验单，每次都是低密度脂蛋白在2.5mmol/L（毫摩尔每升）以上，是不是他汀没有按时服啊？

患者：我每次看复查的化验单上都是低于后面的正常值，没有了箭头标志。又看到他汀说明书上有肝损伤的副作用，怕自己心脏不好肝脏再受伤，就自作主张他汀类药物减半了。

刘教授：他汀是预防冠心病复发的最有效药物，按照危险因素不同，其达标的正常值是不一样的。咱们中国人不需要大剂量，我已经给您用的是适宜剂量啦。但要坚持服用，像您这种情况，要让低密度脂蛋白降至1.8mmol/L（毫摩尔每升）以下。

患者：我说为啥我们同事的胆固醇和低密度脂蛋白比我还高，而医生却没有让他吃他汀药。不瞒您说，过去这么多年，要不就是没有吃，要不就是不规律吃，感到是个可有可无的药，不像消心痛发病时一吃就好，所以没有重视他汀的服用。

刘教授：您的指甲很黄，烟戒的怎样？心脏康复可是有戒烟的内容的，不彻底戒烟的学生我们可是不收啊（笑）！

患者：因为我是搞艺术的，经常创作到深夜，经常要用抽烟来对付疲劳，可以说是抽烟的历史有50多年啦。即使术后也没有完全戒掉，近期也是偶尔抽，一天也就是10支。有时候参加一些集体活动时其他人抽烟，我也跟着抽。

刘教授：心脏康复是医生的事，更是患者的事情。我们共同努力才能做好，您有没有信心？

患者：您这么辛苦为我们着想，我们没有理由不配合。一定努力做！我还会给我的病友宣传，做个心脏康复志愿者，让更多的人受益。

康复过程

根据患者情况，我们制订方案以运动、药物处方为主。

1. **运动心肺检查结果：**

氧摄入量9.07毫升／（分钟·千克）、2.6METs（代谢当量 Metabolic Equivalent of Energy），静息心率82次／分，患者运动耐量较低。

2. **根据检查结果，同时给出运动处方：**

有氧训练3周，3.6千米／小时的速度，热身运动10分钟，20分钟步行1200米，整理运动10分钟。3周后重新评估调整方案，根据情况增加抗阻训练。

3. 药物方面应用阿司匹林、ACEI 类、他汀类、β 受体阻滞剂加量：

3周很快就过去了，患者静息心率经药物调整控制在60次／分，重新心肺评估氧摄入量11.57毫升／（分钟·千克），3.5METs（代谢当量Metabolic Equivalent of Energy），运动耐量较前明显提高，运动处方4.2千米／小时，每周5次，方法同前，10分钟热身，20分钟步行1400米，整理运动10分钟；增加上下肢肌腰背腹核心肌群抗阻训练，隔日1次。

经过3个月的心脏康复训练，患者复查血脂，低密度脂蛋白胆固醇已达标，烟也彻底戒掉。患者体力充沛，精神焕发，被聘为艺术学院的教授，每个月都有演出活动，舞台上有绽放出熠熠光彩，并且成为我们心脏康复俱乐部的志愿者。在举办的《第六届心血管疾病预防及康复年会上》做了精彩的演出及即兴发言。

医生总结

我们经过讨论，认为患者病情有以下特点：

1. 尽管患者多次行血管重建，但是复习其每一次的影像资料，每一次的治疗都是恰当的。在当时没有药物支架时，对左主干病变只有搭桥。两次搭桥后复发及桥血管再狭窄，再次支架植入是不得已而为之，也是缓解病情的有效办法。

2. 该患者的关键是手术后心脏康复没有跟上，他汀类药物的停用，没有完全戒烟等都是他复发的原因。

3. 患者虽然吸烟，但是烟瘾不大，靠毅力能彻底戒掉。

4. 平时注意饮食、血糖不高、不肥胖也是有益于下一步心脏康复的因素。

5. 患者依从性好，心理素质好，对心脏康复充满信心，能很好地配合心脏康复。

病情回放（2016 年 3 月第二次医患谈话）

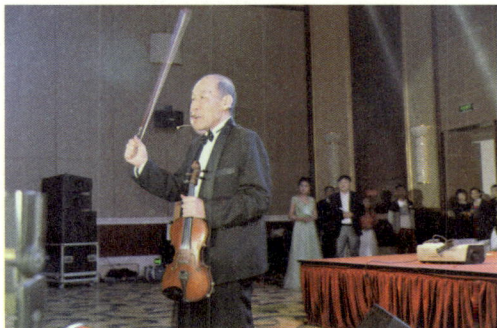

发表心脏康复后的感受

患者：你们的心脏康复真是为我们心脏病患者谋福祉啊！心脏手术救了我的命，心脏康复却救我一辈子。我是一位最大的受益者，我不能仅限于自己受益，我申请成为志愿者，我要传播给更多的人。

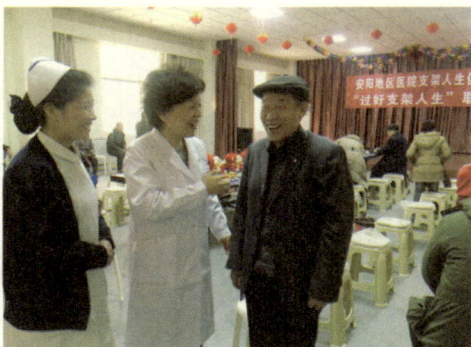

从患者到"健康志愿者"

刘教授：这也是您配合和坚持的结果，您给其他患者树立了榜样，他们要向您学习。

患者：我还会把在心脏康复中心学到的营养、心理、运动知识教给更多的患者，我要让更多的心脏病患者参与康复，解救更多的患者，解放更多的家庭。

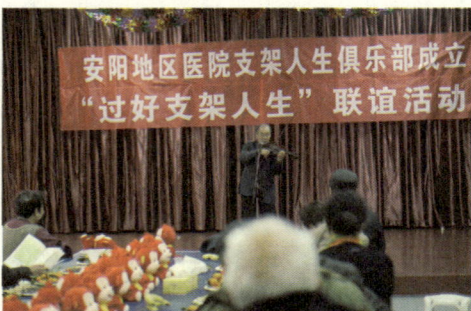

带动病友过好支架人生

医生总结

医生和患者在疾病面前是一个共同体，我们和患者总是结伴与病魔作战。这不仅仅表现在手术或抢救时，预防与康复时这种心与心的相扶相依更是表现得淋漓尽致。这位患者和我们一起感受并体验心脏康复的魅力，我们彼此感染和成就。医生用心脏康复方法给了患者高质量的生活，患者用健康的生活给了医生信心和对事业的坚定。

让我看到手术无法做到的一切，让我体验到了为医的最高境界。"赠予玫瑰，手留芳香"，在给予患者愉悦的同时，也留下了快乐的芬芳。就像这位患者，虽然家族基因改变不了，但通过心脏康复，改变了他的生活方式，给了他科学的运动及药物指导，将会对他的疾病控制有大的裨益。他又把自己的受益传给更多的患者，让心脏康复走进更多的家庭，让更多的患者融入社会。这不仅是心脏的康复，更是爱的传递与接力！

双心治疗解除了
心肌梗死患者心中的"余悸"

河南省安阳地区医院　刘慧

心脏病的"心"有双重含义，一个是心脏，一个是心理。心血管疾病患者很容易并发焦虑和抑郁等精神症状，而一旦心理上有了问题，又会反过来诱发和加重心血管疾病，影响康复，即出现了"双心"问题。一些心血管疾病患者尽管接受了药物治疗及支架植入，但是由于合并心理问题，很难恢复正常的工作和生活，为家庭和社会造成了很大负担。

病情回放：

张先生，男，45岁，身高170cm，体重100kg，单位中层领导。平时血压在150/110mmhg左右，未规律服用降压药，亦未监测血压。本检查血糖6.8 mmol/L。吸烟史25年，无冠心病、糖尿病家族史，父亲高血压二十年。三年前发现"早搏"，未予以治疗，近一周来运动中出现胸痛，停止活动后立即消失，未在意，继续加班工作，生活无规律。于凌晨五点突然感到胸痛，自行服用速效救心丸多次，无缓解，至八点时胸痛继续加重，半大汗淋漓。遂呼叫安阳地区医院急救。医院一边派车接患者，一边导管室准备急诊介入治疗。救护车上心电图确诊为"急性广泛前壁心肌梗死"，发现前降支近端100%闭塞，即刻打开血管植入一枚支架，术后血流恢复，手术成功。从患者呼叫至手术结束共45分钟，术中虽两次发生心室颤动，均电复律纠正。术后患者血液动力学稳定，心电图、心功能恢复顺利，无并发症发生。术后虽然心脏病恢复顺利,但患者从下手术台起就出现了担心、恐惧,担心血管还会堵塞。两周后出院回家,仍然是胸闷、憋气症状不断发生,几次到急诊就诊,每次除了"胸痛"症状以及担忧、恐惧外,心电图、心肌损伤标记物、超声心动图等客观检查均无新发的、特征性的异常变化。告知心脏病情稳定,恢复顺利,但患者总是将信将疑。在家休息期间,又发现"早搏"增加,一只手总是不停的自扪脉搏,越摸早搏和"停跳"越多。他买来医学书籍钻研,上网查阅资料,还买来听诊器自己记录每天不同时段的早搏数量。每每听到一个早搏或者触及一次漏搏都会让自己出一身冷汗,感到自己心脏这个发动机随时都会"罢工"。 为此,他对自己的健康和生命严重担忧,想想自己的前程、家里的妻儿彻夜难眠。每逢听到或者看到报道周围的人发生一些心脏病猝死等更是惊恐不安,担心下一个会不会轮到自己。每天担心心脏停跳成了他的日常生活,自己不能停止或无法控制这种担心,焦虑、抑郁、等不良情绪使他心神不宁、坐卧不安、日夜煎熬,严重影响患者生活质量,无法正常工作、学习,给患者本人及其家属带来极大的痛苦和烦恼。

他继续不停辗转于多家医院看病,有的心内科医生告知他患有"焦虑抑郁"建议他去看精神心理科,但他感到自己不是"神经病",我也不想吃那些"抗精神病药物",一看到这些字眼就自卑和灰心。而精神科了解到他患有心肌梗死,动态心电图又显示频发室性早搏,建议他还是要治疗心脏为主。就这样他往返于于医院心内科及精神科之间,而且,感到自己又有心肌梗死、又有早搏,又有"精神病",对疾病完全丧失了信心,对以后的生活和工作也一片茫然,精神几近崩溃。

• 经朋友介绍,他来到安阳地区医院双心门诊就治。

治疗经过:

1、先根据客观资料判断患者心脏情况:

通过心电图、超声心动图、心功能评估、心肺运动试验、动态心电图等一系列检查,患者心脏情况稳定,无残余缺血,早搏危害不大,继续原来心脏药物治疗。

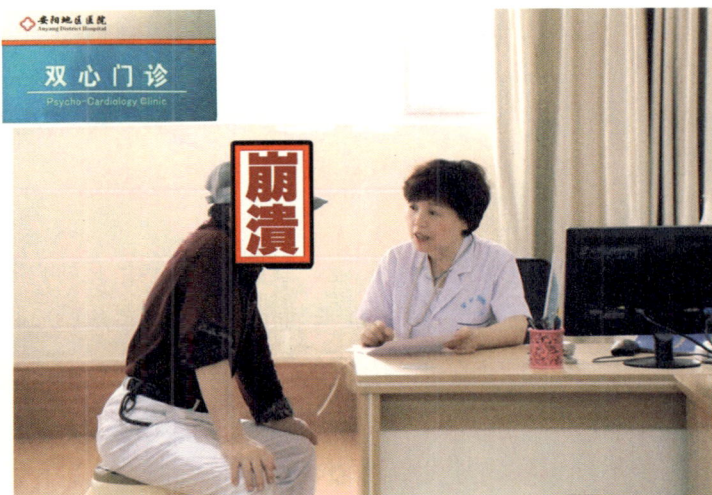

2、评估患者心理情况：

应用量表评估，《躯体化症状自评量表》50 分；《患者健康问卷 -9 项（PHQ-9）》13 分；《广泛焦虑问卷 7 项（GAD-7）》18 分。

3、心理治疗：

（1）分析患者心理问题原因

患者平素性格内向，追求完美，处处好强。对己对人都力求完美，不能容忍一丁点瑕疵，永远觉得自己不够好。平时身体自认为很健康，突发的心肌梗死让自己至今难以接受。得了心肌梗死感到自己一切都完了，很自卑，也很恐惧。又不善于表达和倾诉，把这些不幸、苦闷与烦恼都闷在心里，越积越久越难于承受，导致心理问题。虽然幸运的做了急诊介入治疗，但对支架理解存在偏差，总认为体内植入异物，害怕像微信上传的那样那天再发生支架堵塞或者坍塌，后果更严重。恢复期又出现"早搏"增加，感到自己的心脏雪上加霜，更加恐惧，担心心脏会停跳。自从心肌梗死后，经常自摸脉搏，一摸到间歇，常感觉心慌、乏力、恐慌，感觉早搏就更重了。担忧、害怕、烦躁、激动时也会感觉有心慌、胸闷、乏力头晕等症状，此时摸脉可触及早搏。自己认为都是早搏惹的祸，发现每一次早搏都如临大敌，造成恶性循环。

（2）个体化的心理治疗

针对患者的以上心理状况，给予疏导。再一次回放患者光盘，讲解手术过程，并且分析其"早搏"与心肌梗死并无关联，从根本上打开了患者心结，并给予适当鼓励和保证，让患者树立起信心。

（2）精神类药物的应用

结合患者的躯体症状及心脏情况、睡眠情况，给予对心脏安全的选择性 5-HT 再摄取抑制剂（SSRIs）舍曲林 50mg，每天一次口服；阿普唑仑：0.4mmg，每晚睡前一次。

（3）结合运动康复促进恢复

通过心肺运动试验制订个体化运动处方。运动心肺检查：氧摄入量 10.53ml/min/kg、2.9mets，静息心率 65 次 / 分，患者运动耐量较低，运动心电图达目标心率 85% 时无缺血改变。根据检查结果，同时给出运动处方：有氧训练，3.9km/h 的速度，热身运动 10 分钟，20 分钟步行 1300 米，整理运动 10 分钟。有氧运动可帮助人们整理心情，改善心理状态，增加应对生活中各种压力的能力，是最理想的调节情绪、控制紧张、缓解压力的方式。

（4）健康的生活方式：

健康的生活方式是防治双心疾病最基本和首要的措施，是其他一切治疗的基础，也是简单、安全、价廉而重要的措施。除了有氧运动外，建议他参加太极、书法、合唱等活动，同时进行合理膳食、戒除烟酒也利于改善患者的情绪状态。

两周后患者症状好转，心理评分改善；两个月后患者各项评分正常，满面春风，精神焕发，与之前判若两人，不仅回到工作岗位上正常上班，还接了几项大任务，都能胜任。

医生总结

就像本例患者，心血管疾病并发心理问题的非常多见，也就是"双心疾病"，精神障碍和心血管疾病可互为因果，互相影响。心血管疾病会成为心理疾病的诱因，心理问题又反过来影响患者治疗的依从性，使疗效降低，疗程延长，而且严重影响患者的预后，增加心血管疾病的死亡率，严重影响心血管疾病患者的生活质量。从 1995 年起，我国著名心血管病专家胡大一教授就大力倡导 "双心"理念，极大地推动了我国双心事业的发展。

许多"早搏"患者为双心疾病，尤其是曾接受过介入、搭桥、起搏器植入等手术的器质性心脏病患者，尽管手术治疗很成功，但在经历了急救、手术、病友死亡等刺激，再加上对疾病预后的不了解，从而产生抑郁、焦虑等精神心理障碍。

易出现早搏或者原有的早搏加重，心血管医生在患者躯体疾病的同时，更要关注患者的精神心理状态，在治疗心脏器质疾病的同时注重心理问题的评估与治疗，实现患者躯体和心理的完全康复。

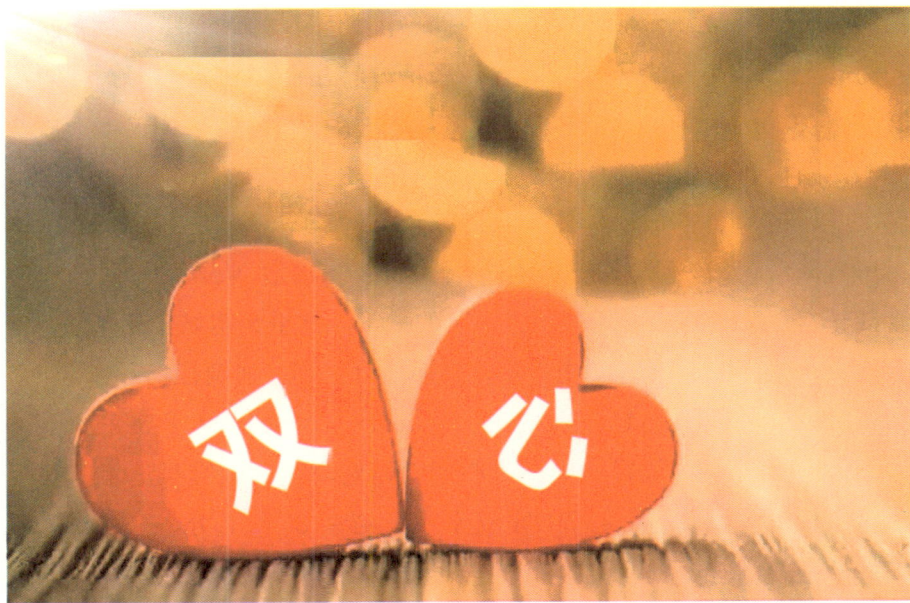

支架术后病例分享

内蒙古自治区人民医院　斯琴高娃

患者，男性，55 岁

主诉：间断胸痛 5 年，加重 1 月余

现病史：入院前 5 年无明显诱因间断胸憋、胸前区疼痛，劳累情绪激动后明显，可放射到背部，偶伴濒死感，为进一步诊治入院，当时诊断冠心病，给予对症处理后病情好转出院（具体用药不详）。2011 年 9 月，于北京阜外医院行支架植入术，置入支架 2 枚。术后规律服用阿司匹林和他汀类药物；近 1 月，上述症状再次出现，发作频繁，感胸痛，向肩背部放松，伴心慌，患者自诉口服复方丹参片十几分钟后可逐渐缓解，该症状多夜间发作，今为进一步诊治，收入院。发病以来，食欲正常，精神尚可，睡眠稍差，二便如常，体重无明显变化。

既往病史：糖尿病病史 1 年，目前饮食控制，血糖控制不详。

入院查体：T 36℃，P 86 次 / 分，R18 次 / 分，BP 145/85mmHg。无颈静脉充盈气管位置居中，无肋间隙增宽，叩诊双肺呈清音，呼吸音粗，未闻及哮鸣音，心界叩诊无扩大，心率 86 次 / 分，节律齐，无病理性杂音，腹部平坦，无腹部压痛，未触及肝脾，肝颈静脉回流征（－），双下肢无凹陷性水肿。

临床检验结果：

血、尿、便常规正常，凝血功能、D- 二聚体、甲功、肌钙蛋白 T、BNP、传染四项均正常。

生化：

		正常范围
总蛋白 63.20 g/L	↓	65.00-85.00 g/L
前白蛋白 18.29 mg/dL	↓	20.00-45.00 mg/dL
天门冬线粒体同工酶 17.64U/L	↑	0.00-15.00 U/L
谷氨酰基转移酶 69.00U/L	↑	10.00-60.00 U/L
葡萄糖 5.66 mmol/L		3.90-6.19 mmol/L
高密度脂蛋白 0.86 mmol/L	↓	0.90-1.70 mmol/L
低密度脂蛋白 1.92 mmol/L	↓	2.00-3.10 mmol/L
超敏C反应蛋白 0.57mmol/L	↑	0.00-0.30 mmol/L
糖化血红蛋白 6.9%	↑	4.0-6.0 %

超声心动图提示：PCI 术后；节段性室壁运动异常，左室舒张功能减低，射血分数 63%。 颈部血管彩超：双侧颈动脉内膜不均增厚伴左侧斑块。

上腹部彩超：肝、胆、胰、脾、双肾、双侧输尿管未见明显异常。腰椎正侧位片：腰椎骨质增生。 胸部正侧位片：两肺未见明显活动性病变。

运动评估：

平板运动试验：Speed:3.4 MPH HR:151 BPM %Target: 91%
Grade:14.0% METs: 8.1 窦性心律，T波改变，平板运动试验（一）

营养评估：

身高 172cm　　　　　体重 91.8Kg　BMI31

NRS2002 风险筛查：3 分，存在营养风险 SGA：A ，营养良好 人体成分分析：轻度营养不良，电解质紊乱

心理评估：

躯体化症状自评表 39　　PHQ-9　7　　　GAD-7　7

临床诊断：

冠心病

　　不稳定性心绞痛

　　支架植入术后

　　心功能Ⅱ级

2型糖尿病

腰椎骨质增生

药物处方：

阿司匹林	100mg	1日1次	口服
单硝酸异山梨酯缓释片	10mg	1日2次	口服
酒石酸美托洛尔片（倍他乐克）	12.5mg	1日2次	口服
阿托伐他汀钙片	20mg	1日1次	口服
芪参益气滴丸	0.5g	1日3次	口服
阿卡波糖片（拜糖平）	50mg	1日3次	随餐嚼服

运动处方：

1、运动康复时先做约5分钟热身运动后进行约10~30分钟的有氧运动，可逐渐加量至20~40分钟，之后做约5分钟的放松运动，建议每周5~7次。　人体成分分析内脏脂肪高，骨骼肌正常，运动处方以步行有氧运动（习惯快走锻炼）为主，达到减脂减重的目的。每周3~5次抗阻运动及柔韧性运动，以保持肌肉量、耐力及关节活动度。

2、平板运动试验：Speed:3.4 MPH　HR:151 BPM %Target: 91% METs: 8.1

建议一般的家务、游泳、有氧健身操、登山、滑雪及农活都可以做。但不建议参加竞技性活动。活动级别：≤8 METs　靶心率130次/分。

营养处方：

1、基础代谢率1679 Kcal，肥胖1级，体脂百分比高、内脏脂肪高，肌肉量正常,需要减重减脂。营养建议:每日所需能量1576Kcal(20Kcal/kg),蛋白质 67g(17%)、脂肪 44g(25%)、碳水化合物 228g(58%),多吃荞麦、燕麦等粗粮高纤维食品,肉类鸡鸭鱼虾为主,牛羊肉少量瘦肉(2两),牛奶 250ml,豆制品 100g,蔬菜 1 斤,低糖水果 3~4 两,盐 6g;忌食糖、甜点等易升糖食物及蛋黄、蟹黄、动物内脏等高胆固醇食物。

心理处方:

躯体化症状、焦虑和抑郁情况均轻度,睡眠情况可,打鼾表现为轻度低氧血症,以心理疏导、认知行为治疗为主。

戒烟处方:

每天 20 支(1 盒)/日,30 年,已经戒烟 6 年(支架术后直接戒烟了)。

双心医学

"健康三字经" 白领一族最好的减压和预防处方

北京和睦家医院 周 鹏 胡大一

患者，36岁，干练又有点焦虑的青年白领女性。

病情回放

患者：我就是胸闷，喘不上气，晚上和下午居多。睡觉的时候没有入睡困难，但是一旦胸闷的时候睡眠质量非常差，翻来覆去。我用手表做睡眠测试，最近深度睡眠每次只一个小时左右。我现在和您说话也觉得上不来气，没事的时候我在跑步机上跑3公里都没事。

我半年前在家里突然后脑有血冲上来了的感觉，头晕，过一会儿就好了，后来也有这种情况，大概一个月一次。

胡教授：胸闷这种情况多久了？

患者：大概一年多了，最近工作特别累，感觉越来越明显，自己有点撑不住了。

胡教授：工作是精神负荷大还是压力大？

患者：都有吧。

胡教授：工作时间长吗？

患者：去年工作时间长，每天都在14个小时以上，我们是一个刚引进中国的企业，我是做管理的。

胡教授：平常爱运动吗？

患者：我爱跳舞，有找教练教我。

胡教授：胸闷有看过急诊吗？

患者：没有。我上次胸闷，天旋地转，在家里用我妈的血压计量血压是45/70mmHg（毫米汞柱）。

胡教授：心率多少？

患者：没数过，大概60、70次／分这样。

胡教授：心悸的时候跳多久？

患者：大概就三四下。

胡教授：有感觉漏跳吗？

患者：没有。

胡教授：饮食有什么偏好？

患者：饮食比较清淡。

（胡教授听诊、查体）

胡教授：现在工作能宽松点吗？

患者：我也在调节，现在还是满负荷的，早上7点到晚上7点。

胡教授：还是有焦虑的表现，一个方案是建议你可以用点抗焦虑的药，当然这只是拐棍，不是长期的，只是帮你恢复得快一点。另一个方案就是看你有没有时间运动，有氧运动是化解焦虑最好的方法。我工作也比较忙，但我就利用碎片时间快步走，一天万步路，每次连续走30分钟大概3000步，这是满足一天基本的运动量，另外7000步是为了养成行为的变化。因为很多人整天都是坐着工作，运动不够。

患者：是什么药？

胡教授：就是艾司唑仑，会帮助你改善睡眠，也会缓解焦虑。

患者：现在比较难受的就是喘，上不来气。

胡教授：焦虑症状最容易表现在两个方面，一是胸部，气短、胸闷、胸痛、心悸，也有人会表现在胃肠道，不明原因的胸痛、腹泻。

还有一个缓解焦虑情绪比较快的药是黛力新。

患者：我准备要小孩了，我还是运动调节吧。

胡教授：首先你没有心脏病，你应该放心，通过运动可以恢复得很好。和睦家康复医院有一个套餐，你大概做10次左右，每次两三个小时。

患者：我的时间可能不行。

胡教授：那你要靠自己运动。

患者：有中成药副作用小一点的吗？

胡教授：中成药没有疗效很明确的，即使作为安慰剂也只有1/3的人有效果，我不是很建议你吃中成药。你最好找一款你喜欢的运动坚持做，走路是比较方便的，在哪儿都能做。

患者：对，在办公室就能走。那我还是运动吧。我睡不好的时候会吃半片佐匹克隆。

胡教授：可以，有效果吗？

患者：还可以。

胡教授：那你就继续用佐匹克隆。有什么问题可以和周大夫联系。

诊断：

1. 焦虑症
2. 睡眠障碍
3. 非特异性胸部不适

医生总结

本例患者，"高科技"时代"高节奏"生活重压下，正常健康生活方式被打乱的典型。患者是刚进入中国的外资公司高管，过去长期每天要工作14小时以上，而目前每天的深度睡眠只有1小时左右。这种长期透支明天的紧张生活方式，使患者自主神经系统产生混乱，焦虑状态导致的躯体化症状，表现为胸闷、气紧等类似心脏病的症状，但患者"没事的时候我在跑步机上跑3公里都没事"，说明患者心血管系统无病变，但焦虑严重者甚至可有濒死感或其他惊恐发作症状，患者所遭受的痛苦并不亚于真正心脏病发作的痛苦。

对此类患者，镇静、安眠抗焦虑药可作为一根拐棍，帮助患者暂时渡过难关。胡大一教授总结的《健康三字经》所高度概括的健康生活方式是使患者回归自然、回归工作和回归生活的最好途径：

管住嘴	迈开腿	零吸烟	多喝水
好心态	莫贪杯	睡眠足	不过累
乐助人	心灵美	家和睦	寿百岁

支架后担心支架脱落的双心治疗

新乡医学院第一附属医院　袁 宇

病情回放

走进诊室的是一位55岁、明显肥胖的男性患者。不吸烟，不酗酒，睡眠不规律。患者3个月前"冠状动脉支架植入术"，术后常常心悸、恐惧、多梦，有时觉得活得没意思，还不如当初不放支架。检查后医生诊断为"焦虑抑郁"综合征。

袁医生：以前有过这种感觉吗？

患者：以前偶尔出现过这种感觉，一下就过去了。放完支架后，这种情况就常常出现了。

袁医生：难受的时候什么感觉？

患者：心悸、紧张，害怕、恐惧。因为心脏一直在跳动，担心支架放得不牢固，害怕会脱落。

袁医生：有没有一紧张就与家人吵架？

患者：有，常常莫名其妙地控制不住情绪，遇到不高兴的事就爱与家人吵架，事后懊悔不已。

袁医生：平时有没有兴趣爱好？

患者：喜欢爬山、打球。可自从放完支架后我就再也不敢爬山了，担心爬山或运动过程中支架会移位，就渐渐地对这些爱好失去了兴趣。

袁医生：还感觉哪些与以前不一样？

患者：自己没感觉，倒是常听家人说我常常唉声叹气。

袁医生：白天、晚上有区别吗？

患者：有，晚上睡眠不好，不敢熟睡，害怕再也醒不过来了。即使睡着了，还常常被噩梦惊醒，醒来一身冷汗。先去摸摸胸口，下意识地去看看支架还在吗？然后懊悔当时不该放支架。

袁医生：放支架之前没有考虑好吗？

患者：我当时在手术台上，看到自己血管的情况，害怕以后会发生心肌梗死，想着不放支架就死路一条，就决定放支架了。但是当时忽略了支架一旦放入就不能取出了。现在不敢剧烈活动，怕支架会因为活动移动位置了。

袁医生：我明白您的担心了，支架放入之前已经告知您，支架会紧贴血管壁，血管内皮随着时间推移会逐渐与支架融合，成为您血管的一部分。您是过于担心了。有影响到您的工作吗？

患者：工作繁忙时会暂时忘记这种恐惧，到夜深人静时这种恐惧就越发明显，有时好像还听到支架发出金属一样的声音。

袁医生：看来你是过于担心了，支架在血管里是不会发出声音的。

患者：那支架有没有保质期？

袁医生：没有保质期之说，植入支架后口服药物预防血栓形成，防治再狭窄。植入支架后，要注意良好的生活方式，戒烟、限酒、不熬夜，低脂饮食，控制好血糖、血脂、血压，还有你的体重，按时服用药物，定期去医院复查。

袁医生：家里人有心脏有问题的吗？

患者：没有。我老姥有糖尿病、有高血压，但是心脏目前没有发现问题。

袁医生：自己能调节情绪吗？

患者：自己调节着就好一些，但是不能想，一想太多就会难受。我感觉自己就处于恐惧状态。现在很怕一个人独处。

袁医生：睡眠怎么样？

患者：每天睡5个小时左右，一般夜里十一点睡，入睡困难，睡着了很容易被噩梦惊醒，还容易早醒，即使不做噩梦，三四点钟就醒来了。

袁医生：体重最近有变化吗？

患者：休息不好，情绪也不好，最近半个月瘦了2千克。

袁医生：家庭生活方面有压力吗？

患者：没有，跟家人相处和睦。基本没有发生过矛盾。就是好长时间没有夫妻生活了，担心支架可能会脱落。

传播健康正能量
造福百姓健康

袁宇留存　胡大一
2015.12.12

冠状动脉造影显示，你确实存在心脏问题，但已行冠状动脉支架植入治疗，现在病情评估，心脏方面未发现明显问题，是由起初的心脏问题引起了精神心理问题。你的焦虑、恐惧已经给你造成了很大的负面影响，可以去精神科用些抗抑郁药物，没有副作用，先快速化解掉一些负面的东西，之后慢慢调整生活方式，不影响正常生活。

心理处方：

支架已放入血管，你现在需要的不是恐惧，而是接受。你的恐惧根源在于你不能正确面对已经植入支架的现实。要遵循医嘱，定期复查血糖、血脂，控制体重，降低心血管风险。适当地采取措施，建议适当地运动锻炼，听舒缓的音乐，想象美好的画面，转移注意力，缓解紧张情绪，释放压力。

随后患者经过精神科医生会诊以及合理的药物及心理疏导治疗，

随访多次，基本未再出现上述症状的发作，生活也恢复了以往的状态。

随访

随后的几次电话随访中，逐渐鼓励患者并进行专业知识的辅导、同时给予患者必要的心理支持、淡化患者对支架脱落的恐惧感觉。两个月后，患者精神紧张逐渐放松，无不适症状，感觉心理轻松愉悦，夜间睡眠质量提高。

医生总结

支架后的这种焦虑、恐惧

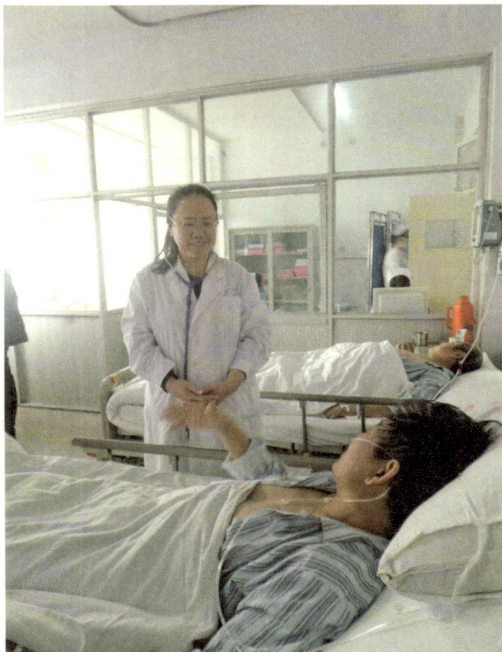
胡大一老师的肯定让我更加坚定了医疗
是关爱是服务

现象存在于大多数患者，有些患者表现明显，有些患者不以为然。恐惧产生时，常伴随一系列的生理变化，如心跳加速、呼吸短促或停顿、血压升高、脸色苍白、嘴唇颤抖、嘴发干、身冒冷汗、四肢无力等，这些生理功能紊乱的现象，往往会导致或促使躯体疾病的发生。恐惧的出现能加剧患者心血管事件的风险。

本例患者是典型的抑郁焦虑发作，患者已行支架植入术，很多医生容易忽略患者这方面的心理问题，进行不必要的心脏方面的过度检查和过度治疗，除进一步增加患者的经济、心理负担外，于事无补。应多与患者沟通，并在支架植入前后进行相应的心理辅导，减轻患者的心理负担。

对于患者的心理治疗，除了迫不得已进行的抗抑郁焦虑的药物治疗之外，还应以非药物治疗为主。每个患者都渴望得到家人和医生的关注，都希望和医生建立一种互相尊重、互相信任的关系。所以作为医生，我们应该给予患者尽可能多的关怀和帮助，尽量避免让患者觉得自己孤独、无助。同时，为了减轻患者对自己疾病的担忧，医务人员应该向患者及家属详细、认真地解释病情，住院期间每天应该多查看患者，面带微笑，以取得患者的信任，同时应该告知家属，院外一定要给予患者积极的支持，多和患者聊天，帮助患者排忧解闷，这会给予患者一种心理安慰，改善患者情绪状态，使患者不再以悲观的心态来面对疾病及生活。

"心理、运动处方"帮助支架后大妈回归广场舞人生

聊城市第三人民医院　许 慧 张丽芬 常立国

病例回放

　　患者女性，55岁，已退休，原发性高血压病史10余年，2014年12月由于突然胸部不适、持续不缓解，就诊于我院诊断为急性ST段抬高型心肌梗死，冠状动脉造影示前降支迂曲，可见斑块，回旋支迂曲，可见斑块，右冠近段100%闭塞，于右冠病变处植入2枚支架。患者长期独自生活，配偶已故10余年，1子在外地工作，退休后比较清闲，平常最喜欢做的就是跳广场舞。

　　自从患心肌梗死后，患者虽规律用药，但每天忧心忡忡，担惊受怕，自诉"想起那天犯病的情景就感觉自己要死了一样""不敢自己一个人在家待着，要是再出现这种情况，没人发现就完了"，因此患者就搬到其弟弟家居住。由于害怕活动之后再犯病，每日除了日常活动，基本就是坐着或躺着，对什么都提不起兴趣，活动耐量也越来越差，别说是跳广场舞，就连上楼梯都气喘吁吁。患者成天活在绝望当中，感觉自己的人生随时有可能终止。

　　超声心动图：LVEF（左心室射血分数）67%，心脏结构未见异常。血清总胆固醇：4.35mmol/L（毫摩尔每升），低密度胆固醇 2.43mmol/

L（毫摩尔每升）。

康复过程

患者来到心脏康复中心后，通过沟通感觉患者长期独居，加上心肌梗死对其心理打击较大，同时由于缺少对心脏疾病方面知识的了解，导致其始终无法迈出疾病的阴影。

患者：我自从得了心肌梗死之后，感觉整个人生都完了，以后什么活都干不了，也不能跳舞了。

许主任：得了心肌梗死并不意味着不能活动，相反需要尽早进行活动，但活动得根据你自身的耐受情况来定。你的心脏血管已经通过支架开通了，下一步要做的是进行心脏康复的训练。

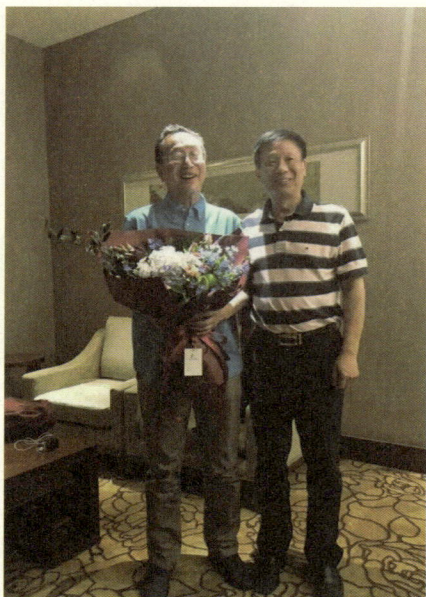

副院长常立国与胡大一教授合影

患者：许主任，我现在每天都非常抑郁，非常痛苦，害怕我会再得心肌梗死，害怕我就这样没了。

许主任：很多人在得心肌梗死之后都会存在一定程度的心理障碍，你的心理负担非常大，已严重影响日常生活，需要找专门心理医生给你调整，同时我建议你平常多跟别人沟通、交流，寻找其他感兴趣的事来做。

患者进入心脏康复中心后，首先对患者各方面进行评估。

药物处方：

胡大一教授名言，没有胆固醇就没有冠心病，继续规律用药，目标是把低密度脂蛋白胆固醇降到1.8mmol/L（毫摩尔每升）以下，不低于1.0mmol/L（毫摩尔每升）。

心理处方：

我们告诉患者目前心脏的结构和功能较好，支架情况良好，患者最主要的问题体现在心理障碍上，这也与其长期独处相关，我们同其儿子

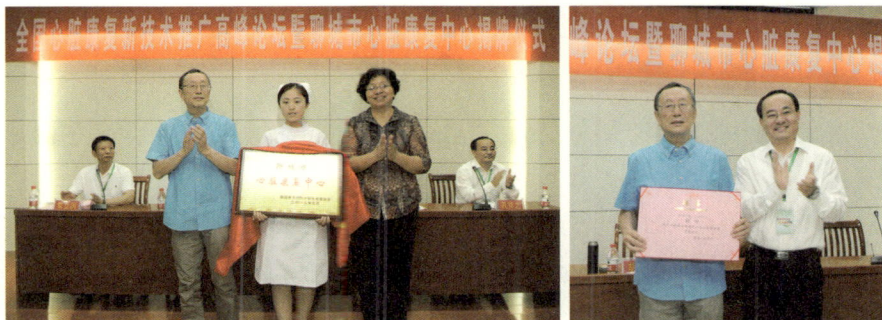

胡大一教授担任聊城市第三人民医院名誉院长
与聊城市人大副主任孙箐（图左）、院长孔祥之（图右）合影

沟通，增加与患者交流，不断鼓励患者，同时我们的心理医师对其进行评估，通过心理疏导，讲解心肌梗死及支架相关知识，另外鼓励她与其他心肌梗死及支架术后的心脏康复患者交流，患者心情逐渐开朗。

运动营养处方：

对患者进行心肺运动试验，根据患者自身情况进行运动指导，使其了解到该强度的运动量安全，让患者敢于运动，循序渐进提高运动量，保证每次不会过累，饮食方面要求种类丰富，多果蔬，总量控制，低油。

康复一个月后，大妈又重新跳起了广场舞。

医生总结

胡大一教授所倡导的，医生看病看的是"人"，而不是"病变"，一个健康的人离不开"生物、心理、社会"三方面因素，所以我们除了考虑患者身体指标，更多地是考虑患者的心情，近期生活，以及过往经历，帮助其儿子积极地参与到对患者的精神支持，同时，胡大一教授北京专家团队郭建军教授提出的"身体自信带来心理自信"，进一步说明了运动与心理的互动作用，在胡大一五大处方的思想指导下，积极运用运动、心理处方来辅助药物处方，成功帮助一个支架后焦虑患者重新回归正常生活。

五大处方治愈被误诊"冠心病心肌缺血"30年的患者

郑州大学附属洛阳中心医院心内科　张守彦

病例回放

患者女性，72岁，退休前职业为小学和中学老师。因"间断胸闷不适30年，加重1周"于2013年5月8日急诊入我院。患者30年前曾因"心悸不适"到某医院就诊，心电图显示V1-V5 T波倒置，ST段下斜型下移0.05mv，提示"心肌缺血"，患者出现症状与活动无明确关系。当时医生诊断为冠心病心肌缺血。嘱咐患者服用复方丹参片、速效救心丸、潘生丁等药物，症状时轻时重，但并不影响日常生活和工作。近1周患者病情突然加重，给我打电话要求住院，并且说一点也不能活动，稍一活动即感胸闷压气，坚持要坐我院救护车来住院。入院后查体：体型正常，血压160/80mmHg（毫米汞柱），心率98次／分，颈静脉无怒张，双肺呼吸音正常，未闻及干湿罗音。心率98次／分，律齐，无杂音。肝脾不大，双下肢无浮肿。

既往有高血压史20年，血压最高达170/80mmHg（毫米汞柱），平时坚持服用药物血压控制尚好。无糖尿病史。无吸烟饮酒嗜好。

入院后化验：空腹及餐后2小时血糖、糖化血红蛋白正常，总胆固醇、低密度脂蛋白轻微升高，BNP 80微微克／毫升，甲状腺功能正常。超声心动图提示：各心腔内径大小正常范围，LVEF（左心室射血功能）值56%，心电图：V1-V6 T 波双向或倒置，ST段下斜型下移0.05mv。肌钙蛋白正常范围。

入院初步诊断：

1. 冠状动脉粥样硬化性心脏病，不稳定型心绞痛？

2. 高血压2级。

3. 血脂异常。

入院后再次仔细询问病情，患者弟弟解释说，1周前家里患者儿子突然病故后，患者开始在网上查阅自己的病情，越查越像危重冠心病，结合心电图和自己多年就诊经历，对号入座，怀疑自己像心肌梗死等危重冠心病，而且变得不能活动，一活动即感胸闷和压气。因此考虑有焦虑或抑郁可能。但因为患者自觉活动耐量下降，且心电图有变化，为了确诊，解除患者长达30年的

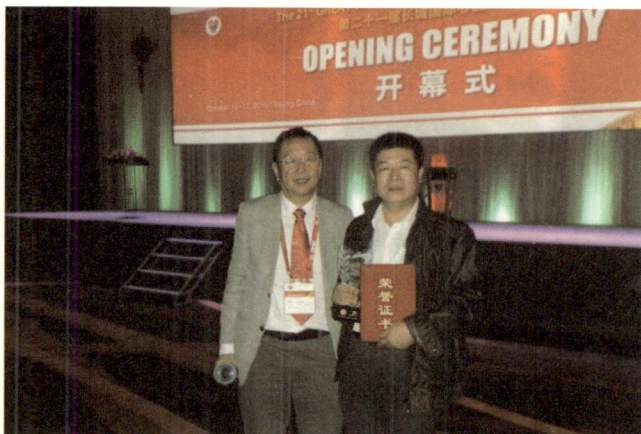

21届长城会授奖仪式上张守彦主任与胡大一教授合影

疑惑，于第三天做了冠状动脉造影，显示冠脉前降支中段斑块，三叉血管未见明显狭窄。因此排除了冠心病和心肌缺血的诊断。

心理评测：

我们给患者进行了心理量表测评，PHQ-9抑郁量表测评15分，GAD-7焦虑量表测评18分，因此诊断为中重度焦虑合并抑郁。

最终诊断：

1. 高血压2级。

2. 血脂异常。

3. 中度焦虑合并抑郁。

治疗上分几个层面：

康复过程

药物处方：

1. 氨氯地平5毫克 qd + 比索洛尔2.5毫克 qd 降压治疗；

2. 阿托伐他汀 10毫克 QN。

心理支持：

给予患者情绪疏导，详细解释为什么年轻时就开始有心电图变化，这种心电图变化不代表一定有心脏器质性病变，应结合病史、症状特点以及冠心病危险因素等综合分析，告知患者心电图变化不代表有冠心病，使患者摒弃这一长期印在脑海中的错误概念；告知患者经过冠状动脉造影也证明仅有轻度冠状动脉硬化，无明确冠心病存在，更无心肌梗死或危重冠心病的迹象。

心理"药物处方"：

给予抗焦虑和抗抑郁药物治疗：左洛复50毫克 每早1片，阿普唑仑0.8毫克 每晚1片。

运动处方：

该患者平时运动量少，主要是看书、上网和看电视消磨时间。经过指导后，认识到运动重要性。

开出运动处方：每日早上和晚上各运动1次，每次30～40分钟，患者坚持较好。

随访：

3个月后，患者血压保持平稳，血脂恢复正常，精神好，心情愉悦，没有胸闷气短和胸痛等症状。嘱咐患者继续服用药物治疗。以后定期随访，根据情况抗焦虑和抗抑郁药物逐渐减量。

医生总结：

像这种心悸胸闷不适，心电图 ST-T 非特异性异常，很多医生都容易将患者诊断为"冠心病心肌缺血"，单纯心血管药物治疗，病情反复，效果不好。

究其原因，一方面医生没有用正确手段帮助患者确诊，或者排除患者冠心病；另一方面医生又担心一旦主观排除患者冠心病，万一患者将来出了问题，恐患者追究医生责任；其次，患者就诊时往往容易放大自己的病情，反复暗示，有的医生因为心血管知识的基本功不足，容易误判。

作为医生，应该像胡大一教授倡导那样"回归人文，回归临床，回归基本功"，以人文关爱为导向，以踏实的基本功根据危险因素情况分级分步检查，此例患者正常检查顺序应为：先进行运动平板试验，不能确诊后，进一步做再做心脏 CTA（CT 血管造影）或冠状动脉造影帮助患者确定诊断，有人文关爱引导，结合临床观察，踏实基本功支持，才能打消医患之间顾虑。

另外，疾病面前，患者负面的情绪通常都容易放大，正如胡大一教授讲那样：心血管医生掌握精神心理科常识，是作为合格心血管医生的必备条件。

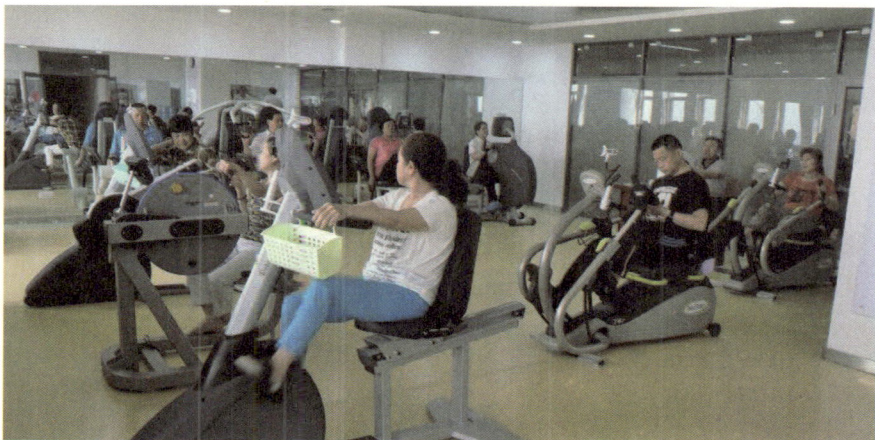

支架后不间断全身发抖的刘奶奶

北京大学人民医院　曲　姗

一年前（2015年）的一个夏日午后，人头攒动的诊室里，我接诊了一位至今记忆犹新的患者。

病情回放

老人姓刘，78岁女性，退休中学老师。刘奶奶给人的第一印象是瘦弱，由老伴和女儿搀入诊室，本来布满皱纹的脸颊上，两条紧锁的眉毛尤为醒目。坐定后，女儿介绍病情：刘奶奶7年前（2008年）因为不稳定型心绞痛接受支架植入术，植入两枚支架后原有症状明显改善，对医生嘱咐的注意事项"奉若圣旨"般遵守，每天坚持吃药，每年复查，本以为岁月静好，天下太平。2014年平静的生活被打破了，刘奶奶开始无明显诱因地发抖，起初是手抖，后发展至双臂、肩膀甚至双脚，发作毫无规律，持续时间不定，发作过后即能恢复如常，更奇怪的是发作时至医院急诊竟查不出什么异常。如此奇怪的发抖让刘奶奶一家很苦恼，为了搞清原因，刘奶奶遵照医生建议进入心内科住院治疗，完善了各种检查，除了发现早搏、血脂异常以外，仍是没什么异常。心内科医生建议神经内科就诊，会不会是大脑出了什么问题呢？配合的刘奶奶住进了神经内科病房，完善了各项检查，除了发现早搏、血脂异常外，仍是没什么异常，并且明确排除了癫痫发作和帕金森氏病。困惑不解的刘奶奶又回到了心内科，心脏中心的医生意识到可能是"双心"的症状，遂建议刘奶奶转诊至精神心理科。于是有了我和刘奶奶的初次相逢。

还没等我开口，刘奶奶就抓住我的手。

患者："大夫，你说我这么抖会不会把支架抖掉了？"（根据她满脸焦虑的表情，我大概对病情有了初步的掌握。）

曲大夫：怎么这么担心支架会掉下来？

患者：我总是这么厉害的发抖，说不定哪天零件就松呢？零件松了支架掉了，人不就不行了吗？

曲大夫：发抖都是怎么开始的呢？

患者：没原因突然开始，好好地看电视也会犯病。

曲大夫：抖的时候心慌吗？还有其他不舒服吗？

患者：有啊，心慌、出汗、头晕、恶心，还想去上厕所。

曲大夫：有特别害怕吗？

患者：肯定害怕，怕一下子不行过去了，每次犯病都要跑急诊，快折腾得不行了。

曲大夫：每次发作多久？

患者：说来也怪，有的时候去急诊的路上自己就好了，有时要一个多小时才能缓过来，不一定。

曲大夫：发作之后有很疲劳的感觉吗？

患者：是，好像生了一场大病一样。

曲大夫：平时不发作时有什么不舒服吗？

患者：没什么，就是害怕犯病。

曲大夫：因为害怕犯病影响生活吗？

患者：肯定啊。很多事不敢干，做饭都不敢，怕做一半犯病有危险。

曲大夫：那真的挺难受的，最近经常发作吗？

患者：几乎每天犯。

曲大夫：在第一次犯病之前有什么诱因或者家里有什么不愉快、不顺心？或者生活中有什么变故？

患者：最开始犯病的时候刚刚知道我侄子生病，我看着那孩子长大的，还年轻啊，怎么就病了呢，眼看着白发人送黑发人。

医生思考：

说到这儿，临床表现、起病诱因、病程上均符合"惊恐发作"的特点。就诊的后半程重心就是向刘奶奶和家人解释：什么是惊恐发作，为什么我被诊断为惊恐发作，惊恐发作有什么危害，该如何治疗等。

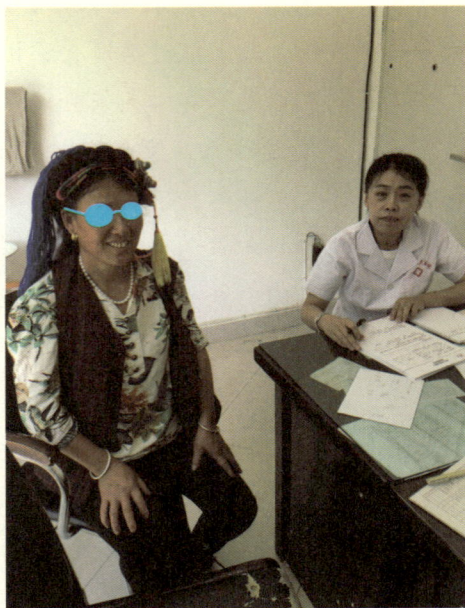

在介绍病情的过程中，刘奶奶的焦虑贯穿始终"会不会抖到最后发展成帕金森""会不会抖出心肌梗死""吃药会不会影响支架效果"，解答了患者这一系列问题后，我意识到仅仅处方药物是远远不够的，除了耐心解释其困惑外，在心理建设、应对方式、整合力量方面做了工作：对安全给予保证，淡化病的元素，帮助其接纳现状，促其丰富精神生活，避免围绕疾病为主题的生活。尽管此次门诊时间很长，但看着刘奶奶略略舒展的眉头，心里很愉快。

随访过程：

配合的刘奶奶遵照我的建议每月来复诊，第一次复诊时刘奶奶仍是见面就抓住我的手，说："大夫，听你上次说完之后，心里敞亮了很多，回去的晚上吃了两碗饭，后来还是有发抖，但是没那么害怕了。"女儿补充说发抖的频率减少为每周有两三次发作，持续时间短了，重要的是不是每次发作都去急诊了。

此后每个月复诊，刘奶奶总能带来病情不断好转的消息。从每周发作两次到一次，到每月一次发作，到后来几乎不怎么发作。但是第三个月又恢复了愁眉不展，经过询问才知道：刘奶奶一次外出中不慎将药物忘在酒店，又想着病情改善，就把药停了。停药后很快病情又反复了，此次门诊中又花时间解释了坚持规律服药的重要性，刘奶奶为自己的不慎而自责。

此后的复诊中，刘奶奶规律的用药，病情逐步平稳，发抖的症状几乎消失，更重要的是整个人有精神了，不像过去只关注心脏、支架和发抖的事。有了精神头去做家务，看孩子，遛弯，跟老姐妹聊天。

最近半年刘奶奶病情平稳，没再有发抖症状，开始减药，直至最近一次复诊，抗焦虑药已经减到1/4，刘奶奶自己总结道："好像变了个人，从前一块住院的病友都认不出我来了，说我胖了，有精神了。"

奶奶在我这随诊已经一年多了，已经回归正常生活。

医生总结

就诊初期，奇怪的、让人捉摸不定的"发抖"表象困惑了刘奶奶和好几位医生。当我们关注"发抖"这个表象背后的心理、情绪感受时，我们就会发现"发抖"并非孤立存在，它与紧张、不安、恐惧、失控感、濒死感等心理精神科症状并存。问诊过程中收集到这些信息，做出正确诊断并不困难，在向患者充分解释诊断依据、疾病性质、治疗过程之后，患者依从性也是很好的。

关键在于医生要有"双心"的概念，正如胡大一教授讲：医生不能只关注"病变"，而是要关注完整的"病人"，包含躯体与心理。

科学运动

科学运动让八枚支架术后患者回归正常生活

哈尔滨市道里人民医院心脏康复中心　金永范　栾天蔚　孙萌萌

病情回放

患者，男性，67岁，哈尔滨市人，因"阵发性胸闷20年，加重伴胸痛1个月。"于2016年08月10日09：30收入本病区。

病例特点：1、既往嗜烟约30年，平均20支／日，戒烟约15年。嗜酒约40年，平均2两／日，戒酒1年，PCI术后1年。2、患者20年前于劳累后出现胸闷症状，之后每1～2年发作1次，每次发作休息2分钟后可缓解，未曾诊治，病情逐渐加重。

1年前，因胸痛持续发作在家附近医院行冠脉造影后植入支架1枚，规律口服"阿托伐他汀钙片

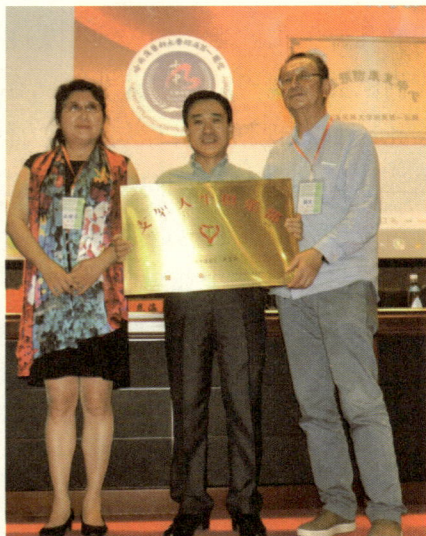

胡大一老师和孟晓萍老师亲自给
支架人生俱乐部挂牌

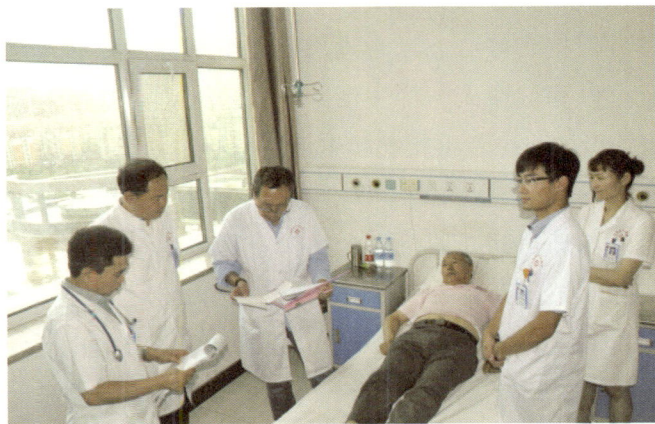

胡大一老师指导查房。左二为姜春雨院长，右一为李京副院长。

20毫克、拜阿斯匹林0.1克、氯吡格雷75毫克、琥珀酸美托洛尔71.25毫克"一日一次，出院后感觉胸痛由持续性变为间歇性，无濒死感胸痛，胸痛发病时有不愉悦感。

7个月前持续性胸痛再次发作，再次就诊于同一医院，并行冠脉造影后植入支架7枚，出院后规律口服上述药物，此后患者情绪低落，惧怕日常活动，不敢负重行走。

近1个月，发作频繁，数日1次，位置为胸骨后闷痛，范围约拳头大小，每次发作口服"硝酸甘油"1片1～2分钟后症状缓解，以"冠状动脉粥样硬化性心脏病，PCI术后心绞痛"诊治。

康复过程：

药物处方：

拜阿司匹林0.1克，硫酸氢氯吡格雷75毫克，阿托伐他汀钙片20毫克，均一日一次，曲美他嗪20毫克一日三次，单硝酸异山梨酯缓释片40毫克一日一次，富马酸比索洛尔5毫克一日一次，福辛普利片5毫克一日一次。按时随访，监测。

心理处方：

患者二次PCI术后,心理压力非常大,担心再次PCI或者搭桥手术,指导患者保持良好心态,合理用药,合理饮食,合理运动,戒烟戒酒,完全可以和健康人一样生活。胡大一老师查房,亲自给患者解释病情及相关指导,患者重新燃起生活的信心。

营养处方:

入院后营养师帮助其调整饮食结构。具体如下:1.每天选择不同颜色的蔬菜和水果,蔬菜每天约1斤,水果约0.5斤。2.建议食用全谷类限制精制淀粉类。3.限制调味品:限制猪油,黄油,食用花生油,豆油;盐每天不超过5克,清单饮食,避免食用半成品,熏酱食品。4.蛋白质以鱼类和禽肉为主。5.限制酒精,建议禁酒。

戒烟处方:

针对吸烟是动脉硬化易患因素,指导患者戒烟。

运动处方:

运动心肺评估结果:采用踏车负荷试验,METS(代谢当量Metabolic Equivalent of Energy)2.6。心肺运动试验无氧阈摄氧量

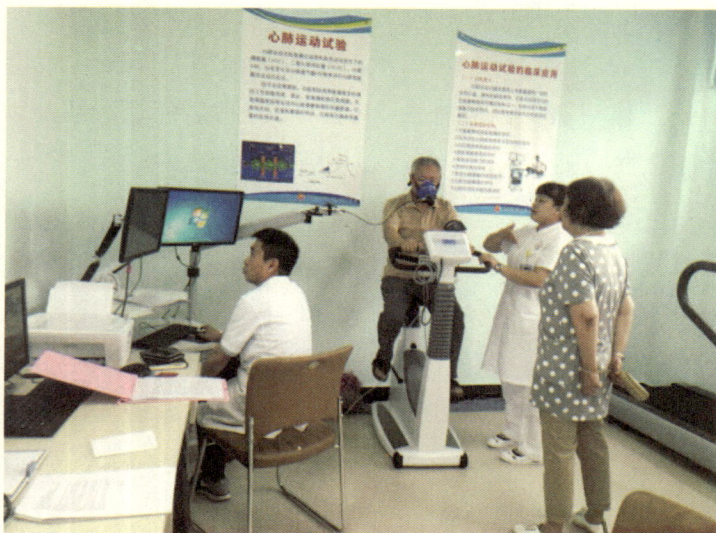

患者做运动心肺评估

8.6ml/min/kg，峰值摄氧量10.1ml/min/kg，患者运动负荷试验提示运动耐量重度下降，心肺功能中度减退。

评估后为患者开出运动处方，根据METS值告知患者可进行的运动项目，例如：缓慢散步、缝纫、编织、开汽车、纸牌、围棋、文秘工作等，建议患者从低强度向中强度过渡。建议患者低强度有氧运动，靶心率100次/分。

患者出院后后根据运动处方进行规律的的运动，运动后周身微汗，有愉悦感，运动耐量逐渐增加，除了规律康复运动，患者可自行上下二楼进行日常活动，无胸痛发作，1个月后患者自觉一般状态好，运动量的增加改善了患者睡眠及饮食二便情况，运动量的增加让患者由孤僻变得活跃，喜欢与家人、朋友交流，彻底摆脱焦虑情绪，生活态度积极向上。

3个月后运动心肺评估结果：采用踏车负荷试验，METS（代谢当量 Metabolic Equivalent of Energy）3.6。心肺运动试验无氧阈摄氧量10.5ml/min/kg，峰值摄氧量13.1ml/min/kg，调整患者运动量，继续指导运动。

医生总结：

该患者虽然药物依从性好，但不注意生活方式调整，治标不治本，1年内两次介入手术使患者不知不觉产生了焦虑和间歇性烦躁的症状，对生活充满恐惧。心脏康复治疗后，在药物治疗的基础上，规律运动治疗、戒烟、心理指导、营养指导，患者运动耐量逐步提升，随着心功能、肺功能逐步改善，能进行的日常活动越来越多，患者从不敢运动，变成坚持运动，养成了健康生活方式，大大提高了生活质量，也从根源上解决了发病的原因，获得了显著效果。

年轻支架患者心脏康复后圆为人父梦

北京市第一中西医结合医院　耿敖　胡大一

病例回放

男性，32岁，职业钢琴教授，有早发冠心病家族史，烟龄10年，由于有生育计划，戒烟1年余，2015年8月由于进食后胸闷不缓解，就诊医院被诊断为急性非ST段抬高型心肌梗死，冠状动脉造影提示三支病变，前降支近段50%局限性狭窄，回旋支开口至近段70%～80%节段性狭窄，右冠状动脉中远段70%～95%弥漫性狭窄，后降支近段80%局限性狭窄，于右冠状动脉植入3枚支架，术后药物二级预防治疗，由于患者有生育意愿，但同时又顾虑药物影响以及性生活对心脏的负担，曾先后就诊多家医院，多方包括网络咨询，均未得到明确答复，要么是"夫妻生活对心脏影响较大，不建议"，要么是"药物不能停，对生育影响不确定"，更有甚者"先停药，生完再吃，但有心脏风险"。该患者事业比较成功，生育后代组成完整家庭是其最大心愿，但关于心肌梗死后的种种说法使其对今后的人生计划茫然，不知所措。

辅助检查：超声心动图：LVEF（左心室射血分数）60%，结构未见异常；血脂：总胆固醇5.39mmol/L（毫摩尔每升）低密度脂蛋白3.94mmol/L（毫摩尔每升）。

康复过程

该患者来到心脏康复中心后表达了其最大的顾虑，就是心脏功能受了多大的打击，对于正常生活有多大影响，迫切关心该如何实现其为人父的愿望。

患者：主任，我特别困惑，按说我的生活方式也挺健康，关键还这么年轻，怎么就得心肌梗死了呢？

胡教授：现在冠心病已经不是老年人的专利了，以前我年轻时心内科病房来个心肌梗死的患者都很稀罕，大家都争着看，而现在心内科病房有2/3的患者都是冠心病，支架搭桥数不胜数，还是和生活方式有关，尤其是年轻人，压力大、吸烟、运动少，都是冠心病的危险因素。

患者：主任，我现在基本上事业上算是比较成功了，现在就缺个孩子，你看？

胡教授：得心肌梗死不可怕，亡羊补牢，为时未晚，你今后的路还很长，应该做心脏康复，和我的团队保持长期联系。

患者：那我吃这些药对要小孩有影响吗？

胡教授：据我所知还没有见到过这些药物对于男性生育有什么影响，一般是对育龄女性有影响。药物治疗对于你是必需的，而且与优生优育不冲突，加强运动，纠正心态，对于生育会更有益。

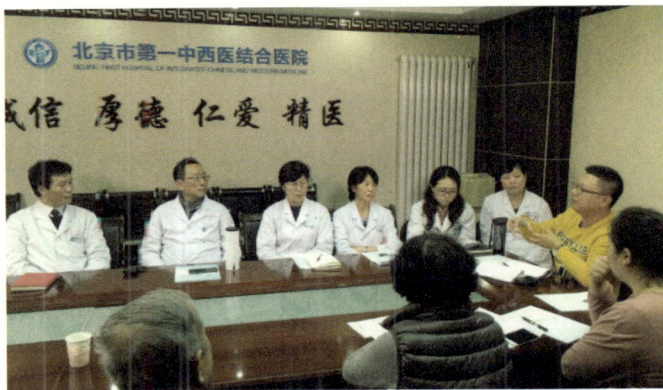

患者在心脏康复专家会诊中提问

心理支持：

我们首先结合超声心动图告知其心脏结果和射血功能影响不大，

非 ST 段抬高型心肌梗死坏死心肌范围和程度均不重，通过一段时间的运动康复后，可恢复正常性生活，其次从优生优育角度，运动也必不可少。关于药物对生育的影响，虽然胡教授并非生殖方面的专家，但通过一些基础的生育知识和药物代谢等相关情况的介绍，还是给患者提供了明确的指导和信息，打消了患者的顾虑，在接下来的心脏康复过程中能够积极、安心配合进行心脏康复。

药物处方：

心肌梗死 PCI 术后要实现心脏功能的最大限度的恢复，要积极预防血栓和支架内再狭窄，也就是阿司匹林联合氯吡格雷双联抗血小板以及强化他汀降脂治疗，这是预防再发心脏事件的基石。

在通过复查发现单用瑞舒伐他汀降脂不达标（LDL-C 未达到 1.8mmol/L（毫摩尔每升）以下）时，患者认真采取医生建议，瑞舒伐他汀＋依折麦布后血脂很快达到目标水平。

运动处方：

通过运动心肺评测，给患者制定院内，院外两套康复计划，循序渐进的评估，增加运动量。

4个月心脏康复后运动能力逐渐得到提高，身体素质甚至较生病前还要好，对于冠心病二级预防用药也能够正确对待，之后妻子顺利怀孕，孕检各项均无异常，对于今后生活可谓"信心满满"。

医生总结

此案例给医患双方都有提醒：

对于医生，心脏康复的精髓是个性化服务，在给予专业指导的同时一定要注意患者的内心诉求，找到障碍所在，切忌就病论病，这样才能保证医疗服务落到实处，明确疾病的主体一定是社会人。

对于患者来讲，要充分信任你的医生，避免目前医学信息雾霾的迷惑，如"蒲田系事件"，只有和医生进行深入的沟通，强化治疗主体依从性，才能实现最大获益。

心脏康复帮助急性心肌梗死患者支架后 3 月回归工作

大庆油田总医院　范志清

病情回放

这是一名32岁的年轻男患，因"突发持续性胸痛1小时"于2015年4月13日入院。既往无高血压、糖尿病病史。吸烟史10余年，每日约20支；饮酒史5年，每次约5-6瓶啤酒。患者于入院前1小时突然出现胸痛，疼痛位于胸骨后，呈压迫感，伴胸闷，伴左侧肩背酸胀感，无心悸、气短，有恶心，未呕吐。入院心电图：窦性心律，V1-V5导联ST段弓背向上抬高0.2-0.3mv，ST-T改变，不正常心电图。诊断"急性广泛前壁心肌梗死"，给予重组人组织型纤溶酶原激活剂（r-tPA）30mg静脉溶栓。1周后，给予冠脉造影显示：左主干（LM）内膜光滑无狭窄，前降支（LAD）近端狭窄95%，可见血栓影，第1对角支（D1）次全闭塞，血管细小。回旋支（LCX）光滑无狭窄，右冠状动脉（RCA）中段狭窄60～70%。于前降支（LAD）植入药物支架1枚。

康复过程

患者出院后2周来到2心脏康复门诊，和爱人一起带着期盼的眼神，希望能避免再次发生心肌梗死的噩梦，强烈期望能早日回归正常生活和工作。

心理处方:

针对这种情况,我们首先要做的就是消除和减轻患者对疾病的担忧和恐惧,帮助患者从这次疾病的打击中尽快重建希望和信心。通过康复团队对患者及家人进行耐心细致的疾病宣教、沟通和对病情的分析讲解,使患者大大提高了战胜疾病、恢复工作的信心。

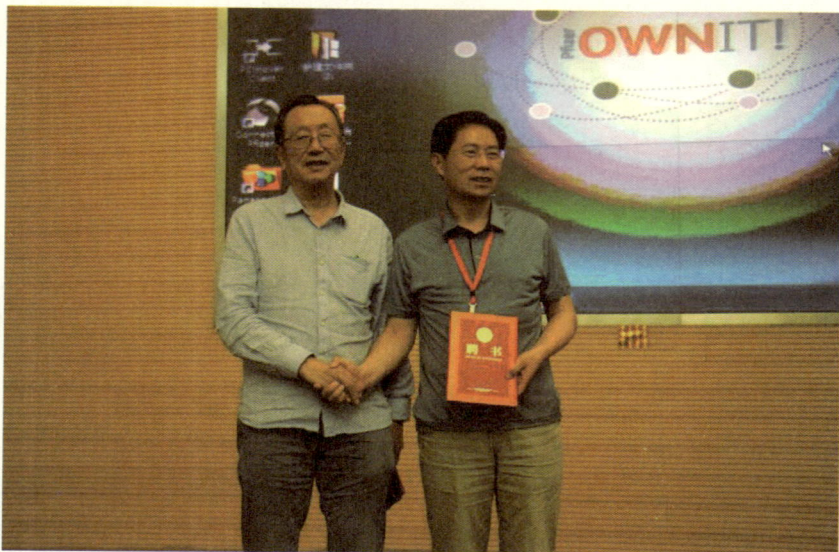

胡大一教授为范志清主任颁发中国心脏联盟聘书

营养处方:

其次,康复团队对患者的营养饮食情况进行了评估。评估结果是饮食结构不合理,肉食偏多,胆固醇摄入过多,给予调整饮食结构并推荐了营养饮食指导处方。

戒烟处方:

然后,针对患者的危险因素进行戒烟宣教,帮助患者了解吸烟危害,建立戒烟信心,制定戒烟处方。

运动处方：

患者首次日常生活质量评分107.4分。之后给予患者行6分钟步行试验，步行距离364米，心肺运动试验结果：无氧阈时的摄氧量（VO2AT）7.4ml/min/kg，峰值摄氧量（VO2peak）12.5ml/min/kg。为患者开出运动处方，建议患者从低强度逐渐向中强度训练过渡。目的是改善心肺功能，提高运动耐力。此次给予持续低强度有氧训练。并告知患者可进行的运动项目和暂时不能进行的运动项目，给予规范的二级预防药物处方，患者及家人非常开心，保证回去后一定认真执行。

3个月后患者再次来复诊，日常生活质量评分提高到129.75分。6分钟步行距离大幅增加达到580米。心肺运动试验结果：无氧阈时的摄氧量（VO2AT）13.5ml/min/kg，峰值摄氧量（VO2peak）18.9ml/min/kg均大幅提高。重新调整运动处方：将运动强度提高至中等强度步行有氧训练，时间50分钟，并做好运动前后的预备和整理运动。通过上述心脏康复综合措施，患者已经知道如何管理自己的生活方式，如何规范用药和如何运动，生活质量得到明显提高，顺利回归原工作岗位。

3个月后再次行心肺运动测试：无氧阈时的摄氧量（VO2AT）13.6ml/min/kg，峰值摄氧量（VO2peak）18.6ml/min/kg。6分钟步行距离进一步增加至623米。调整运动处方，持续中等强度步行有氧运动，时间60分钟。

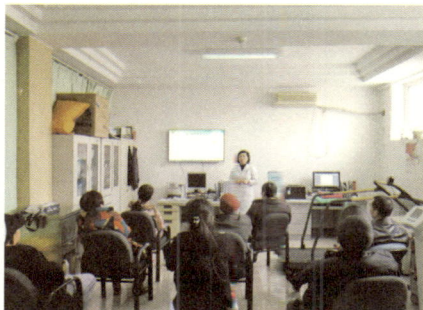

过好支架人生俱乐部的健康宣教　　　范志清主任帮助患者做运动心肺评估

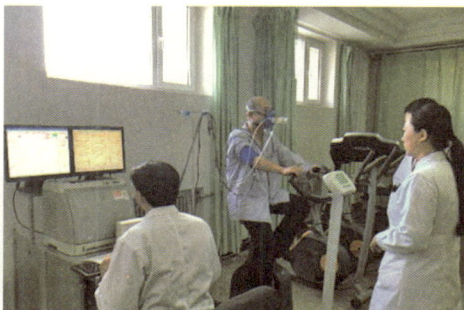

患者心脏超声提示心功能指标得到了明显提高、心室重构得到改善。从发病时的左心室射血分数（LVEF）55%，左室前间壁中间段、心尖段运动幅度减低。到康复治疗1个月后复查：左心室射血分数（LVEF）59%，左室前间壁心尖段运动幅度减低。

又经过3个月的心脏康复治疗，左心室射血分数（LVEF）65%，未见明显节段性运动异常。

医生总结

本例患者为32岁年轻男性，由于工作要求及对生活质量的期待，对运动耐量要求较高。经过9个月的连续心脏康复综合治疗及二级预防，患者生活质量逐步提高，运动耐量逐步提升，心功能逐步改善，能正确对待疾病，心理状态好，积极乐观。一对年轻夫妻从来就诊时的对人生前途的担忧和迷茫以及寡言少语，又重新回到了对生活充满向往、快乐无忧的幸福状态。但更重要的是，心脏康复不仅需要包括运动治疗、药物治疗等诸多综合措施，更需要一个持续的管理过程。患者维持好III期康复才能巩固和保持II期康复的效果。这需要我们和患者共同努力。

科学运动助康复　盲目加量增风险

中南大学湘雅医院　刘遂心

病情回放

患者在 2016 年 3 月"过好支架人生"大型公益活动中分享经验：

我叫戴××，45岁，是一名司机。我是两年前突发心肌梗死，在湘雅医院做了支架植入术。支架植入术后按医生的要求卧床休息两个月，感觉自己各方面能力极度下降，连上隔壁超市买菜这些简单的日常事务都不能完成。感觉自己人生遭受了重大打击，自己内心压力非常大。在术后2月常规复诊时，阴差阳错地挂到了心血管康复门诊，让我有幸接受了心脏康复，重拾了生活的信心。感谢刘遂心教授和心血管康复中心的医生们，让我重新回到了我的工作和家庭当中，是他们给了我第二次生命。因此，很高兴能在这里把我心脏康复的经验分享给大家。

1. 药物治疗是基础：冠心病目前是无法根治的，所以一定要坚持服药，这也是我们进行康复治疗的基础。在心脏康复的过程中，医生纠正了我的不健康生活方式，同时进行了运动治疗。此外，康复过程中病情会有变化，药物也需不断调整，因此，我在心脏康复中心治疗的过程中，刘遂心教授和医生们根据我的病情适时调整了我的药物处方，达到了最佳的药物治疗效果。

2. 保持良好的心态，避免负性情绪，积极乐观面对自己疾病：冠心病患者心态是非常重要的，尤其是心肌梗死支架植入术后，要保持

127

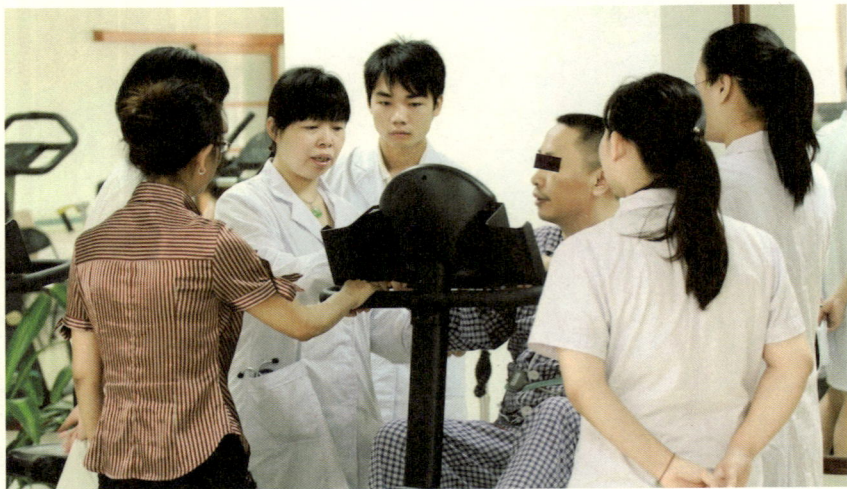

刘遂心教授指导患者进行有氧训练

良好地心态积极的面对自己疾病，这样治疗才能有良好的效果。大家要做到心态平和，戒急戒躁，淡泊名利。从前不健康的生活方式导致了我患冠心病、心肌梗死，并植入支架，幸运的是我被抢救了过来，把现在的每天当成是赚来的，这样你的生活可能会更加充满活力，自己可能会觉得更加有意义。

3. 改变不良的生活方式：管住嘴，迈开腿，坚持运动治疗。心肌梗死前自己饮食方面比较油腻，口味比较重，血脂、血压都偏高。在心血管康复中心治疗过程中，刘教授和康复中心医生指导我逐渐改变自己饮食结构和方式。以较为清淡的饮食为主，同时注重营养均衡，我的血脂也逐渐正常了。改变了我以前不运动的坏习惯，开始养成运动的习惯。康复中心老师根据我的病情，为我制定了有针对性的运动处方，我的体能也逐步提高。经过近1年的心脏康复，其中3个月的康复中心治疗和1年多家庭康复，我的体能比心肌梗死前更好，比同龄人体能还好。目前不仅能胜任各种家务，同时精力充沛地完成好自己的工作。

4. 长期坚持，不断学习：在疾病的康复和治疗过程中，需要长期坚持，同时还要不断学习。我们自身也要不断学习和掌握疾病的知识，比如一些药物的常识，运动量如何把握，坚持在家进行心脏康复是非常关键的。

然而非常遗憾的是：为什么我出院时没有人告诉我心脏康复，如果我能更早接受心脏康复，我应该会好得更快，更早地恢复工作。希望像我一样的患者都能及时得到心脏康复的指导。

再次感谢心血管康复中心各位老师，让我从心肌梗死后人生的低谷，重拾生活的信心，让我能精力充沛地回到我的工作和家庭生活当中。希望我的经验能给其他患者提供一些帮助。谢谢大家。

病例回放

戴××，男性，44岁，司机。突发剧烈胸痛16小时于2014年7月1日入院。住院检查冠状动脉造影提示：左前降支近段以远段完全闭塞，于左前降支近段及中段植入2枚药物支架，术后胸痛明显缓解出院。术后一直坚持服用常规冠心病药物治疗，但术后2月仍感胸闷、乏力，体能下降，日常生活受限，睡眠差、情绪不佳。既往高血压病史半年，发病前未服药及监测血压；有高脂血症及痛风史；无糖尿病史；否认高血压及冠心病家族史。吸烟25年，1包／日，少量饮酒史；饮食油腻，经常熬夜；无运动习惯。术后复查血脂仍然偏高，超声心动图提示：左房偏大。在心脏康复门诊进行心肺功能检查提示：患者心肺功能严重减退。同时伴有明显的负性情绪，即焦虑和抑郁状态。

康复过程

1. 康复中心的强化干预

根据患者目前病情和评估结果制定康复目标：缓解患者胸闷、乏力症状；提高心肺功能；控制危险因素，防止再发心肌梗死，预防血管再狭窄；最终使患者回归家庭、重新工作。

康复计划：

①完善药物处方：首先根据患者目前服用药物进行完善，增加了一种预防心脏扩大的药物。 ②健康教育，改变生活方式，控制危险因素：针对目前患者的生活方式进行自身疾病知识健康教育和饮食指导，

并进行生活方式指导，劝导戒烟。 ③心理咨询和疏导：患者负性情绪筛查中发现存在抑郁和焦虑负面情绪，给予心理疏导和咨询，缓解压力，鼓励患者重返精彩人生。 ④运动处方：根据患者心肺运动试验结果，制定个体化的运动康复计划。患者10次运动治疗后感觉胸闷明显缓解，体能较前明显好转，日常生活不受限，重拾了生活信心。

2014年11月顺利完成运动治疗标准疗程36次，在康复中心医生和治疗师帮助下戒掉了烟和酒，饮食和生活习惯得到了很好的改善。复查心肺运动试验较心脏康复前心肺功能及运动能力提升近1倍，顺利回

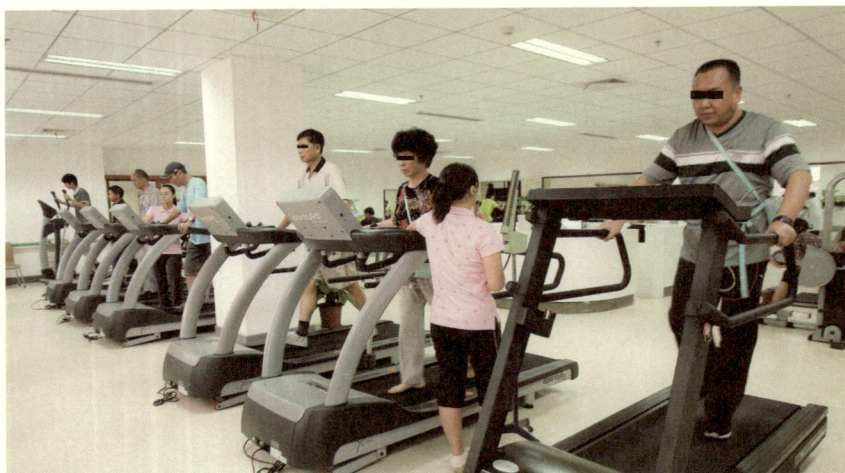

湘雅心血管康复中心患者进行有氧训练

归到家庭，回到自己的工作岗位中，开启了新的精彩生活。

2. 家庭康复初期

为了让患者巩固治疗效果长期获益，同时根据患者病情和门诊康复后效果制订了长期家庭康复计划。患者回归家庭和恢复工作后，起初几个月一直遵循制订的家庭康复方案进行训练，并且门诊复诊很规律和及时，能胜任自己工作且精力充沛，自觉体能明显优于同龄人。

3. 家庭康复后期

患者自我感觉比生病前更好，也许忘记了自己是一名心脏病患者。

坚持数月家庭康复计划后，擅自增大踏车训练的阻力，阻抗训练改为俯卧撑100个、仰卧起坐100个，频率由隔天1次更改为每天1次，这个运动量对于一般人群来讲也是偏大的，而且未能按要求到门诊及时复诊。一年后患

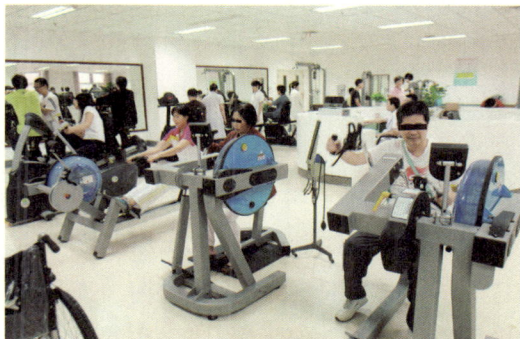

湘雅心血管康复中心运动治疗室

者再次门诊复诊，复查心肺运动负荷试验发现运动能力又有显著提高，然而超声心动图发现左房左室开始增大，并出现室壁瘤，范围为27×21毫米。

4. 家庭康复的再指导

根据患者复查的情况，一方面，我们及时调整运动量，恢复原有的有氧运动，阻抗运动量减半，并且隔天一次。另一方面，加大缩小心脏的药物用量。4个月后再次随访，复查超声心动图发现左室大小恢复正常，室壁瘤也明显缩小，范围为23×21毫米。

医生总结

1. 康复中心的强化干预阶段：

该患者术后2个月卧床，自我感觉体能差，主要原因是由于长时间的不活动，导致机体功能的退化即废用性减退，而不完全是心脏功能的减退。有研究显示：卧床休息3周体能下降25%，卧床一天相当于年龄增加2岁，还可以加重负性情绪，引起焦虑和抑郁。当然，心肌梗死后的患者进行运动训练有一定风险，应在医生指导下进行循序渐进的练习。该患者的康复实践证明：PCI术后在专业的康复中心进行训练10次后便顺利地回归了正常人的家庭生活，36次后恢复了正常工作。如果患者术后能更早地接受心脏康复治疗，无疑疾病的恢复将更快。

2. 家庭康复初期：

门诊心脏康复中心治疗过程也是患者的学习过程，在康复中心的强化训练阶段，我们会教患者如何自我管理，帮助患者改变不健康的生活方式，掌握运动量和运动方法，学习疾病发作后的自我急救等知识。此外，经过强化训练后取得了良好效果，良好效果得以延续需要长期坚持家庭康复计划。该患者在康复中心学习后改变了生活方式，饮食较之前清淡，同时注重营养均衡，血脂也恢复正常。回归家庭后前几个月，很好地坚持并按计划完成康复计划，体能进一步增加，不仅能胜任各种家务活动，且能精力充沛地完成自身工作，比同龄人体能还好。从该患者整个心脏康复过程中不能看出，注重门诊心脏康复的同时，家庭康复计划也是重要组成部分，是心脏康复的最终目的。

3. 家庭康复后期

运动增加心脏的负荷，适量的运动可以增加心功能和心脏的应激能力，即心脏应付突发事件的能力，如情绪应激，过度劳累。但过量的运动对心脏有害，尤其是心肌梗死后的患者，可增加室壁瘤的风险及诱发心力衰竭。该患者坚持了几个月的家庭康复计划，自我感觉很好，思想上开始松懈，擅自增大了运动量，结果导致心脏扩大，室壁瘤形成。该患者的康复经历给了我们警示：运动量对于这类患者很关键，一定要遵循心脏康复医师制定的运动处方严格执行，科学合理地运动。同时，我们也发现这期患者的依从性容易出现问题，因此应加强随访。

4. 家庭康复再指导

PCI术后患者定期复诊和长期随访非常重要，需要定期修正心脏康复处方，尤其是药物处方和运动处方。幸好及时发现该患者运动量过大导致心脏的损害，并及时给予纠正，否则后果不堪设想。

PCI术后门诊的康复是基础，是连接家庭康复的桥梁，家庭康复需终身管理。

我得病，福兮？祸兮？患者康复后快乐自问

山西省汾阳医院　任艳琴
山西省心血管病医院　孔永梅

病例回放

刘先生，46岁，医生。因"发作性胸痛2天"于2015年2月25日入院。患者在发病前2天开车行驶约100公里，返回途中突发胸骨下段及剑突下剧烈烧灼样疼痛，持续约1小时余，仍坚持开车回家。口服一些胃药后缓解。次日工作中再次出现上述症状，做心电图提示V1-V4呈QS型，V1-V6ST段弓背向上抬高0.1～0.3mv，T波正负双向，以正向波为主。化验心肌标志物三项明显升高。入院后查体：体型肥胖，血压90/60mmHgmmHg（毫米汞柱），心率105次／分，双肺呼吸音清，心音低钝，无杂音。腹无异征。双下肢无水肿。

既往有睡眠呼吸暂停综合征数年，夜间应用无创呼吸机辅助通气治疗。糖耐量异常3～4年，控制饮食。平素血压140/90mmHg（毫米汞柱）左右。家族中其母亲患有糖尿病及冠心病。

平素情况：患者体重指数超重10余年。嗜烟20余年，15～20支／日。间断朋友间聚会时大量饮酒。体力运动为日常轻中度活动量，常打太极拳。

入院后化验血脂：胆固醇、低密度脂蛋白均明显升高，空腹及餐后2小时血糖、糖化血红蛋白升高，Nt-proBNP2340pg/ml（皮克每毫升），

甲状腺功能六项提示甲状腺机能减退症。超声心动图提示左室轻度扩大，LVEF（左心室射血功能）值39%。

诊断：

1. 冠心病：急性广泛前壁心肌梗死；

2. 2型糖尿病；

3. 血脂异常；

4. 睡眠—呼吸暂停综合征；

5. 甲状腺机能减退症。

因患者入院时发生心肌梗死已48小时，错过急诊PCI及溶栓时机。给予双联抗血小板聚集、抗凝、调脂、扩冠、抑制心脏重构、降糖、甲状腺替代治疗。病情平稳。患者因职业原因对自己所患疾病的风险有一定了解，出现过分焦虑及担心，不敢早期运动，怕发生心脏意外事件，住院过程中活动量明显不足。

计划于心肌梗死10～14天行冠状动脉造影，必要时行支架植入。但患者思想顾虑过多，为确保万一，要求前往北京进行介入治疗。于心肌梗死1月后在北京阜外心血管病医院进行冠状动脉造影及PCI术。

康复过程

术后4天患者出院，未再发作胸痛症状。严格遵从医生嘱咐规律服用药物。对于血脂异常及糖尿病能严格按要求进行低糖、低脂、低盐饮食控制。戒烟。但对所患疾病顾虑过大，不敢做任何体力活动，上下3层家属楼需半小时左右。不能正常工作。心率较快，波动在90～100次/分，血压90～100/60～65mmHg（毫米汞柱）之间。较发病前明显减低。ACEI及β受体阻滞剂剂量不能加到有效目标量。

加入"过好支架人生俱乐部"：

"过好支架人生俱乐部"在我院已开展1年余，目标是为了解决"支架"后患者的后顾之忧。通过医患之间零距离接触，从心理、运动、营养、药物、戒烟、急救等方面进行指导，提高患者生活质量。

本例患者特点：心肌梗死1月PCI术后，心率偏快，血压偏低，心

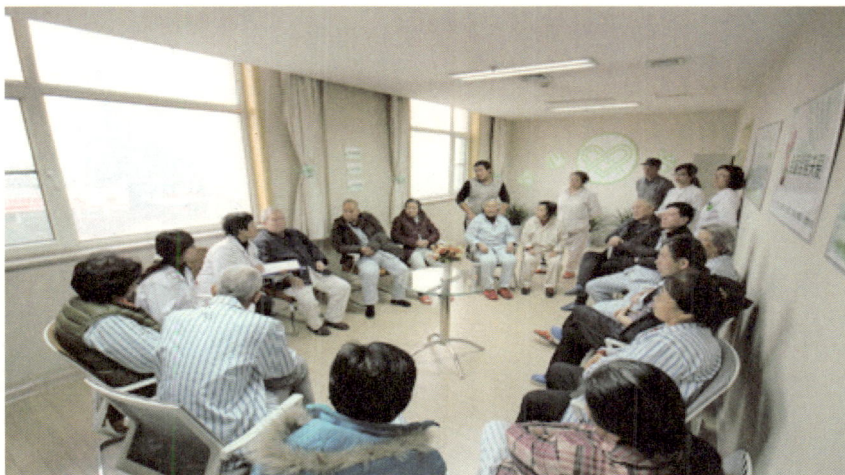
支架人生俱乐部团体座谈会

脏轻度扩大，心功能减低。合并糖尿病、血脂异常、甲状腺功能减退症及睡眠呼吸暂停综合征。

五大处方达标情况：

营养处方及戒烟处方均能很好完成。

药物处方：基本药物都用到位，依从性好，但因血压一直偏低，β受体阻滞剂剂量不能达标。

心理处方：未能有效到位。

运动处方：不能很好完成。

"支架人生俱乐部"的心理调查：

针对以上情况，我们首先建议患者参加医患之间零距离团体座谈会，医生与患者、患者与患者之间进行心无芥蒂的谈话，通过这种活动了解到该患者存在心理问题包括：

1. 对所患的大面积心肌梗死并出现心功能减低情况情绪低落，认为正值壮年即患此重病，已不是正常的心脏，以后只能静养，不能剧烈运动，并随时有发生猝死风险，日常生活一定受到很大限制，不能重返工作岗位及再次回归社会。

2. 若稍大强度运动，植入的支架能否扎破血管或脱落？

3. 工作所在科室的同事会怎么看待自己，同情？鄙视？领导可能不愿再委以重任，仕途就此结束。

4. 需终身用药，能否减量或停用？

5. 我可做什么样的运动？运动中能否诱发心脏意外事件？心率能否减低，血压能否回升，心功能能否改善？疑虑很多。

医患、患患心理支持

了解到患者情况，即刻开始并反复给予心理支持治疗。

通过患友之间的闲聊，可了解对同样的心理问题及躯体症状。他们不同的处理对待方式和态度，通过医生对他每种疑虑的剖析、解释，帮助坚定信念，告知通过合理运动，消除不必要顾虑，肯定能回归社会，心功能会改善，心率会下降，血压会回升，运动能力会逐渐增加。

而具体的运动处方应在心肺运动评估后给出。因我院暂时无心肺运动评估仪，患者也不愿前往外院进行心肺运动评估，要求在无心肺运动评估情况下给出简单运动方案。为了让患者尽快恢复运动，给患者提供简单的方案就是做有氧运动时，只要心率不超过基础心率的30次，运动强度可逐渐加强。经过1个月的反复心理疏导支持治疗和适当运动，患者已重新回到原工作岗位，生活信心有了很大提高，愁眉不展的面容及烦躁郁闷的心情有所改善，比以前更开朗了。

按照他自己原话是："通过这次得病和心理反思，自己对人生的态度有了很大转变，身体健康是第一位。和同事之间不再斤斤计较了，反而让自己工作得更开心，更有活力。"但运动强度不能增加，患者对于运动后心率不能超过基础心率的30次很是在意，所以每次运动不长时间，即要摸摸自己脉搏是否超过30次，而往往是不管做多大强度的运动，只要数心率就一定会超过锁定目标，从而不敢继续运动。这一反馈让我们大吃一惊。患者原有的心理问题在未应用抗焦虑药物的情况下得到有效的治疗，让人很是欣慰。但因草率的运动指导导致又一次出现医源性的心理障碍。

一个月后评估：

于是我们极力建议患者在心肺运动评估基础上进行运动康复治疗。于是患者在所在省心血管病医院进行首次心肺运动评估。评估过程中患者达到极量运动心率154次/分，过程中无胸痛等不适发生，无氧阈值时代谢当量为4.8METs（代谢当量 Metabolic Equivalent of Energy）。根据评估结果，给出合理的运动方案：可以洗澡、性生活、乒乓球、棒球、网球、快步跑定5.6千米/小时、骑自行车13千米/小时等运动。这让患者非常高兴，信心倍增，这些运动是之前他想都不敢想的。之后每3月进行一次心脏运动评估，每次运动能力都有很大提高，β受体阻滞剂剂量未增加情况下基础心率在逐渐减慢。

一年后评估：

目前心肌梗死后二年余，心脏康复仍在持续进行，患者的运动能力及强度已大大超出其发病之前的水平，每日骑自行车2次，每次20千米/小时。日常生活及工作得心应手。性格比以前更加开朗、豪爽。基础心率恢复至60次/分左右，血压回升至120/80mmHg（毫米汞柱），复查超声心动图，左室较前明显缩小，基本达正常范围，LVEF（左心室射血功能）值55%，处于正常范围。经过心脏康复五大处方的正确指导，生活质量大大提高，甚至高于发病前，超出患者的期望值。这是患者没有想到的。因此心情更加愉悦，比以前生活得更丰富多彩。心脏康复让他看到了未来、希望。他常挂在嘴边的一句话："我得病，福兮？祸兮？"

医生总结

该患者是进行心脏康复非常成功的一个病例，使患者身心康复。让患者有效回归社会，回归人本位。生活质量大大提高。治疗该例患者的成功经验是：心脏康复完全可使冠心病患者心脏功能得到有效恢复，使患者心理、心脏双赢。人体是一有机的整体，包括器官功能及思想精神功能，对其中每一个功能分割开来的治疗均为不恰当的治疗方式。心脏康复即是对人体整体的调理，而不是仅对心脏这一器官功能恢复的孤立治疗。是本着人本位的原则。但治疗该患者的教训是进行心脏康复的时间较迟，若在患者得病之时即开始心脏康复治疗，可能给患者的收益会更大。

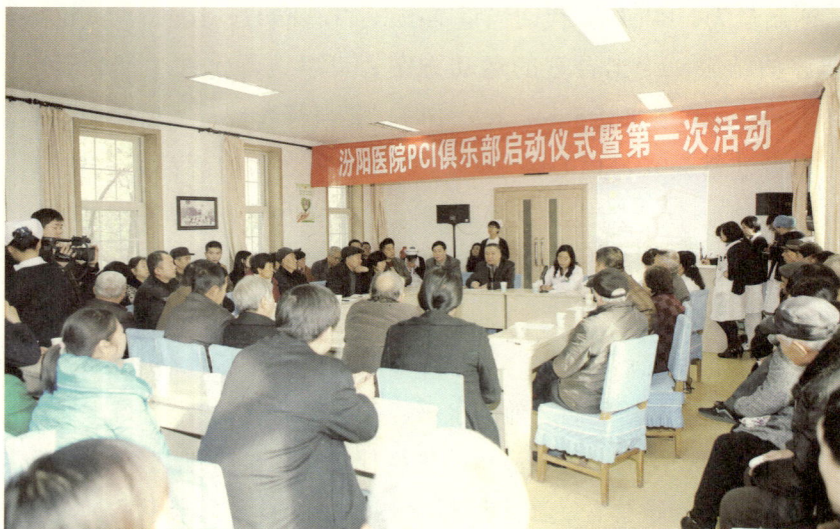

山西省汾阳医院"支架人生俱乐部"药物管理讲座活动

心肌梗死三支血管闭塞病变患者的五大处方获益

锦州医科大学附属第一医院　陶贵周　郭长艳

病例回放

患者：女，64岁

主诉：反复胸闷气短13年，胸痛10年，加重3天。

现病史：患者于13年前出现体力活动时胸闷、气短，日常活动受限，于当地医院行超声心动图检查提示中等量心包积液，药物治疗后出院，2003年再次以上述症状主院，住院过程中曾回家洗头，突发胸痛，大汗，向后背部放射，持续不缓解，晕厥，经120返回医院，抗栓药物治疗后好转，出院后患者仍有活动后胸闷、气短，但患者坚持每天晚饭后散步，仍坚持正常的教师工作，心情开朗，2008年开始坚持每天10点～12点散步2小时，晚饭后散步1小时，在可耐受范围内逐渐加快行走速度，胸闷、胸痛发作次数逐渐减少，3天前做饭过程中出现胸闷、胸痛，性质同前，向肩背部放射，急来我院。

既往史：无高血压、糖尿病病史，无吸烟饮酒史。

急诊查体未见明显异常，心肌酶学和损伤标记物示cTni正常，BNP：130.8微微克／毫升，K:3.1mmol/L（毫摩尔每升）。

心电图：下侧壁、广泛前壁心肌缺血。

超声心动图：

1. 左室心肌节段性运动异常。左房、左室增大。左室整体收缩及舒张功能减低。

2. 主动脉瓣退行性病变并微量反流。主动脉弹性减低。

诊断：

冠心病、不稳定性心绞痛、陈旧性心肌梗死。

CAG（冠状动脉造影）前准备：

术前，医生给患者进行充分、详细的病情交代和可能的介入手术和外科搭桥手术治疗的主要程序、获益和风险，让患者参与临床决策。

CAG（冠状动脉造影）见：LAD（左前降支）近段100%闭塞，LCX（左回旋支）近段100%闭塞，RCA（右冠状动脉）近段100%闭塞，可见右向左的3级侧支循环。

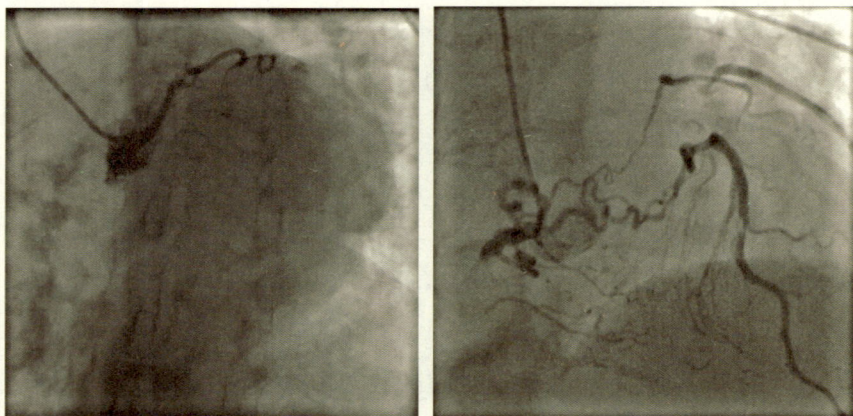

结合造影结果进行 SYNTAX 评分：40 分

请心外科王医生会诊

与患者共同讨论的治疗方案

王医生：此患者三支血管病变，多次梗死，堵塞的远端血管光滑适合 CABG（冠状动脉旁路移植术，也称冠状动脉搭桥术）。

陶教授：该患者可能有3次梗死病史，但第一次发病后坚持了胡大一教授的五大处方（见下述），虽然没有溶栓也没做介入，但侧支循环建立比较完整丰富，因此持续到今天才感到劳力时胸痛、胸闷来就诊。现在的血管造影情况 SYNTAX 评分：40分，根据 SYNTAX 评分 <23倾向于介入治疗，23～33之间结合临床 PCI 和 CABG 均可以考虑，≥33分优先考虑 CABG，另外该患的堵塞部位较多，时间较长，堵塞的远端血管光滑畅通，应该首选 CABG，可以把此意见告诉患者及家属。

患者：既然心内、心外医生都认为首选 CABG，我同意 CABG。

第三天，转入心外科，顺利进行了搭桥手术，至今已3个月，仍按照心脏康复五大处方要求自己，一切正常。

请心外科王医生会诊

康复过程：

患者2001年胸闷、气短、心包积液很可能为急性心肌梗死、LAD（左前降支）闭塞后未及时开通血管导致的心力衰竭所致的临床表现，但患者心情开朗，药物保守治疗后逐渐增加每天的运动量，监测晚间散步，1个月后患者照常上班。

患者2003年突发胸痛、晕厥，很可能为 RCA（右冠状动脉）闭塞导致急性心肌梗死，患者当时虽急性 RCA（右冠状动脉）闭塞导致一过性晕厥，但有侧支循环逐渐建立，患者坚持药物保守治疗和运动锻炼，仍可胜任教师工作。

如今患者在 LAD（左前降支）、RCA（右冠状动脉）、LCX（左回旋支）

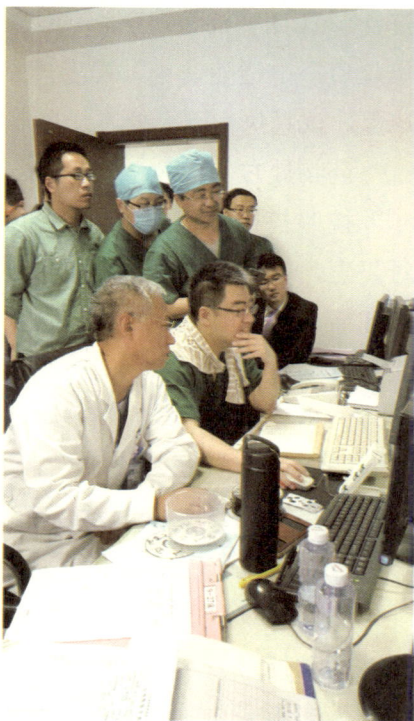

三支100%闭塞的情况下，仍能够坚持日常的体力劳动，行心脏搭桥术。出院后，电话随访中，患者严格按照CABG（搭桥）术后康复和心内科康复，认真执行五大处方，目前恢复良好，已回归正常生活。

药物处方：

按照搭桥术后的常规用药，抗栓、调脂、扩冠治疗，3个月，6个月复查，以后定期每6个月复查，主要是观察药物的不良反应，比如肌肉酸痛、身体出现出血点、皮疹等。并遵循个体化原则。

戒烟处方：

该患者不吸烟，有利于康复。

心理处方：

该患者是一个从事教育事业的老师，知识面广，心情愉悦，经常参加社会活动，有利于她本人的康复，不需要医生的过多指导。每天能保持7个小时的睡眠。中午有20～30分钟的午睡。

运动处方：

该患者搭桥手术后，仍坚持以前的运动方式，上午1个小时快走，下午1个小时快走，每次运动心率达到110次／分左右，运动前和运动后都有适当的舒缓运动。

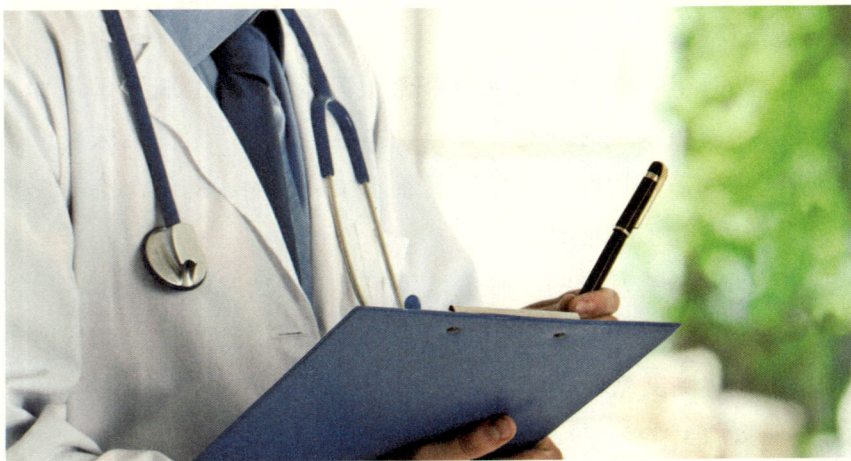

营养处方：

该患者自己经常看有关营养的参考书，坚持每天主食不超过500克，以玉米、燕麦、小米为主，每天500克蔬菜，每周都有各式各样的蔬菜变换，每天吃500克左右的新鲜水果，以桃类、橙子等低糖类水果为主，每天饮2000毫升白开水，体重控制在50～55千克左右。

医生总结

本例患者，64岁女性，既往体健。因反复胸闷胸痛10余年，这期间发现两支血管闭塞，但患者仍坚持保守治疗和运动治疗，近3天症状加重，急诊以"不稳定型心绞痛、陈旧性心肌梗死"入院。在病情稳定后，行CAG（冠状动脉造影）后，发现三支血管100%闭塞，仍能存活，这得益于她自己长期有规律的运动，科学饮食，良好睡眠，心情愉悦向上的生活态度。造影后，根据血管造影结果，由于SYNTAX评分：40分，与心外科及患者本人共同商议决定行外科搭桥术。术后患者仍坚持落实五大处方，现已恢复良好，各项指标正常，与正常人一样生活。

三次手术患者康复后重拾乒乓球运动

长春中医药大学附属医院　孟晓萍　张斯斯　杨　雪

病例回放

男性，48岁，6年前因突发心前区疼痛就诊于吉林大学某医院，行冠状动脉造影检查后提示多支血管病变，于外科行冠状动脉旁路移植术，术后2年再次出现上述症状，造影检查后，发现桥血管没有狭窄，右冠状动脉出现严重狭窄，行支架植入术治疗，术中植入支架4枚，术后仍反复出现心前区不适，半年前再次因上述症状就诊，复查冠状动脉造影示：左主干开口至前降支近段均可见严重狭窄病变，最狭窄处约90%，前降支近中段闭塞，右冠状动脉近段支架内再狭窄约50%，给予药物球囊扩张治疗，但症状仍未见明显减轻，为求进一步诊治就诊于我院。既往高血压病史多年，血压最高达180/110mmHg（毫米汞柱），规律口服贝那普利5毫克／天降压治疗。否认糖尿病病史。

入院后用药：阿司匹林 0.1克/qd，阿托伐他汀钙片 20mg/qn，美托洛尔（倍他乐克）47.5毫克/qd，曲美他嗪（万爽力）1片/1天3次。贝那普利5毫克／天，地尔硫䓬缓释胶囊（合贝爽）90毫克／天。

心电图示：窦性心律，心率65次／分，大致正常心电图。

超声心动图：未见明显异常。

运动心肺评估结果：采用踏车负荷试验，METs（代谢当量 Metabolic Equivalent of Energy）：3.2。动脉粥样硬化检测；

FMD（血管内皮功能）：4.8%。

冠状动脉造影示：左主干开口至前降支近段均可见严重狭窄病变，最狭窄处约90%，前降支近中段闭塞，右冠状动脉近段支架内在狭窄约50%。血常规、肾功、电解质、超声心动图未见明显异常。

6分钟步行试验示：三级，总步数644步，行走距离434米。

康复过程

与患者交谈中，患者情绪极为激动，反复诉说其心前区疼痛症状明显，持续不缓解，严重影响生活及睡眠，自行口服单硝酸异山梨酯及地尔硫䓬缓释胶囊后仍未见减轻，每日查房患者均拒绝相关治疗，强烈要求行冠状动脉造影术检查及支架、球囊植入治疗，印象中，患者说得最多的就是"别给我整那些没用的，快点给我支架，我疼得都受不了啦"，患者睡眠质量严重下降，每日口服艾司唑仑、地西泮等药物效果一般，其妻子曾多次声泪俱下地对我们说"大夫，自从他做完支架，我们家没过过一天好日子"。

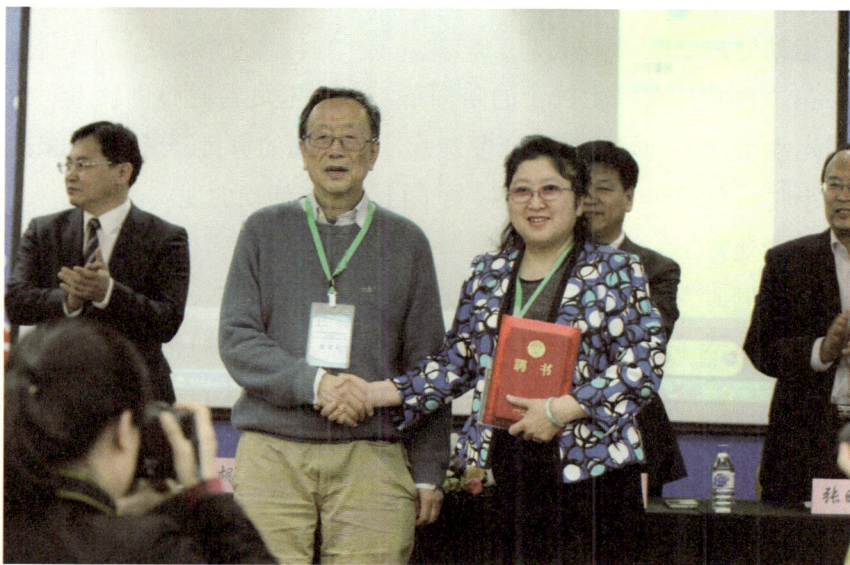

胡大一教授对长春中医药大学附属医院心脏康复中心工作高度肯定

心理支持

针对这一患者目前情况，我们反复评估其客观资料后考虑其为心理因素导致其主观症状明显，我们先从患者根源寻找原因，反复多次与他耐心交流后发现，原来患者在行搭桥术前并未有如此明显症状，只是在活动后有胸闷不适，但搭桥术后患者处于严重担心状态下，尤其是术后2年行造影检查后植入4枚支架，支架术后患者自觉出现严重心前区疼痛症状，经给予积极扩冠等各种治疗后仍未见缓解，再次入院后医生考虑其症状与心肌缺血相关，再次就病变血管给予其球囊扩张治疗，但并未起效，反而进一步加重。

与患者交谈中我们发现，他年轻时是一位乒乓球爱好者，6年来他甚至连楼梯都不敢爬，最多的动作就是双手捂在胸腔，并且办了病退，听他描述，这种疼痛的症状是从早上到晚上一直持续不缓解，生活极度痛苦，据他妻子描述，几次他甚至有过轻生的念头，在我们的陪伴下，他接受了6分钟步行试验检查及心肺运动评估，并且告诉他评估的结果并没有那么悲观。

运动处方：

第二日起，在医生护士的陪同下，在技术员的耐心讲解下，他进入了运动治疗室开始了运动康复治疗，从起初的每日5分钟到后来的每日半小时，在运动中他越来越接受了自己还能活动的现实。

药物处方：

与此同时，我们重新调整治疗方案，停用原有长期服用的单硝酸异山梨酯，给予抗血小板、抗氧化、降脂、营养心肌治疗的同时，加用抗抑郁药氟哌噻顿美力曲辛片治疗，一周后患者自述睡眠明显改善且心前区疼痛症状明显减轻，10天后患者出院，出院时对我们说了一句"这是我有史以来最有意义的一次住院，也是唯一真正治病的一次住院"。

运动处方：

出院后我们仍然让其每周3次来院康复治疗，他都雷打不动地坚持，最令我们感动的是：有一天下着暴风雨，来的人淅淅沥沥，查房时不经意望了一眼运动治疗室，他早已做完柔韧运动治疗，我们走上去问他，今天下这么大的雨怎么还来，他只说了一句"我现在只要一天不做康复就觉得难受"。后来我们又给他打过几次电话，如今他已经开始了酷爱的乒乓球运动，但我们仍然嘱咐其要适量，目前，他已经进行了为期一个半月的康复治疗，3个月后我们打算再次对其进行6分钟步行检测及心肺运动功能评估，进一步为其调整运动方案。如今，他整个生活面貌得到了彻底的改变，他妻子见到我说："对你们有说不出来的感激。"

医生总结

这是一个存在严重心血管疾病的患者，他确实存在血管病变，六年来他经历了冠状动脉搭桥术、桥内支架术、支架内再狭窄后又进行球囊扩张术治疗。而这3次大的治疗，他都抱有极大的希望，但并没有明显地改善他的症状，患者精神负担较重，主观意识强烈，不敢运动，在此期间曾经到多家医院就诊，每次医生都劝说应该冠状动脉造影检查进行介入治疗，多次造影复查，形成恶性循环，他这次住院强烈要求冠状动脉造影用介入的方式解决他的痛苦，我们分析他的病情并非真正的冠状动脉狭窄所致，而是由于心理精神因素所致，所以我们没有对其进行冠状动脉造影检查。患者从没有经过心脏康复的治疗，也没有过"双心"治疗。当我们给患者蹬车做完心肺评估时，他极为紧张，当我们给他做思想工作后，他完成了心肺评估，很快便像以前一样生活。而且并没有加重它的心前区疼痛，这时患者放下心理负担，接受了运动治疗同时也接受了心理治疗。患者坚持运动，恢复得很快，很快便像以前一样生活了。

支架和搭桥后仍出现心力衰竭患者的康复获益

哈尔滨医科大学附属第一医院　陈桂英

病例回放

患者，男，54岁，农民，因"阵发性胸闷、胸痛"3年，加重一个月于2011年1月12日来我院就诊。既往高血压病史10年，血压最高达160/120mmHg（毫米汞柱），否认糖尿病史，否认心血管病家族史。不吸烟。

该患入院后，经全面检查诊断为：冠心病，急性心肌梗死，高血压病。经过病例讨论，并与患者家属沟通，给予患者行冠状动脉造影，并植入支架一枚。术后嘱咐患者坚持按医嘱系统服药，并定期来医院复查，医生依据病情及时给予调整口服用药。但患者出院回家后，自我感觉良好，逐渐停服药物，回归原来生活方式，没有关注血压、血脂情况。两年后，再次因胸痛、胸闷急来我院就诊，经冠状动脉造影检查，建议行冠状动脉搭桥手术，患者到心外科行冠状动脉搭桥术后，恢复良好出院。出院后，自行间断口服用药治疗。

2015年4月15日，患者因胸闷、气短一周，加重二天来我院就诊。该患近一段时间，自觉乏力，咳嗽，食欲减退，不能从事日常劳动，活动后胸闷、气短加重，夜间睡眠中有憋醒现象。入院后检查：

心电图：II、III、avFQ 导联有异常波，V2-6广泛 ST-T 改变，T 波倒置。

超声心动图：

1. 左室心肌节段性室壁运动异常。左房轻大、左室增大。室间隔稍厚。

2. 二尖瓣、三尖瓣、主动脉瓣少量反流，主动脉窦部及升主动脉内径高限。

3. 左心收缩功能减低，LVEF 值28%。

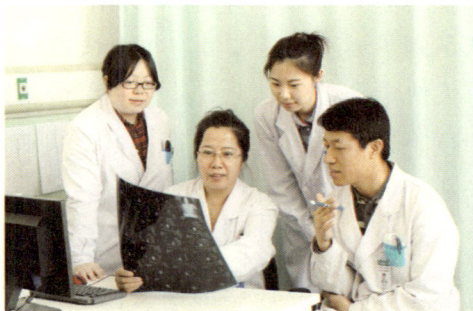
陈桂英主任指导医生团队

血脂：TC：6.86mmol/L（毫摩尔每升），TG：3.25mmol/L（毫摩尔每升），HDL：1.03mmol/L（毫摩尔每升），LDL（低密度脂蛋白）：4.28mmol/L（毫摩尔每升）。

诊断：冠心病，心绞痛，陈旧性心肌梗死，缺血性心肌病，心力衰竭，原发性高血压，高脂血症，冠状动脉支架术后，冠状动脉搭桥术后。

康复过程

该患者有明确的高血压病史多年，血压最高达160/120mmHg（毫米汞柱），但他认为降压药副作用太大、伤肾，所以血压高从不服药。长期高血压对心血管的损害，加上不爱运动等不良生活方式，患者发生急性心肌梗死，植入支架开通血管后，他没有坚持口服药物规范治疗，再次犯病行冠状动脉搭桥术，术后仍是间断用药。几年后出现心脏扩大，心力衰竭。在我们对他进行全面评估后，给予如下处方：

药物处方：

给予标准的抗血小板，调脂，扩冠，控制血压，降低心脏负荷，增强心肌收缩力，控制心力衰竭等治疗。尤其在控制心力衰竭方面给予标准的金三联用药，同时给予曲美他嗪，改善心肌代谢。并嘱咐患者绝对不能随意停药，定期到医院复诊，医生会根据他的病情调整药物剂量和种类。

运动处方：

该患者平时不爱运动，业余爱好就是打麻将。经过我们讲解，他认识到了运动的重要性。每天快走两小时，上午一小时，下午一小时，每天快走一万步以上，最快心率达到120次／分。并适当进行平衡训练和抗阻训练。而且坚持得很好，风雨无阻，天气实在不好，就在室内活动，从不间断。

心理支持：

该患者是农民，小学文化，性格内向，自从安完支架后，便自觉要不久于人世，心情郁郁寡欢，影响睡眠。经过医生和他耐心多次沟通、交流，并来听我们的健康教育讲堂，他逐渐明白了其中的道理，只要按照医生建议的心脏康复五大处方实践，不但能活下来，还能活得长，活得好，回归有质量的生活。

营养处方：

我们和这个患者详细讲解如何吃好饭以及均衡饮食的重要性。他说以前不爱吃蔬菜和水果，安完支架、做完搭桥术后，他就一点肉都不敢吃了。入院后检查显示轻度贫血，白蛋白减低，经过我们指导饮食，目前指标都恢复正常。

该患者目前随访，病情稳定，心功能恢复正常，每天运动两小时，生活充满快乐和阳光。他说，是心脏康复的全面治疗给了他第二次生命。

医生总结

从这个患者的康复过程，我们也深深体会到心脏康复的巨大意义，它不是临床治疗的补充，也不是临床治疗的锦上添花，心脏康复是心血管病患者全面治疗不可分割的部分，没有康复就不能称其为完整的治疗。而且，这个患者早期没有规范用药，病情进展迅速，让我们充分认识到五大处方中"药物处方"的根本地位。他的整个康复过程，也真正实践了胡大一教授的健康三字经：管住嘴，迈开腿；零吸烟，多喝水；好心态，莫贪杯；睡眠足，别过累；乐助人，心灵美；家和睦，寿百岁。受益终生！

经济压力下迫使患者做出心脏康复的正确选择

郑州大学第二附属医院　张　辉　赵佳佳

病例回放

女性, 43岁, 农民。干重活时会出现上不来气、脖子发紧的感觉已20年, 入院前的一个月逐渐加重。以前没有当回事, 出现症状时, 歇歇就好了, 就诊时的一个月前, 丈夫意外身亡, 症状加重了, 走几十米就胸闷。正是家庭的特殊状况, 亲戚们近期也格外关注这个家庭, 在亲戚朋友劝导下, 到当地医院查冠状动脉CT提示: 三支严重病变, 右冠状动脉中段闭塞, 回旋支中段闭塞, 前降支近中段节段性狭窄70%～80%狭窄。

该患者血压、血糖均正常。我们查体时发现双侧上眼睑均有小疤痕, 她说她有黄色素瘤割掉了, 随后检查确定脂质代谢异常。

与患者共同讨论治疗方案:

患者及家庭同时陷入担心"手术风险", 不做手术, 担心"不做手术风险"的两难选择。同时对于手术治疗以及后期药物都有较大经济压力。

众多家属陷入长时间激烈争论, 焦急的眼神, 反复地追问, 我也忧心忡忡, 我试探着患者对安放支架的态度, 患者一口拒绝了支架以

151

及所有手术的疗法。

患者：如果放支架，我就要背很多债务，家可怎么过呀，这样思想压力会更大，可能会死得更快。

患者的话不无道理，听后，我自己也愣住了。

患者：除了支架搭桥就没有别的法了吗？

张教授：当然有，只是想把对你有利的方法都结合起来，达到最佳治疗效果。她从我的回答中看到了希望：只要不让我支架搭桥，咋瞧都中。

我说做冠状动脉造影的意见她答应了。我们很快为其做了造影，结果和 CTA（CT 血管造影）相符，患者倔强要求下，我们决定给予其心理疏导、体外反搏为主要处方的心脏康复治疗。

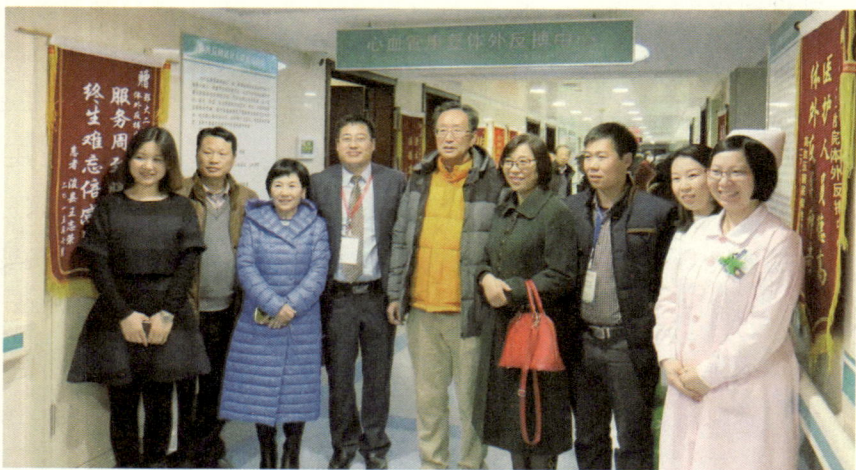

胡大一教授来指导工作

康复过程

心理支持：

这次病情加重家庭巨大的变故是诱因，丈夫意外身亡，剩下80多岁的公爹，两个十四五岁的读中学的孩子，对一个农村妇女而言是多么沉重的经济负担和精神打击。

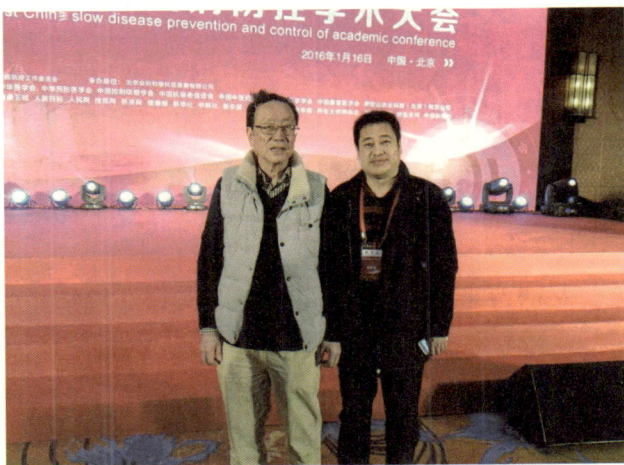

胡大一教授领导下召开的首届中国慢病学术大会

对于她来说在实施药物、物理治疗的同时多么需要心理安抚，让她从痛苦悲伤的阴影走出，面对现实，重新振作，天天与她沟通交流，并答应永远为她服务，力所能及帮助家庭，给她宣讲许多和她类似患者康复的情况。

药物营养处方：

用他汀类药物联合依折麦布，低胆固醇饮食。

运动处方：

同时体外反搏治疗，一天两次，一次30分钟，患者病情日渐减轻，一周后日常生活已不受影响，活动耐力逐渐增强，脸上露出了笑容。两周后病情已恢复至这次加重前水平。3周后，患者说她最近这十几年来都没这么舒服过，她和同伴到公园逛了两个小时也不感觉累。

在她快出院的时候，正好碰上我院"体外反搏临床应用培训基地"的揭牌仪式，她也有生以来第一次上电视，有些不好意思地拉着我的手，哭了，似乎不知道该说什么，哽咽着说：不好意思，我太激动了，本来没法治的病让您治好了（患者口语"治好了"），我绝望而来希望而归，在老家医生说我这病估计需要好几个支架，但也很难放，我已不抱什么期望，来省城看看了却个心愿，怎么也没想到还有不痛不痒还很舒服的体外反搏治疗，没想到有不可思议的效果，我回家会多宣传，让更多人知道，让更多人受益。

医生总结

患者为中年女性，病史二十几年，是一个典型心理及经济承受能力低患者。尽管从病变来看很需要支架或搭桥，但对患者并非最佳选择，因为任何一个医疗方案的实施应综合考虑，不能只看病变不看患者，我们不能仅仅盯着病变来选择治疗方案，应做到"医病、医身、医心"，才是合适选择。

该患者从双心治疗和体外反搏为突破，逐渐加入营养、药物处方，临床症状慢慢好转，随时间推移，症状有进一步好转，从入院只能走几十米到出院时走几里，基本上不影响正常生活和工作。 我们细细想来，患者如此严重病变，绝非数日数月所形成，而是几年、十几年、几十年累积的结果，后期的重点便是加强生活方式管理以及血脂监测。

安全减肥

高铁获救者李翔康复后的美好支架人生

郑州大学附属中心医院　王东伟

病例回放

李翔，男性，1971年生，是一个非常热爱公益的中年男性。9年多前因急性下壁心肌梗死右冠状动脉植入2枚支架，坚持药物治疗，未再出现胸闷、胸痛等不适。两兰前误以为疾病已经完全远离自己，所以自行停用阿司匹林及其他药物。2015年10月25日在洛阳龙门高铁站约11点20跑步5分钟后感觉胸闷，之后仍坚持乘坐火车赶往郑州，在火车上病

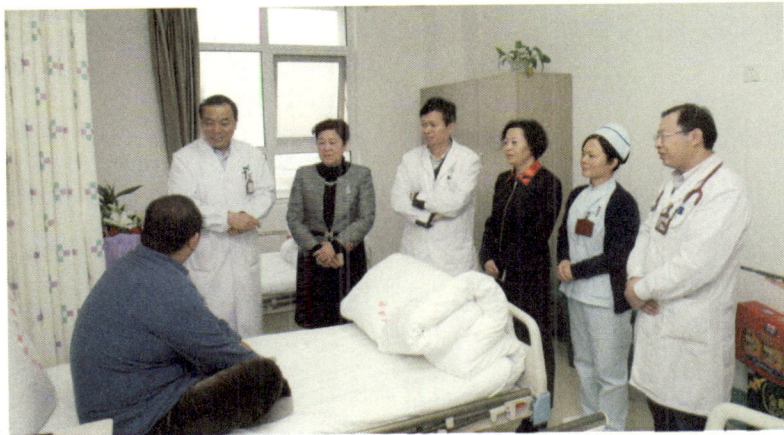

连鸿凯院长（左一）丁凡书记（左二）
王东伟主任（右一）等看望李翔

情加重，胸闷，胸骨后压榨样疼痛，伴大汗、呕吐，巧遇同一列车上胡大一教授给予紧急施救，考虑为"急性心肌梗死"，给予"速效救心丸""阿司匹林肠溶片 300毫克"嚼服，症状持续不缓解，胡教授亲自

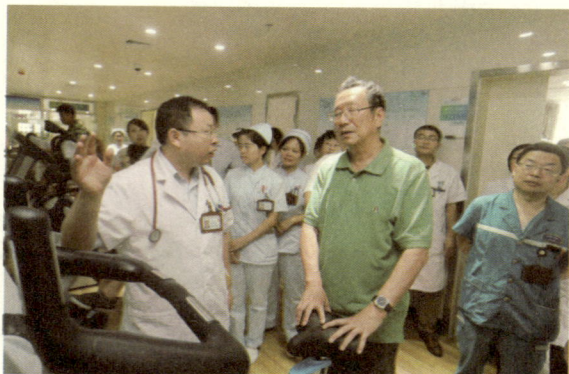

胡大一教授参观指导心脏康复中心

联系了省人民医院，列车到站后第一时间由急救车转运至省人民医院，心电图证实为"急性下壁 ST 段抬高型心肌梗死"，到达省人民医院直接进入导管室，整个救治过程胡教授亲自陪同。冠状动脉造影示"左主干正常，左前降支正常，左回旋支正常，右冠近段30%～40% 狭窄，支架远段部位闭塞"，造影过程中出现心室颤动及阿斯综合征，经电除颤、阿托品、间羟胺等抢救成功，经血栓抽吸及球囊扩张术，血流通畅。

心脏康复——双心、康复和随访

术后第10天，患者平稳，来到郑大附属中心医院开始心脏康复治疗。

康复过程

本例患者特点：2周 PTCA（经皮冠状动脉腔内血管成形术）术后，血管残余狭窄很重，9年前有 PCI 手术经历，心肌电活动不稳定，有发生心律失常的风险。合并高血压、血脂异常及呼吸睡眠呼吸暂停综合征。

心理处方：

心肌梗死发生近2周后开始康复，患者心理素质好，未出现抑郁。

运动处方：

对患者进行第一次行心肺运动评定，运动中频发室性心律失常并伴有下壁导联 ST 段抬高。活动耐量非常好，运动强度受限，需要从低

强度（靶心率）运动开始，循序渐进，所以制订了一天两次，每次10分钟的运动方案。患者体能较好，每天功率自行车训练，初始在无氧阈时的心率作为靶心率。

患者超重明显BMI（体重指数）为34.7，内脏脂肪含量超标（38.8千克），内脏脂肪面积185厘米^2。坚持每天有氧运动，2周后再评定未见心律失常、活动耐量提高至6.5METs（代谢当量Metabolic Equivalent of Energy），1月后评定活动耐量提高至6.5METs。当心肌梗死5周后，患者可耐受抗阻运动，在家庭行弹力带抗阻训练。

营养处方：

饮食减少碳水化合物及脂肪摄入，增加膳食纤维及蛋白质摄入，可配合完成。

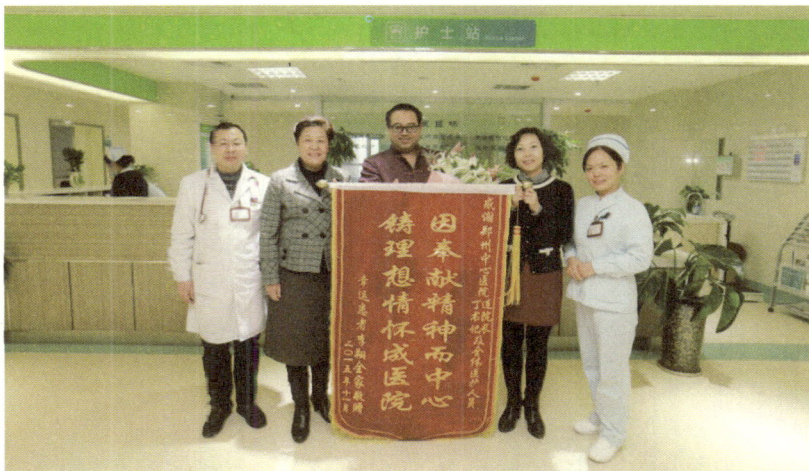

丁凡书记（左二）王东伟主任（左一）接受李翔赠予
郑州医科大学附属中心医院锦旗

药物处方：

术后规律服用"阿司匹林肠溶片、替格瑞洛、瑞舒伐他汀、硝酸异山梨酯"，未再出现胸痛，偶感胸闷、乏力、依从性好。

随访中我们很关注患者的体内脂肪变化，不到3个月时间内脏脂肪面积降至155.9厘米^2。患者对此次疾病的发生和今后的预防和生活目标有了新的认识。经常带着2岁的双胞胎儿子找医生复诊，生活中乐观、积极，仍继续着他热爱的公益事业。闲暇时间带孩子游玩，仍可时刻享受家庭的幸福与温暖！

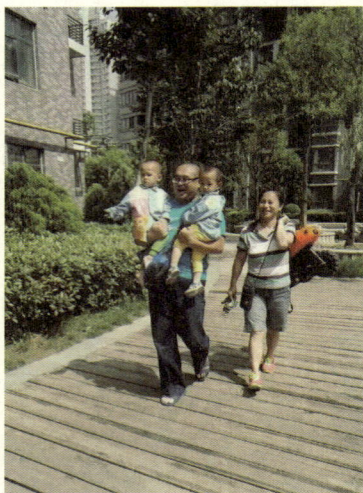

医生总结

本例患者有高血压、肥胖等心血管危险因素，造成心肌梗死再次复发的关键原因是术后缺乏生活方式管理，盲目停药。这位患者心理素质较好，医患之间的配合很好，患者对心脏康复的信任是他迅速恢复的最重要原因。

患者心理素质较好，主要困扰是今后还要养育一对双胞胎儿子，对回归工作生活有担忧。运动康复逐步帮助患者回归社会工作生活是心脏康复的核心，也是心脏康复的难点。

一个左回旋支近端局限性95%狭窄，左前降支第一对角支分叉处75%局限性狭窄的 NSTEMI 病例，一个现代心脏康复支持下很快回归自然生活、回归正常工作的病例。

支架后盲目运动与五大处方指导下成果对比

辽宁省金秋医院　刘培良　蔡昕姝　黄峥

病例回放

患者，男性，89岁，职业：辽宁省人民艺术剧院退休干部。1997年因体质偏胖、血压升高而每天坚持运动，在跑步的过程中突发心前区不适，患者未加注意，坚持跑完全程后胸骨后压榨性疼痛，向双肩、臂放散，伴恶心、呕吐、大汗，在家人的劝说下于中国医科大学附属第一医院就诊，行冠状动脉造影提示"左前降支闭塞，左回旋支、右冠状动脉70%~80%狭窄"，诊断为"冠心病、急性前壁心肌梗死"，于左前降支植入支架一枚，术后规律服药，病情控制平稳。但患者因未得到及时、得当的运动指导，术后仍坚持大量运动；8年前患者运动过程中胸痛再发而就诊，行冠状动脉CT检查，提示"右冠、左回旋支闭塞"，但患者拒绝行介入治疗，给予内科保守治疗。7年前患者开始出现活动后气短，伴间断双下肢水肿，反复多次住院治疗，诊断为"冠心病、陈旧心肌梗死、PCI术后、慢性心功能不全"，经强心、利尿及对症治疗后症状均可缓解。

既往史：患原发性高血压30年。2型糖尿病3年。

扇扫检查如下：

2011年5月18日（入院时）：符合陈旧心肌梗死改变（前壁、间壁）；左房增大 [LAD（左前降支）40毫米]；主动脉瓣钙化并少量反流；二尖瓣少量反流；左心室射血分数（LVEF）37%。

2011年6月13日（出院前）：左房39毫米，LVEF：48%。

2012年4月19日复查LVEF：52%；

2013年10月9日复查LVEF：56%；

2014年4月15日复查LVEF：60%。

血糖监测情况如下：（2013年）

入院时：空腹5.95mmol/L（毫摩尔每升），餐后2小时18.97mmol/L（毫摩尔每升），糖化血红蛋白8.25mmol/L（毫摩尔每升）。出院前：空腹5.3mmol/L（毫摩尔每升），早餐后2小时7.4mmol/L（毫摩尔每升），午餐后2小时9.6mmol/L（毫摩尔每升）L，晚餐后2小时8.3 mmol/L（毫摩尔每升）。

康复过程

本例，患者自2011年开始于我科规范治疗，根据患者特点我们给予了个体化的心脏康复治疗方案。

心理处方：

该患者因患多种基础疾病，存在紧张、焦虑情绪，常常失眠，需要服用安定调整睡眠，同时患者来诊时依从性差，服药不规律，常常自行停药。

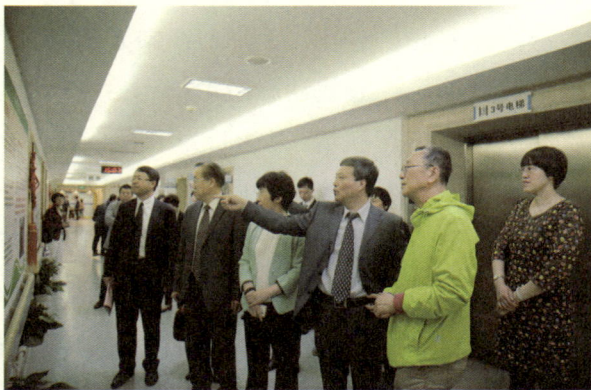

刘培良主任陪同胡大一教授考察心脏康复中心
走廊里的五大处方宣教内容

我们根据患者特点首先提高患者对疾病的正确认识，让患者克服紧张的心理，放松心态，同时积极宣教，告知患者冠心病的基本常识，饮食、睡眠、运动和药物的服药方法，做到医生、护士、患者紧密配合，加强患者依从性。

药物处方：

冠心病治疗

患者于2011年5月16日第一次来我科就诊，当时因自行停用地高辛和利尿剂等药物，导致心力衰竭加重，故我科给予冠心病规范治疗药物处方：

阿司匹林100毫克日1次；

阿托伐他汀20毫克日1次；

美托洛尔早25毫克，晚18.75毫克口服；

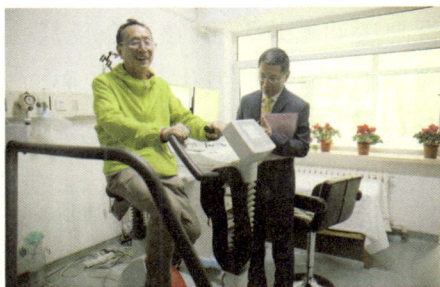

胡大一教授考察指导与暴继敏院长合影

地高辛0.125毫克日1次（2011年5月18日开始第二次服用）；

呋塞米20毫克日1次；

螺内酯20毫克日1次；

单硝酸异山梨酯片20毫克日2次；

盐酸地尔硫䓬90毫克日1次；

替米沙坦20毫克日1次；

该患出院后定期随诊，在我科指导下，坚持规律服药，心功能明显改善，多次复查扇扫，右心室射血分数逐年提升，患者十分感动，终于解决患者需要长期反复住院的难题。

降糖治疗

患者2013年于我科住院时发现并诊断2型糖尿病，根据患者血糖情况，给予阿卡波糖50毫克日3次，餐中嚼服。

营养处方：

同时指导患者糖尿病不是单纯吃药，而是要积极控制饮食、控制体重、规律运动，改变患者不良的饮食习惯，鼓励患者多食全谷类和膳食纤维，蛋白质以鱼和禽肉类为主，坚持少盐、少油、多蔬菜的原则，此次患者的依从性良好，评估患者年龄血糖水平已二级达标。

此后该患坚持饮食、药物、运动这"三大处方"，血糖控制良好，分别于2013年9月、2014年4月、2015年3月、2016年4月复查空腹血糖波动于4.0～5.0mmol/L（毫摩尔每升），餐后2小时血糖波动于7.0—10.0mmol/L（毫摩尔每升），糖化血红蛋白波动于5.63%～6.8%。

运动处方：

该患者认识上有一个严重的误区，即认为"若要运动，必大量，否则运动无效"，故该患在反复心绞痛发作的情况下仍坚持大量运动，导致心肌梗死的发生和多次心力衰竭加重，甚至危及生命，这是患者对运动方式的错误认知，是本例心脏康复治疗的难点，所以在该患的心脏康复治疗方案中，除了上述要点外，重中之重就是运动指导。在保证患者心功能耐受的情况下，指导患者规律、适量运动。

我科根据患者心率及心功能进行评估，患者服用地高辛及美托洛尔后静息心率波动于60次／分左右。根据患者基础心率，评估患者运动方案包括室内外散步、太极拳、家务劳动、厨房活动、园区内活动或在邻近区域购物等，活动强度为较静息时增快20次／分左右，不宜超过30次／分，活动时Borg（主观疲劳感觉强度单位）评分不超过13～14，活动时间逐渐达到20～30min，并要求患者每日测血压、脉搏和体重，做到循序渐进，运动频度逐渐达到每周3～4次。

患者2011年入院时身高170厘米，体重81千克，BMI（体重指数）28千克／米^2，经过我科规范运动指导，患者体重逐年减轻，如图所示：

	身高（厘米）	体重（千克）	体重指数（千克／米^2）
2011	170	81k	28
2012	170	75	25.9
2013	170	70	24.2
2014	170	69	23.8
2015	170	68	23.5

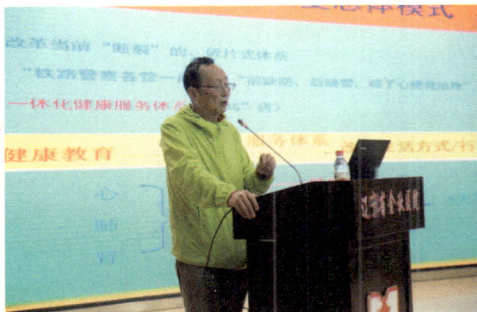
胡大一教授为医疗工作者和生院患
者讲解心脏康复五大处方

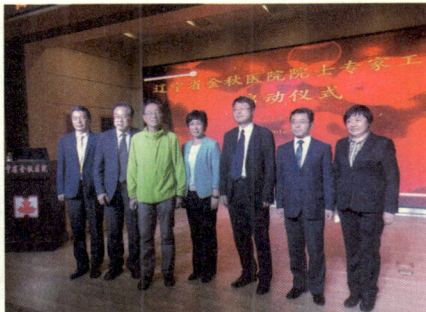
胡大一教授院士工作站落地辽
宁省金秋医院

医生总结

患者经过心理支持、药物治疗、营养治疗、运动指导等心脏康复综合治疗，同时，我科对该患者坚持随访，实时关注患者依从性，现患者无胸痛和气短发作，血糖、血脂、血压均控制达标，心功能明显改善，解决了患者反复就医的烦恼，让患者获得高质量的晚年生活，这是在心脏康复支持下PCI后患者生活质量得到明显改善的典型病例。

当今社会随着人们生活水平的提高，饮食结构发生改变，工作及家庭的压力导致大部分人群生活作息不规律，冠心病发生率逐年增加且趋于年轻化，然而，患了冠心病就真的无法正常学习、工作和生活了吗？NO！心脏康复的目的就是让患者回归生活。我们可以给予患者心理疏导，帮助患者戒烟，根据国人膳食特点订定营养处方，通过心肺运动试验和靶心率等方法评估运动耐量，制订运动处方，定期随访增强患者依从性，从而改善患者生活质量，打造防—治—康—养为一体的医疗模式，让患者过好支架人生。

烟草戒断

支架患者术后停药历险记

河南省安阳地区医院　胡永寸

病例回放

男，46 岁，176 厘米，75 千克。因"发作性胸痛 4 年，再发半小时" 4 年前因不稳定性心绞痛发作频繁，药物不能控制。于安阳地区医院行冠状动脉造影发现冠状动脉单支病变：前降支近中段 95% 狭窄，于前降支植入支架 1 枚。患者无冠心病家族史，无高血压病及糖尿病史。吸烟 25 年，20 支／天，不饮酒。术后症状缓解，日常生活工作无不适，术后未完全戒烟。2 月前自行停药，服用三七粉等中成药，并到某养生馆做物理治疗。

入院当天于夜间突发胸闷，胸痛，大汗淋漓，急诊到我院，心电图：V1-V6　T 波高尖。诊断：急性前壁心肌梗死。立即给予阿司匹林 0.3，嚼服，替格瑞洛 180 毫克，口服。并行急诊冠状动脉介入治疗，于前降支植入 1 枚支架。

超声心动图：

RV（右心室）:20 毫米　LV（左心室）:48 毫米　LA（左心房）：30 毫米　LVEF（左心室射血分数）：60%

心内结构及血流未见明显异常

急诊冠状动脉造影所见:

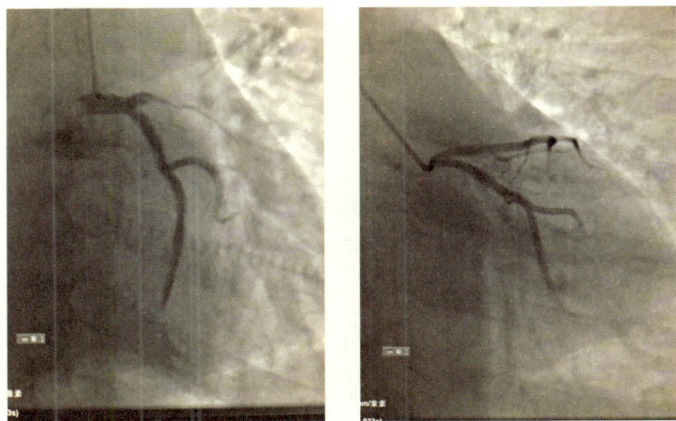

康复过程

1. 药物处方

胡医生：您知道为什么病情又复发吗？而且很危险，若不是及时到医院，后果不可设想。

患者：我知道，是我擅做主张把药停用的结果。

胡医生：您为什么把药都停了？

患者：我想放了支架病就根治了，这几年也没有什么不好的感觉。再说吃这么多药，对肝脏和肾脏都不好，还会导致出血。

胡医生：冠状动脉支架手术并不是一劳永逸的，因为植入的支架并不能阻止动脉粥样硬化及冠心病的进展，还要坚持服药。

患者：都是听别人说药物副作用太大，像我这么年轻就吃这么多的药，对身体的副作用很大，而现在有很多的氧疗，桑拿说的是又能排毒又能预防心脑血管疾病，现在很多的养生馆宣传得太夸张了，我这次停用阿司匹林和瑞舒伐他汀钙片，因为听说阿司匹林易引起消化道出血，瑞舒伐他汀钙片伤肝伤肾，而养生馆既可以养生又可以防病，还没有副作用，所以我就坚持去养生馆保健身体，再加上服用三七粉等中药能活血化瘀，没想到停药2个月就心肌梗死了，险些要了命，看来再昂贵的保健养生也离不开药物治疗啊。这次的教训太深刻啦，我再也不敢擅自停药了。

2. 戒烟处方：

胡医生：您放完支架后戒烟了吗？

患者：没有，我认为吸烟只是对肺不好，对血管有什么影响呢？

胡医生：吸烟可以损害血管内皮功能，血管内皮受损以后会引起动脉粥样硬化，血管痉挛最终导致心肌梗死，你说影响大不大。通过这次心脏康复一定把烟戒掉，这也是你最大的收获，最好选择一次性戒掉，我们这里有心理咨询师，可以帮助你。

之后，患者在心脏康复中心进行了持续的运动康复，并且在心理团队的指导下开始戒烟。

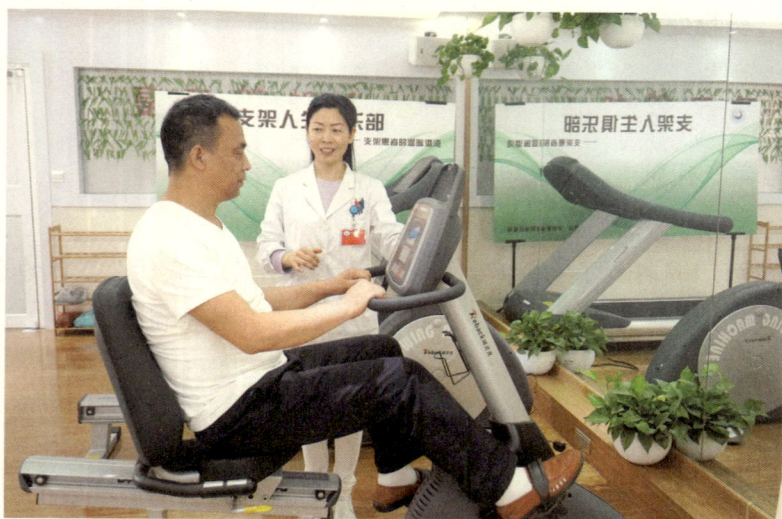

指导患者循序渐进运动

医生总结

冠心病患者支架植入后，血管再通，患者症状消失以后就认为一劳永逸了，不注重科学预防，听信朋友的话，吃一些没有循证医学依据的药物（如中草药及各类保健品），或者用一些非医院提供的器械治疗，物理治疗，导致了心脏的突发事件再次发生。其实，冠心病患者支架植入后，血管再通，只解决了局部问题，改善了患者的症状，而冠心病是由多种因素引起的。这就需要有些药物的终身应用，做好二级预防。此外，我们通过心脏康复更好地调整药物治疗方案，同时要注意养成良好的生活习惯，比如戒烟、运动、合理饮食等。只有践行心脏康复的药物处方、营养处方、运动处方、心理处方、戒烟处方，全面康复治疗，才能使心肌梗死不再复发，过好支架人生。

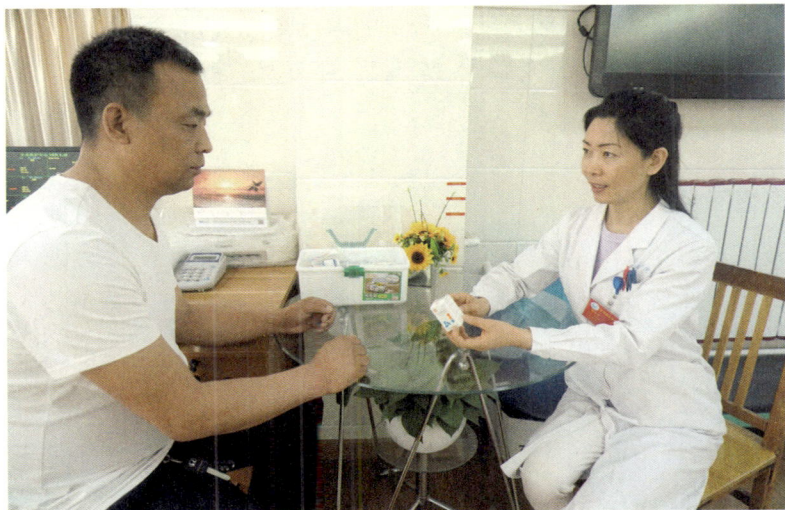

胡医生关患者仔细讲解药物处方

私人医生、责任护士随访的院内院外一体化康复

香港皇家慢病大连医院（中山一德综合门诊部）

王 瑛 曹仁芳 夏稻子 陈玉丽 郎万里 徐梦莎 苗 苗

病情回放

男性，51岁，企业领导。2007年6月27日患者无明显诱因突发心前区闷痛，伴气短、出汗，冠状动脉造影提示：LAD（左前降支）中段99%狭窄，D1对角支开口90%狭窄，行PCI术，于LAD（左前降支）中段及D1植入支架各一枚，术后规范口服用药一年后自行停药。

2009年9月13日，因工作压力过大及情绪波动，再次出现心前区剧痛，向左肩部放散，伴大汗淋漓，再次冠状动脉造影：LAD（左前降支）近段支架内100%闭塞，RCA（右冠状动脉）远端30闭塞，LCX（左回旋支）细小，确诊为急性广泛前壁心肌梗死，再次行PCI术，术后虽规律服药，但时常发生胸闷胸痛，生活质量差、睡眠差。

2015年5月15日因上述症状不缓解，行第三次冠状动脉造影：LM（左主干）- LAD（左前降支）原支架30%～50%狭窄，D支架内再狭窄90%，TIMI3级，RCA近段自发夹层，LCX（左回旋支）11#开口90%狭窄，建议患者再次行PCI术，患者拒绝。整个疾病期间情绪烦躁、焦虑、厌世、生活耐力差。间断服用抗凝、扩血管、降脂等药物，病情缓解不明显，病程逐渐加重。曾欲到日本行冠状动脉斑块旋切术，但日本专家建议

来我院康复。

诊断：

综合患者既往及本次我院检查，初步诊断患者存为冠心病、陈旧性广泛前壁心肌梗死、PCI术后、室壁瘤、ACS（急性冠脉综合征），并合并2型糖尿病、心功能不全Ⅲ级、缺血性心脏病、原发性高血压Ⅲ级、腹型肥胖、内皮功能中度障碍、动脉硬化并不稳定斑块形成、高尿酸血症、高黏滞血症、脂肪肝、甲状腺占位（性质待查）疾病。

康复过程

康复目标：

控制、治疗危险因素，改善微循环，改善冠状动脉供血，调整脂质、血糖代谢，改善心肌代谢，纠正心力衰竭，逆转心室重构，稳定斑块。

戒烟处方：

患者长期吸烟、饮酒，与患者工作及精神压力大有关，同时也与患者患病后"破罐子破摔"的异常心理状态有关。

我们反复给患者讲烟草的危害，使患者充分认识吸烟的危险，在家庭成员、工作人员共同参与努力下成功帮助患者戒烟。

具体方案：该患长达30年大量的吸烟史，加之支架术后焦虑情绪、肥胖、不稳定性心绞痛等因素，立即戒烟易出现戒烟综合征，而加重或诱发心绞痛发作，故戒烟方式采用"逐减式"：4支／天，1周→2支／天，1周→1支／天，1周→半支／天，1周，一月内戒烟，患者戒烟成功并未出现明显戒断综合征。

营养处方：

该患者长期吸烟同时患有2型糖尿病，引起味觉减退，使得患者喜欢进食"高糖、高脂、高盐"该类食物，从此形成恶性循环而不能自拔，是为典型的"病从口入"。

来诊后，告诫患者饮食的重要性，患者自始推掉一切应酬，并建立"三多四少"的健康饮食习惯，即多吃膳食纤维、多补充维生素、多补充微量元素，少食、少脂、少盐、少糖。

具体方案：

1. 遵循少食多餐，886进餐原则，即早、午餐8分饱，晚餐6分饱，上午9～10点及下午15～16点进食间食，进餐顺序为先素后荤；

2. 进食木耳粥（制作及服用方法书面告知家属），并多进食苦瓜、洋葱。

患者逐渐体重下降。

3. 同时帮助患者戒除了多年饮用浓茶、浓咖啡的习惯，味觉敏感度较前提高。

运动处方：

患者因患病以来活动耐量逐渐降低，由曾经的偶尔运动，发展为完全不运动，使得体重明显增加，呼吸困难逐渐加重，血糖和血脂升高、胰岛素抵抗明显，血压难以控制。

初期先为给患者定制了强度较低的有氧代谢运动方案：

上午打太极拳；三餐半小时后适当散步，总量 5000步→8000步/天，以微汗为标准，心率≤100次/分（按运动处方的适宜心率，该患应为120次/分，但考虑患者心功能不全及心率>120次/分会有疲劳、乏力等不适感，故提出患者运动的适宜心率为≤100次/分），整个运动过程中无乏力不适出现。

心理处方：

该患在支架术后病情反复又得不到有效的康复指导，从而对工作和日常生活产生绝望，并自觉累及家人，从而产生了烦躁、恐惧等情绪。我们告知其这些是疾病所致的异常心理状态，而非本性，通过康复都会化解。

我们对其做了性格评测为"A型性格"，"A型性格"的人，是冠心病高发的性格人群，在思想及行为中，为追求完美而导致争强好胜，生活工作中不能张弛有度，由于这种极大的竞争性和对自己的过高要求，易激活体内神经内分泌机制，激活交感神经活性、引起冠状动脉内皮功能障碍，形成动脉斑块、促使冠状动脉狭窄、心肌缺血，从而导致血管痉挛和心血管疾病的发生。告诉其好心态的重要性。

具体方案：

1. 告知患者"支架人生"一样可以长寿并高质量生活；

2. 让患者了解其对家庭的重要性，增强其存在的价值感；

3. 让家人与其共同参与医疗决策，家人的关爱唤起其对人生美好生活的满足及幸福感；

4. 让患者关注其对企业生产发展的重要性及人生价值感。

心理随访：

经常与家属沟通，随时了解患者的心理状态及疑虑，并同家属从不同的角度了解患者的心理状态变化。

经过有的放矢的疏导和健康教育，患者精神和心态都恢复正常，积极努力配合康复治疗。

药物处方：

阿司匹林肠溶片	1片	日1次	替格瑞洛	1片	日2次
伟素	2片	日2次	瑞舒伐他汀	1片	日1次
依折麦布	1片	日1次	心宝丸	6、6、8丸	日3次
异乐定	50毫克	日1次	氯沙坦/氢氯噻嗪	半片	日1次
利心丸	1丸	日3次	强力消石素	2粒	日3次
胺碘酮	0.2	日1次	利拉鲁肽	1.2U	日1次

经过系统化、规范化、个体化的康复治疗，患者目前精神及身体状态良好，血糖、血脂都达标，重新回归了工作。

他们对我院的专家会诊制、私人医生管理制、责任护士随访制的整个心脏康复模式给予了高度的认可和赞赏。我院所有患者康复前，均由私人医生提出康复过程中存在的各种诊断与治疗问题，请专家会诊，并由会诊专家拿出该患者的所有的康复处方及康复过程中可能出现的各种问题的注意要点及处理方法。在院康复后的所有患者，都由私人医生管理，私人医生管理包括：患者思想状态、心理状态的了解和疏通，各种生活方式的不断修正，规范用药的监督以及全身亚健康状态、疾病状态、康复状态的系统监测，并有监测对比表格及档案，每一位患者的随访时间依据病情有半个月～1个月不等。责任护士在医院对患者进行一对一的健康教育、生活护理、专业护理、各种康复操的培训及院后的各种生活指导。

会诊专家及私人医生与患者及家属的交流片段：

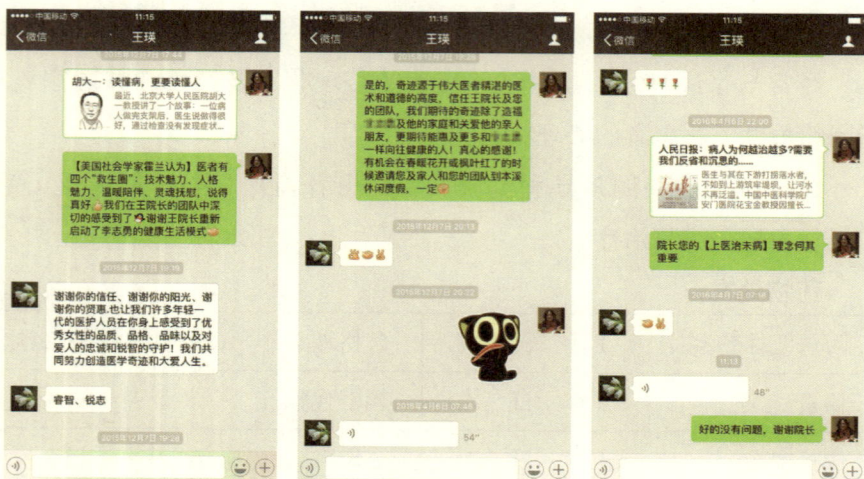

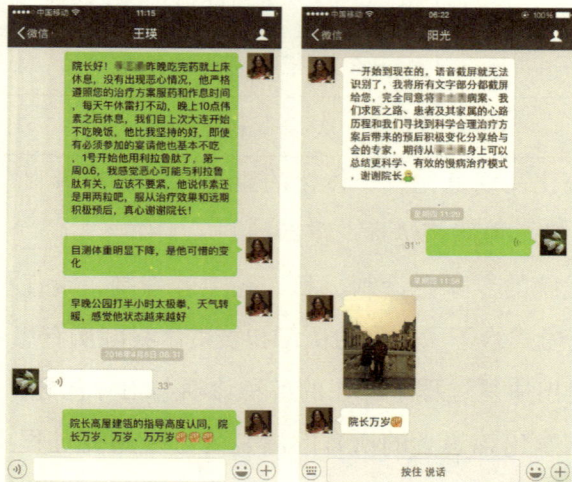

　　下图是该患者二维斑点追踪技术（牛眼图）的治疗前后对比，当看到已经变为蓝色光芒0代谢的心肌细胞，经过我们的康复治疗恢复到红色，这是成千上亿个心肌细胞的恢复，更是一个鲜活生命的康复。

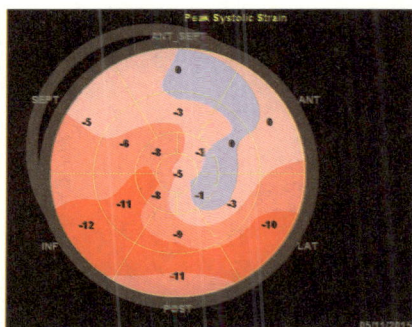 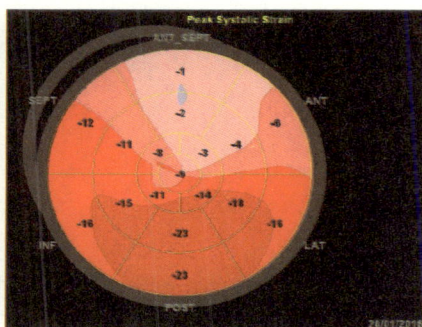

治疗前　　　　　　　　　　　　　　治疗后

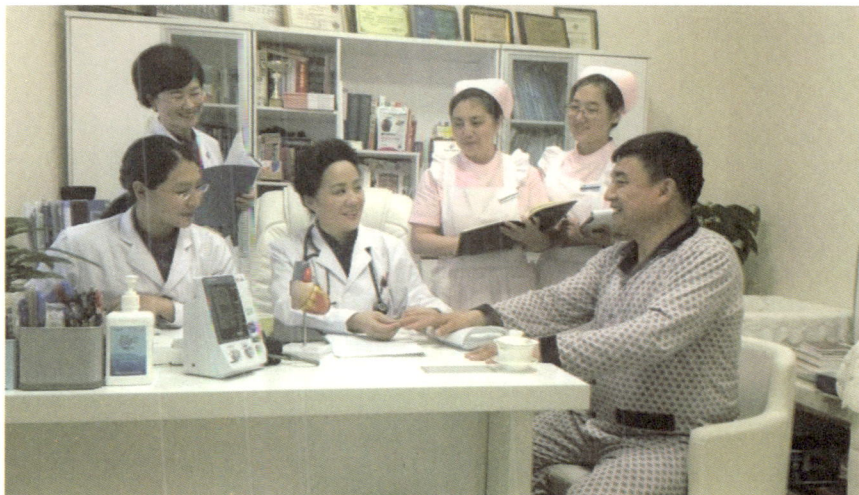

我院首席专家王瑛教授会诊

爱心 细致 专业……

感恩遇到一个医疗团队，
幸运遇到这样一群医生，谢谢你们！

赞一德门诊

思维超前领先，
诊断颠覆传统，
治疗创造奇迹，
医(一)德首屈一指。

王志铭

一流超新的设备
精湛爱心的技术
特别美好的环境
盼望早日好！何时呢！

留言
王孝和

缘医疗：

全体医护人员医德高尚
服务热情周到

治疗技术规范.先进.细致.
效果明显。
……表示感谢.

2016.5.17.

致王埃院长：
我奔亲人而来，
得到胜似亲人的关怀……
医学界尊崇您，
我把留住青春的生命
……交给您！

大连业观堂
李孝和
2015.7.28.

医生总结

　　冠心患者，尤其是支架术后的患者，往往多病共存，因此，我们在心脏康复工作中始终坚持着胡大一教授"不是单纯看病变，而是看患者"的整体医疗思想。不仅仅针对各种检查指标进行数据达标治疗，而是"生物—心理—社会"全方位的考虑患者的病情，运用"心脏康复五大处方"全方位的改变患者行为，帮助患者形成伴随一生的健康习惯。

　　"以患者为核心，以服务为核心"：

　　主动有偿为患者提供长期的私人医生，以及责任护士随访服务，保证患者院外五大处方的达标，彻底改变以"医生为核心，以生物技术为核心"的医疗服务模式，降低患者医药开支，提高健康服务开支，降低发病。

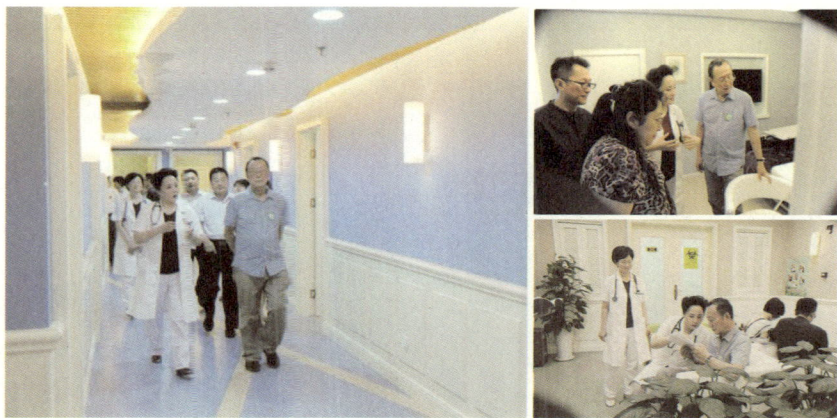

香港皇家慢病医院　胡大一教授考察指导

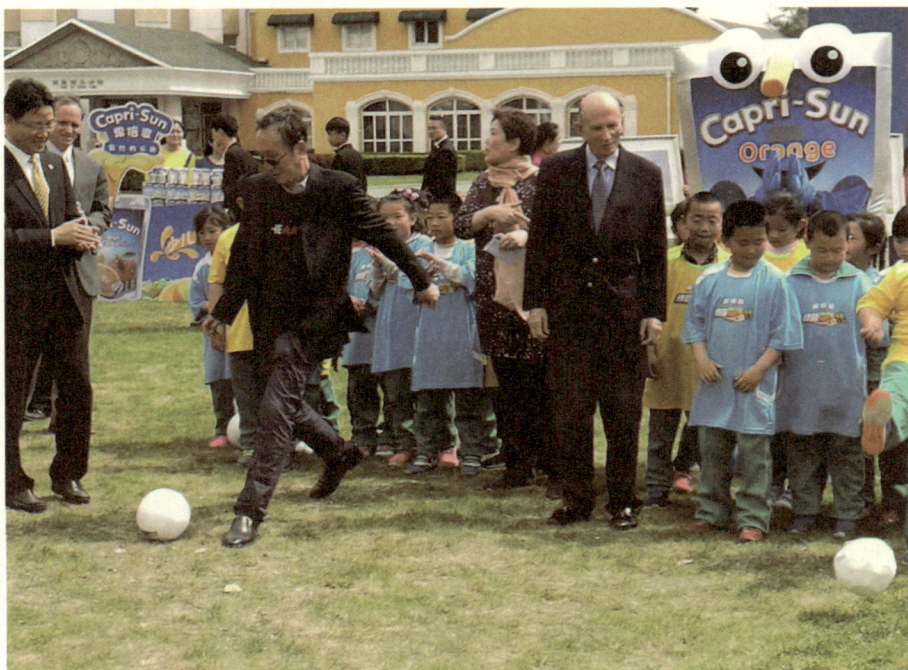

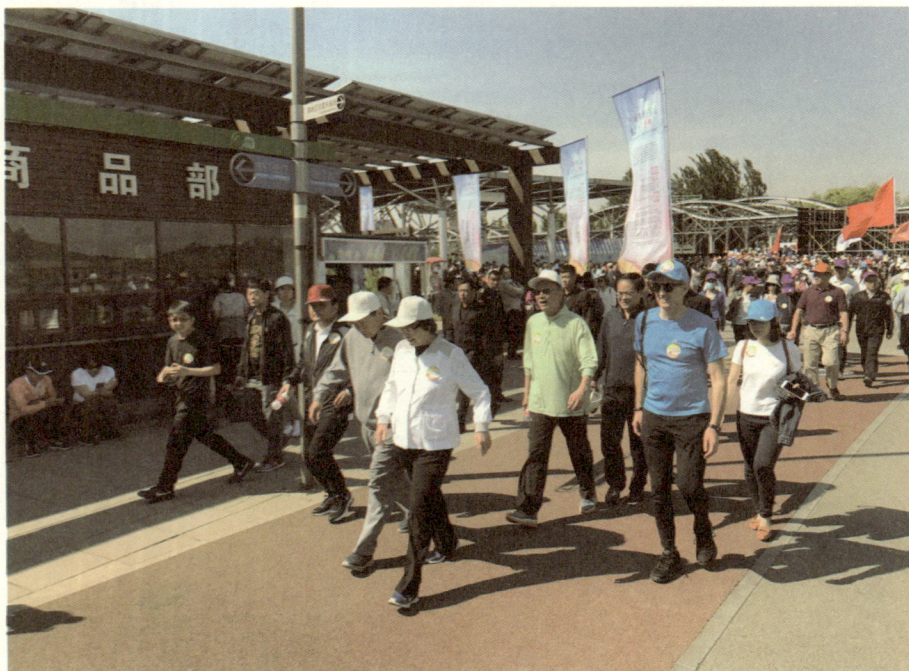

第四章

五大处方

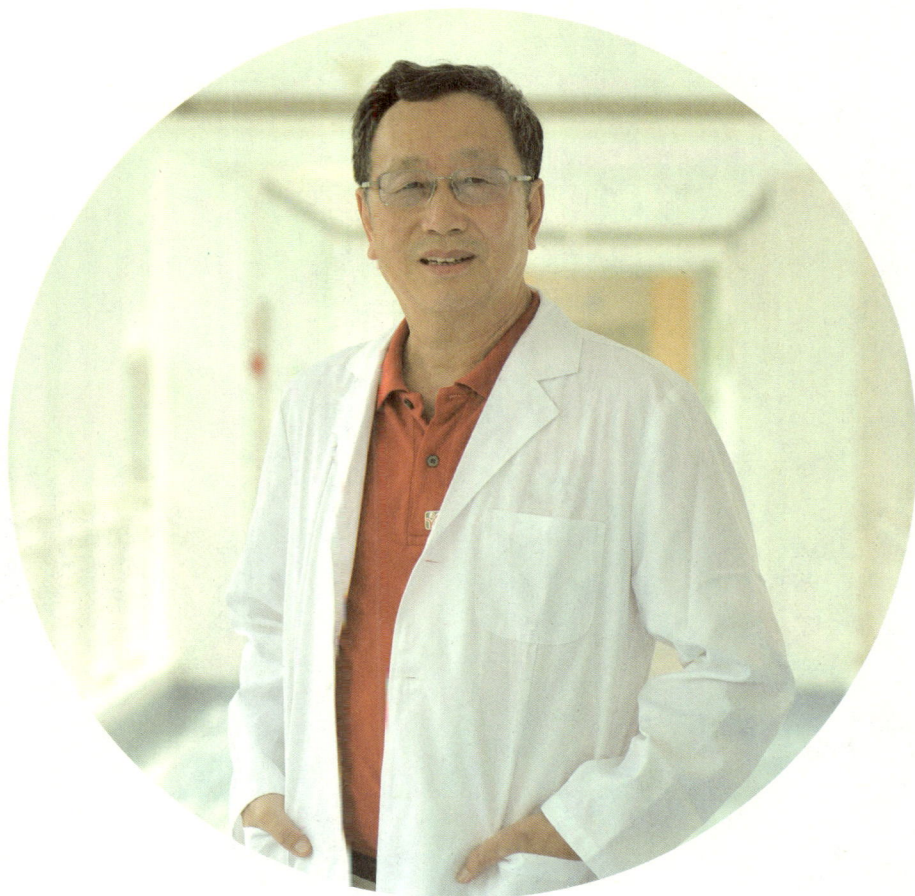

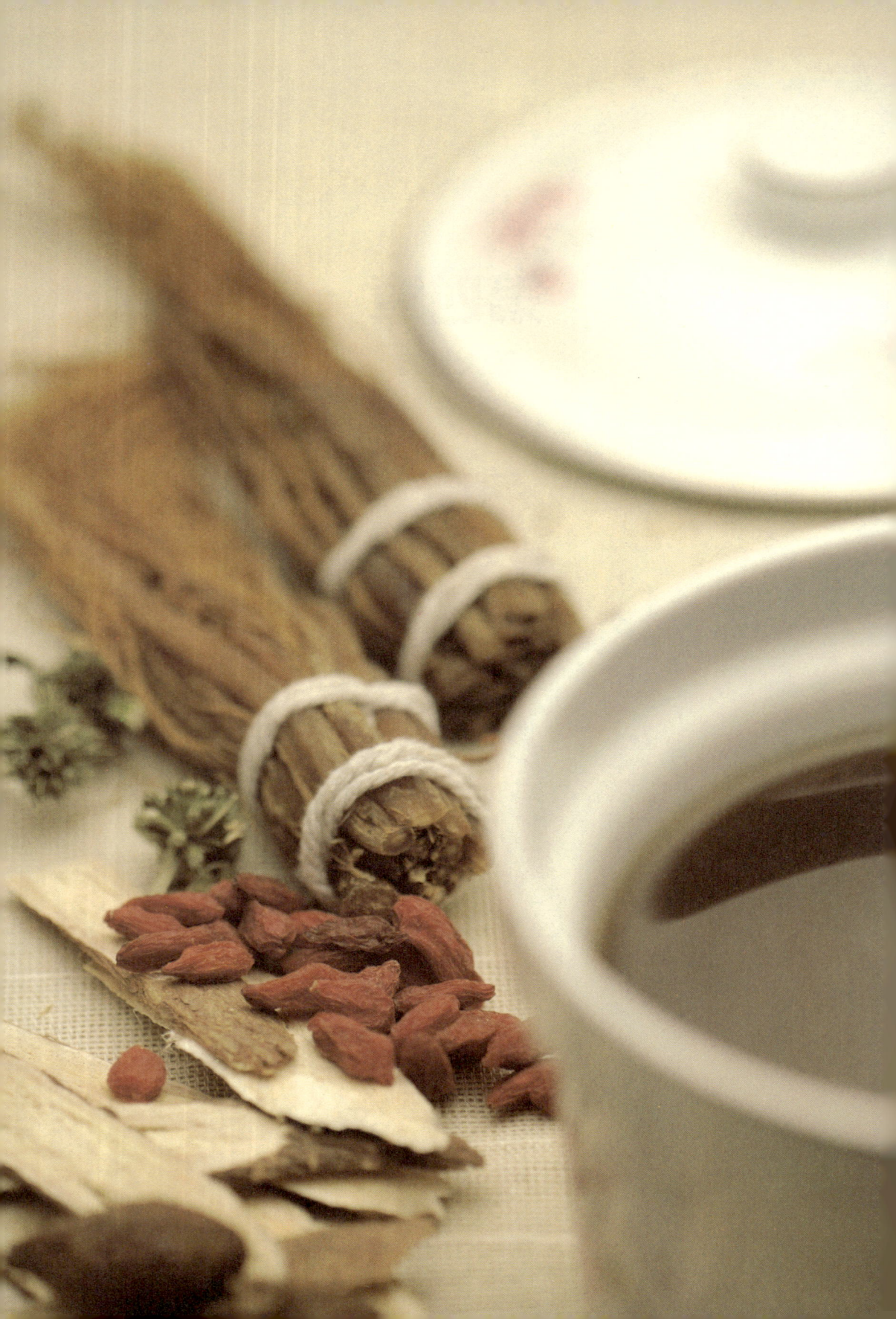

药 物

胡大一

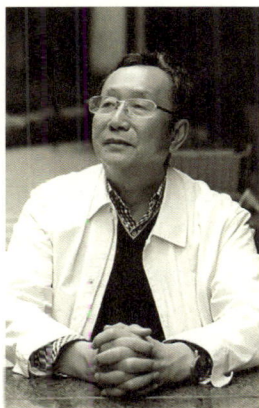

让世界听到中国声音
中国数据 中国证据 中国剂量

支架后个体化用药指导

"药物处方"不是药片是服务，管理好药品三性：

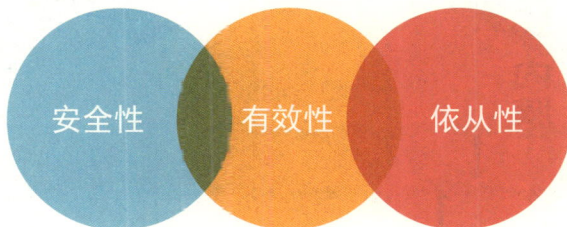

安全性　有效性　依从性

药物处方一

预防支架血栓：

阿司匹林 75 ～ 100 毫克

氯吡格雷 75 毫克

用够一年 2 选 1 停一个，剩下一个终身服用。优先留下阿司匹林，价格便宜；如不能耐受阿司匹林，可用氯吡格雷。

主要的副作用：

1. 注意出血副作用；

2. 最常见的严重出血：消化道、脑出血；

注意有无反酸、烧心、胃部不适，注意黑便；

控制好血压＜ 140/90mmHg（毫米汞柱）（预防脑出血）；

不要轻易停药。

药物处方二

防止支架内或其他血管动脉粥样硬化：

他汀类药物，必要时＋依折麦布

常用：瑞舒伐他汀、阿托伐他汀、辛伐他汀等，他汀不是肝毒药，所谓他汀药升高血糖，常常是机体代谢本身就已出了问题，需要管住嘴，迈开腿，吃动两平衡。

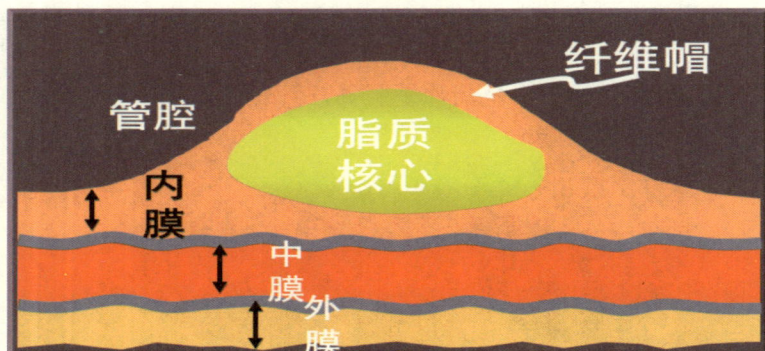

他汀类药物可使脂质核心变薄

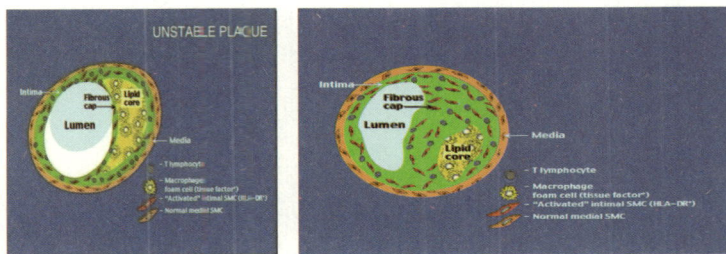

不稳定型斑块（薄皮大馅）　　　稳定型斑块（厚皮小馅）

1. 他汀降坏胆固醇：没有坏胆固醇就没有冠心病。

2. 他汀稳定／逆转斑块

降低低密度脂蛋白胆固醇（LDL-c）目标＜1.8mmol/L（毫摩尔每升）（70毫克／分升），更低更好，通常不低于1.0mmol/L（毫摩尔每升）。

他汀类药物使用原则：

①他汀早用药，早获益；

②强化达标，更多获益；

③坚持用药，长期获益。

他汀类药物＋依折麦布＝强化降脂（不推荐大剂量他汀）

他汀类药物降低肝脏合成胆固醇，但食物（如蛋黄）等是机体之外的胆固醇来源，依折麦布是防止胆固醇从肠道吸收的药物。

中国患者使用不同他汀类药物时建议给予中等强度，一级预防时，甚至可用中小强度。中小强度他汀如能达标，则提高患者依从率，保证长期用药。

如不能达标，可联合5～10毫克依折麦布。证据显示，他汀剂量加倍时，LDL-C降幅增加6％，而中等强度或中小强度他汀联合依折麦布10mg，降低密度脂蛋白胆固醇疗效可增加20％，恰恰满足了所谓强化降脂的效果。并且，5毫克依折麦布即可达到10毫克疗效的3/4，而费用却降低一半，因此可以先联合5毫克依折麦布，必要时加量至10毫克，这应该是最实际有效、安全，且成本合理的调脂方案。

他汀类药物副作用：

1. 肌痛、肌病、横纹肌溶解（罕见）。

2. 在少数患者引起肝酶增高，大多很轻。

3. 肝酶升高超过正常上限 3 倍，暂停药。

4. 如肝酶恢复后，再从小剂量开始，或换品种。

药物处方三

1. 心肌梗死后患者：保护心功能，预防心力衰竭的药物。

① β 受体阻滞剂：美托洛尔、比索洛尔、卡维地洛。

②血管紧张素转换酶抑制剂：培哚普利、雷米普利。

③螺内酯。

2. 个体化调整剂量。

① β 受体阻滞剂：心率管理。

缓释倍他乐克47.5毫克，用到2片，比索洛尔5毫克，可逐步加量，如可耐受可用到2片。

②血管紧张素转换酶抑制剂：一般对血压影响不大（在此不是降压药，是保护心功能）。

培哚普利4～8毫克、雷米普利5～10毫克。

③螺内酯20毫克。

3. 如服用血管紧张素转换酶抑制剂出现副作用——干咳，患者不能耐受，慎用这类药物。

药物处方四：控制危险因素

血压达标

血糖达标

降压药物、降糖药物是控制危险因素的药物。

药物处方总结

1. 药物处方是五个处方的基础

2. 循证规范用药

3. 坚持用药，不随意停药减量

4. 保健品不能取代药物

高血压篇

血压应控制在140 / 90mmHg（毫米汞柱）以下，降收缩压最重要也最困难。所以健康手机号的第一组数字为140，提醒大家降压达标，收缩压低于140mmHg（毫米汞柱）。

一、降压药物的种类

目前一线降压药分为五种：利尿剂、β 受体阻滞剂、钙通道阻滞剂、血管紧张素转换酶抑制剂和血管紧张素 II 受体拮抗剂。

1. 利尿剂

适应证：利尿剂可作为无并发症高血压患者的首选药物，主要适用于轻中度高血压，尤其老年高血压，包括老年单纯收缩期高血压、肥胖以及并发心力衰竭的患者。

种类和应用方法：比较常用的利尿药有以下几种。

吲达帕胺1.25～2.5毫克每日1次；

氢氯噻嗪12.5～25毫克每日1次。

2. β 受体阻滞剂

适应证：适用于轻中度高血压，尤其在静息时心率较快（大于80次 / 分钟）的患者，也适用于高肾素活性、伴心绞痛或心肌梗死和心力衰竭，以及伴心房颤动的高血压患者。

种类和应用方法：

常用于降压治疗的 β 受体阻滞剂主要有美托洛尔 25 ～ 50 毫克，

每日2次；

阿替洛尔12.5~50毫克，每日1~2次；

比索洛尔2.5~10毫克，每日1次；

普萘洛尔10~30毫克，每日2~3次；

拉贝洛尔0.2~0.6毫克，每日2次；

噻吗洛尔10~20毫克，每日2次。

3. 钙通道阻滞剂（CCB）

适应证：可用于各种程度的高血压，尤其老年高血压、伴冠心病心绞痛、周围血管疾病，也可用于糖尿病和妊娠期高血压。

种类和应用方法，应首先考虑使用长效制药：

氨氯地平5~10毫克，每日1次；

非洛地平缓释片5~10毫克，每日1次；

硝苯地平控释片30毫克，每日1次；

贝尼地平4~8毫克，每日1次；

拉西地平4~6毫克，每日1次；

维拉帕米缓释片120~240毫克，每日1次；

地尔硫䓬缓释片90~180毫克。

注意事项：该类药物主要不良反应为血管扩张所致的头痛、颜面部潮红和踝部水肿，发生率在10％以下，需停药的只占极少数。维拉帕米的负性变力性（减弱心肌收缩力）和负性频率（减慢心率）作用较明显，维拉帕米与地尔硫䓬不宜用于心脏收缩功能不良即左心室射血分数下降的患者。可抑制心脏传导系统和引起便秘。

4. 血管紧张素转换酶抑制剂（ACEI）

适应证：用来治疗轻中度或严重高血压，尤其适用于伴左心室肥厚、左室功能不全或心力衰竭、糖尿病伴有微量蛋白尿、肾脏损害有蛋白尿的患者。本药还可安全使用于伴有慢性阻塞性肺部疾病、周围血管疾病或雷诺现象、抑郁症以及胰岛素依赖型糖尿病患者。

注意事项：最常见不良反应为持续性干咳，多见于用药早期（数天至几周），其机制可能由于ACEI抑制了激肽酶Ⅱ，使缓激肽的作用增强和前列腺素形成。症状不重者应坚持服药，约半数咳嗽可在2～3个月内消失。其他可能发生的不良反应有低血压、高钾血症、血管神经性水肿、粒细胞减少、皮疹以及味觉障碍。

种类和应用方法：

卡托普利12.5～50毫克，每日2次；

依那普利10～20毫克，每日1次；

贝那普利10～20毫克，每日1次；

培垛普利4～8毫克，每日1次；

福辛普利10～20毫克，每日1次；

赖诺普利10～20毫克，每日1次；

雷米普利2.5～10毫克，每日1次；

西拉普利2.5～5毫克，每日1次。

5. 血管紧张素受体拮抗剂（ARB）

适应证：可用于治疗轻中至重度高血压患者，尤其适用于伴左心室肥厚，左心室功能不全或心力衰竭，糖尿病伴微量蛋白尿，肾功能损害，蛋白尿以及不能耐受血管紧张素转换酶抑制剂所致咳嗽的患者。

种类和应用方法：

缬沙坦80～160毫克，每天1次；

氯沙坦50～100毫克，每天1次；

厄贝沙坦150～300毫克，每天1次；

坎地沙坦4～16毫克，每天1次；

替米沙坦40～80毫克，每天1次；

奥美沙坦20～40毫克，每日1次。

注意事项：主要不良反应是血钾升高和血管性水肿（较ACEI少见）。

二、降压药物的选择

所有的降压药，通过降低血压对肾脏均有一定的保护作用。比较起来，在降血压基础上进一步的肾脏保护，ACEI和ARB有更多的临床试验证据。

当肾功能轻、中度受损时，可使用 ACEI 类药物中较少通过肾脏排泄的药物，如贝那普利，福辛普利等，但仍需监测肾功能。在肾功能重度受损时，如血肌酐超过 265 毫摩尔／升（3 毫克／分升）时，ACEI 类降压药须慎用或减量，注意肾脏及全身的不良反应。在医生指导下，这些患者可选用中长效钙通道阻滞剂、β 受体阻滞剂、α1 受体阻滞剂或选用同时对 α 受体和 β 受体都具有阻滞作用的药物。合并双侧肾动脉狭窄或妊娠期高血压的患者，禁用 ACEI 和 ARB 类降压药。

肾功能已有明显损害的患者，如血肌酐升高，需适当控制蛋白摄入量，最好控制在每天每千克体重 0.6～0.8 克蛋白质为宜，而且要吃优质蛋白，如牛奶、鸡蛋白、鱼肉等，避免摄入植物蛋白，如豆制品，因为优质低蛋白饮食可减轻肾脏负担。同时，需保持大便通畅，以利清除体内代谢产生的废物。避免使用对肾脏有损害的药物，如氨基糖苷类抗生素、庆大霉素、卡那霉素、链霉素以及第 1 代头孢类抗生素。

为保护肾脏，所有高血压患者即使没有出现肾功能损害，也要定期检查尿常规，注意有无尿微量白蛋白和评估肾功能，至少每年应检查 1 次。已经有肾功能损害的高血压患者，更需严密监测。

三、降压药的不良反应及消减办法

任何药物都有不良反应。多数患者需服用两种或多种降压药，常常担心药物不良反应而不能坚持用药。其实药物的不良反应仅见于少数患者，大多可防可控，只要在医生指导下正规服用，就不会发生对身体严重不可逆转的损害。药物是按照国家标准进行研发和生产的，用于临床前任何一种药品都经过程序严格的试验，上市后也要不断经受安全性评估，以保证不对服药人造成健康或生命威胁。

所以，如果服用某药物无任何不适，不要因为看到药品说明书上列出的副作用或不良反应而擅自停用或减少用药药量，也不要频繁更换降压药。

频繁更换药物是血压得不到很好控制的常见原因：

正确的做法是服药后有不良反应不要紧张，及时找医生看病，反映自己的服药反应，听取医生的意见调整用药。

有些药物的不良反应与剂量相关，应小剂量开始，了解该药物的降压效果，同时观察药物的不良反应，一旦不良反应较明显，医生就会更换药物。

有些不良反应还可通过改变药物的剂型而减轻。例如，有些人服用硝苯地平普通片后头痛明显，如果更换成控释或缓释片，头痛会明显减轻。

必要时，医生还会采取联合使用降压药物，以相互抵消药物的不良反应。例如，血管紧张素受体拮抗剂或血管紧张素转化酶抑制剂加钙通道阻滞剂时，患者水肿的程度较后者单独使用时轻，且降压效果更好。

四、高血压的"勺形规律"和阿司匹林

高血压患者一天中的血压不是恒定不变的，24 小时中血压有一定的变化规律。

一般上午 6 ～ 10 点血压最高，下午 4 ～ 6 点还有一个高峰，夜间入睡时血压下降 10% ～ 20%，血压水平最低。这种血压的曲线，就像吃饭用的勺子，称为勺形。

另外有些患者的血压曲线为非勺形。这些患者白天及夜间血压都高，或夜间血压下降幅度不到 10%，有些患者甚至夜间血压升高更明显，这种高血压对心、脑、肾的损害更大。

可以通过 24 小时血压动态监测了解自己血压变化的规律，并据此确定合适的用药时间。

对于勺形高血压，通常晨起后服药，这样既可降低白天相对较高的血压，又可避免出现夜间低血压。α 受体阻滞药，应该在睡前服用。对于非勺形高血压，可将降压药延迟至睡前服用。如果服两种以上药物，可将一种睡前服用，以利于夜间血压的控制，有利于对心、脑、肾的保护。

血压波动较大的患者，可在医生指导下，通过 24 小时动态血压监

测指导调整用药。

高血压患者在控制血压的同时，可服用小剂量阿司匹林，不但有利用血栓预防，睡前阿司匹林与某些降压药物一起服用，还有利于血压下降。

高血压患者应在血压控制150／90mmHg（毫米汞柱）以下再服用阿司匹林，以避免增加脑出血的危险。消化道溃疡的患者应慎用阿司匹林，也可同时服用治疗溃疡疾病的药物。

五、应用降压药的误区之一："朝三暮四"，频繁换药

坚持用药，效不更方！

高血压患者服用降压药物后血压长年稳定，没有不良反应，不应该调换药物。

相反，频繁更换降压药物不利于平稳降压。这是因为，每种降压药在具体患者身上要调整到合适的剂量并发挥稳定的降压作用，都需要一个较长的过程。一些长效降压药服药4～5天才开始出现明显降血压效果，用药3～4周方可达最大降压疗效。

如果频繁换药，那就要经常摸索剂量，不断调整，你服用某一种降压药是否都能取得同样良好的疗效，而又没有不良反应，也只能在实践中来显示，无法预测。在两种药物更换的衔接阶段，血压可能得不到有效控制。

有些患者担心长期使用降压药会引起"耐药"。"耐药性"在抗生素的应用过程中常见，但降压药不存在这一问题。有些刚开始药物治疗的高血压患者，一种药刚用没几天，发现血压没有明显下降，就立刻要求换药，结果隔三差五地更换药物，最后导致血压一直得不到良好控制。

频繁更换药物的原因有医患两个方面。一是有些患者换药是顾虑一种药用时间长了，毒副反应会积累，定期换换药物可减少毒副作用。这种现象大多发生于患者开始用药的一段时间，如长期服药，未出现毒副反应，请不必担心毒副作用累积。

二是医生因各人的用药经验与倾向不同，甚至受到制药企业市场运作的影响，也可能频繁更换降压药物种类。

如果降压药物对血压控制满意就不要频繁更换，降压药应常年坚持，效不更方。

那到底在什么情况下需要调整降压药呢？如果血压控制不满意，可以调整药物，可在原来用药的基础上再加用另一类降压药。而不主张加大原来用药的剂量或次数。这是因为，随着剂量的加大，患者也许不能耐受其副作用。两药合用的降压效果优于同一药物剂量加倍，两药合用的副作用小于同一药物剂量加倍。

六、应用降压药的误区之二：见"好"就收

一个老患者很长时间没来门诊看病，因为头晕又来门诊，一测血压170 / 80mmHg（毫米汞柱），问他服用降压药物了吗？他说，"前一段时间吃了降压药，血压降下来了，怕血压降得太低，不敢再吃，就自己给停了"。

高血压是由于血管弹性下降或血管阻力增加所致，是一种发生在血管的慢性病变。像糖尿病、慢性支气管炎、肺气肿一样，需坚持用药。应用降压药物后血压降下来了，是药物的作用，停药后一段时间，药物作用消失，血管病变还存在，血压又会逐渐升高。血压正常后继续坚持用药，可保持血压稳定，减少血压波动，而不会把血压降得过低。

七、高血压123级降压要领

1级高血压患者降压用药要领：

1级高血压指血压在140～159 / 90～99mmHg（毫米汞柱）。

这个阶段的血压可以先通过生活方式的改善来治疗。摄入食盐过多（口重）和大量饮酒使血压不易控制，注意低盐饮食，多吃蔬菜水果，少吃高脂食物，坚持有氧运动，把体重减下来，戒烟限酒，调节紧张情绪，生活规律。经过半年，如果血压没有降下来则开始口服降压药物。但是如果你同时有糖尿病、冠心病或卒中，在改善生活方式的同时，应同时口服降压药物。

2级高血压患者降压用药要领：

2级高血压是指血压在160～179／100～109mmHg（毫米汞柱）。

2级高血压开始治疗就可能需要两种不同类的降压药物联合应用。应首选固定剂量的复方降血压药物，即把两种降压药物制成1片药，很方便，晨起一口水，一片药，便于长年坚持用药。如ACE1＋噻嗪类利尿药；ARB＋噻嗪类利尿药；钙通道阻滞剂＋ACEI；钙通道阻滞剂＋ARB都是近年用于临床的新的"复方降压片"。在我国用了几十年的"老复方降压片"的主要降压药成分为利血平、氢氯噻嗪和双肼苯哒嗪。

3级高血压患者降压用药要领。

3级高血压是指血压超过180／110mmHg（毫米汞柱）。

这个阶段的血压在两种药物联合应用血压控制不好时，可能需要加用三种不同类的降压药物，推荐的组合包括：

ACEI＋噻嗪类利尿剂＋钙通道阻滞剂；ARB＋噻嗪类利尿剂＋钙通道阻滞剂；钙通道阻滞剂＋ACEI＋β受体阻滞剂；钙通道阻滞剂＋ARB＋β受体阻滞剂；钙通道阻滞剂＋β受体阻滞剂＋ACEI；β受体阻滞剂＋噻嗪类利尿剂＋钙通道阻滞剂。

八、高血压合并其他疾病的降压用药要领

高血压患者常同时存在其他全身疾病，如冠心病、心力衰竭、卒中、糖尿病，这时用药应注意：

高血压合并冠心病：优先选用β受体阻滞剂、ACEI或ARB、钙通道阻滞剂，如已用β受体阻滞剂、利尿剂和ACEI或ARB后，血压仍控制不满意，可考虑氨氯地平或缓释非洛地平。

高血压合并心力衰竭：优先选用ACEI或ARB和利尿剂，心力衰竭稳定后应用β受体阻滞剂。

高血压合并卒中：5类降压药物都可选用。

高血压合并糖尿病：ACEI或ARB，可联合应用钙通道阻滞剂。

药物处方二

防止支架内或其他血管动脉粥样硬化

临床上常用的药物有两大类，分别是他汀类药物和胆固醇吸收抑制剂依折麦布。他汀类药物降低肝脏合成胆固醇；依折麦布是防止胆固醇从肠道吸收的药物。

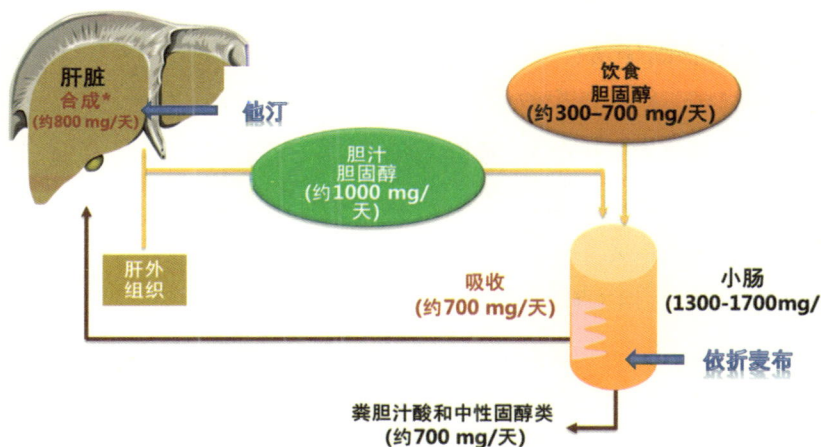

人体内胆固醇的来源有 2 个，即合成和吸收；肝脏每天合成约800mg 胆固醇；肠道中的胆固醇来源于饮食（300-700mg/ 天，约占肠道胆固醇的 1/3）和胆汁（1000mg/ 天，约占肠道胆固醇的 2/3）；经肠道吸收后，部分（~700mg/ 天）转运至肝脏（被肝脏重吸收），部分（~700mg/ 天）从粪便中排出；由此形成肝肠循环，肝脏中的胆固醇一部分进入血液一部分白胆汁进入肠道，进入肠道内一半的胆固醇被吸

收，又重新转运至肝脏，由此循环。

他汀类药物：

常用：瑞舒伐他汀、阿托伐他汀、辛伐他汀、匹伐他汀、氟伐他汀、普伐他汀、血脂康、脂必泰，他汀不是肝毒药，所谓他汀药升高血糖，常常发生在肥胖，代谢综合征等糖尿病的高危人群，需要管住嘴，迈开腿，吃动两平衡。

他汀类药物治疗的获益：

（1）降坏胆固醇，没有"坏胆固醇"就没有冠心病。

（2）稳定／逆转斑块，降低心血管疾病风险。

他汀类药物使用原则：

（1）他汀早用药，早获益

（2）强化达标，更多获益

（3）坚持用药，长期获益

他汀类药物副作用：

（1）肌痛、肌病、横纹肌溶解（罕见）。

（2）在少数患者中引起肝酶增高，大多很轻。

（3）肝酶升高超过正常上限3倍，暂停药。

（4）如肝酶恢复后，再从小剂量开始，或换品种。

他汀类药物使用推荐：

中国血脂指南明确指出中等强度是他汀的最佳获益剂量。（如瑞舒伐他汀5-10mg；阿托伐他汀10-20mg；辛伐他汀20mg；匹伐他汀2mg、氟伐他汀40-80mg、普伐他汀40mg）

胆固醇吸收抑制剂：依折麦布

依折麦布治疗的获益：

（1）降低坏胆固醇。

（2）稳定／逆转斑块，降低心血管疾病风险。

依折麦布使用推荐：

（1）依折麦布联合中等强度他汀可达到强化降坏胆固醇的效果（这种联合用药可降低 LDL-C $>50\%$）。

（2）他汀治疗后发生副作用无法坚持治疗的患者，可减小他汀剂量联合依折麦布或转换依折麦布单药治疗。

他汀剂量加倍时：LDL-C 降幅增加很小（6%），且药费和副作用明显增加，因此中国患者使用不同他汀类药物时建议给予中等强度，一级预防时，甚至可用中小强度。在动脉粥样硬化心血管疾病的二级预防时应将低密度脂蛋白胆固醇（LDL-C）降至 <1.8mmol/L（毫摩尔每升）（70 毫克每分升）以下，更低更好。证据显示，中等强度或中小强度他汀联合依折麦布 10mg，降 LDL-C 疗效可增加 20%，可满足强化降脂的效果。这是最实际有效、安全，且成本合理的调脂方案。

术后需强化降脂

　　"支架人生"重在预防复发和提高患者生活质量，支架手术可改善症状、缓解心绞痛，但只能针对单一重度管腔狭窄，同一冠状动脉或不同冠状动脉常常还会有其它不稳定斑块。支架手术治标不治本，还需进行全身／系统治疗以稳定斑块，预防心血管事件。支架手术后二级预防规范化管理中，强化降脂与双联抗血小板治疗具有同等重要的地位。因此支架手术后患者需要强化降脂治疗延缓斑块形成，稳定易损斑块，减少血栓形成，减少急性心脏事件。

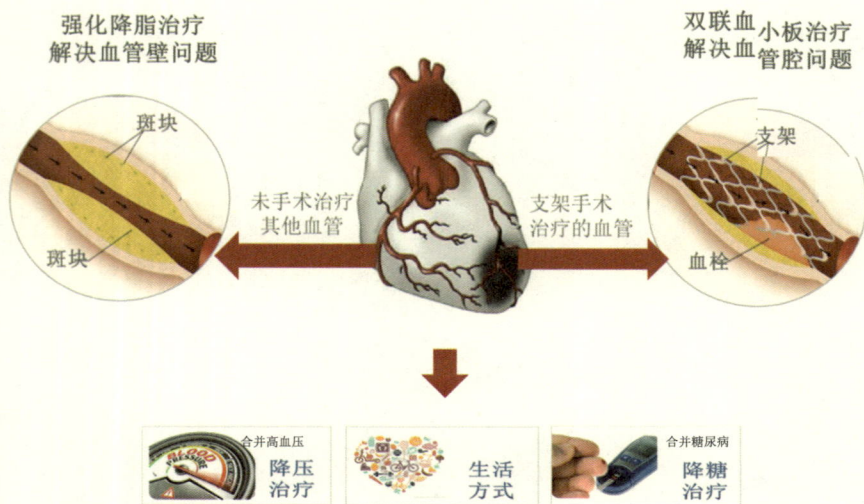

强化降脂治疗
解决血管壁问题

双联血小板治疗
解决血管腔问题

斑块

斑块

未手术治疗
其他血管

支架手术
治疗的血管

支架

血栓

合并高血压
降压治疗

生活方式

合并糖尿病
降糖治疗

他汀是临床上最常使用的降胆固醇药物，为了满足术后患者强化降脂治疗的需求，在过去临床医生只有处方大剂量他汀一条路。但他汀"6原则"的存在导致即使剂量加倍，药费成比例增加，而降低LDL-C疗效的增加很小。另一方面，他汀治疗相关的不良反应存在剂量依赖性，大剂量他汀单药治疗显著增加肌肉、肝脏等不良事件的发生，导致患者停药、换药，进而影响他汀治疗的达标率。国际多个权威指南均指出亚裔不适合使用高强度/大剂量他汀，高强度他汀治疗伴随着更高的肝酶上升风险，这在中国人群中尤为突出。HPS2-THRIVE研究表明使用中等强度他汀治疗时，中国患者肝脏不良反应发生率高于欧洲患者，肝酶升高率（＞正常值上限3倍）超过欧洲患者10倍，而肌病风险也高于欧洲人群10倍。高强度他汀显然不是中国人群的强化降脂之选，术后患者的强化降脂治疗仍存有巨大的空白。中国血脂指南明确指出中等强度是他汀的最佳获益剂量。

随着非他汀类药物胆固醇吸收抑制剂依折麦布、前蛋白转化酶枯草溶菌素9型（PCSK9）抑制剂相关研究的发布，极大提升了联合降脂治疗在血脂管理中的地位。2016中国血脂指南指出：调脂药物联合应用可能是血脂异常干预措施的趋势，优势在于提高血脂控制达标率，同时降低不良反应发生率。

依折麦布是目前全球唯一上市的胆固醇吸收抑制剂，与他汀联合用药，机制互补，可进一步增强降胆固醇疗效。有研究显示，10mg/d依折麦布联合10mg/d阿托伐他汀的LDL-C降幅与80mg/d阿托伐他汀相当，即1+1=8的效应；而在安全性方面，联合治疗并不增加不良事件的风险，仅与他汀单药治疗相当，即1+1=1；而在性价比方面，10mg/d依折麦布联合10mg/d阿托伐他汀的日治疗费用不到80mg/d阿托伐他汀的一半。即使不考虑大剂量他汀临床治疗的局限性（他汀"6原则"、不良反应的剂量依赖性），依折麦布联合中等他汀治疗无疑为临床增加了一个新的强化降脂方案选择，对于极高危患者联合降脂治疗疗效确切、耐受性良好且性价比更高，有利于提高患者长期服药的依从性。

中等强度 （每日剂量可降低LDL-C25%-50%）	高强度（强化降脂） （每日剂量可降低LDL-C50%-60%）
阿托伐他汀10-20mg	辛伐他汀20mg+依折麦布10mg
瑞舒伐他汀5-10mg	普伐他汀40mg+依折麦布10mg
辛伐他汀20-40mg	洛伐他汀40mg+依折麦布10mg
普伐他汀40mg	氟伐他汀80mg+依折麦布10mg
洛伐他汀40mg	匹伐他汀5-10mg+依折麦布10mg
氟伐他汀80mg	阿托伐他汀10-20mg+依折麦布10mg
匹伐他汀2-4mg	瑞舒伐他汀5-10mg+依折麦布10mg
血脂康1.2g	
脂必泰	

今天我们有了他汀和依折麦布这样好的药物，如果能合理运用，将会更早缚住 ASCVD 这条"苍龙"。

糖尿病篇

首先提醒大家降糖要达标，空腹血糖应控制在≤ 6mmol/L（毫摩尔每升）。

一、糖尿病治疗药物的种类

降糖药物包括口服降糖药、胰岛素和胰岛素类似物。1 型糖尿病由于先天胰岛素分泌不足，首选且终身应用胰岛素治疗。下面主要讲述 2 型糖尿病的药物治疗。

目前批准使用的口服降糖药包括促胰岛素分泌剂（磺脲类药物、格列奈类药物）和非促胰岛素分泌剂（α－糖苷酶抑制剂、双胍类药物和格列酮类药物）。

促胰岛素分泌剂刺激胰岛分泌胰岛素，增加体内胰岛素水平；双胍类药物主要抑制肝脏葡萄糖的产生，还可能有延缓葡萄糖吸收和增强胰岛素敏感性的作用；α－糖苷酶抑制剂延缓和减少肠道对淀粉和果糖的吸收；格列酮类药物属于胰岛素增敏剂，可通过减少胰岛素抵抗而增强胰岛素的作用。

使用药物治疗时必须保证正常饮食，有的患者进食很少或不进食，仍然坚持用降糖药物，常常发生低血糖。因此如果不进食，应该不用或将降糖药剂量减半。常用口服降糖药的种类和常规药量见附表。

二、糖尿病不同阶段选药方法

1. **初诊糖尿病**：首先要改善饮食结构，素食为主，荤素搭配，控制饮食总量，坚持锻炼身体，肥胖者争取让体重每个月减掉1.5～2.0千克。如果血糖仍没有回到正常水平，应根据是否肥胖选择降糖药物，不胖首选磺脲类药物，肥胖首选双胍类药物。效果欠佳时需两种降糖药物联合应用或胰岛素与一种口服降糖药物联合应用，不建议三种降糖药物联合应用。

2. **肥胖糖尿病**：首选二甲双胍。

3. **正常体重糖尿病**：首选磺脲类药物或格列奈类药物。

4. **餐后血糖高**：首选 α-糖苷酶抑制剂或格列奈类药物。

推荐下列两种不同降糖药物联合应用：

磺脲类＋格列酮类；

格列奈类＋格列酮类；

磺脲类＋双胍类；

格列奈类＋双胍类；

格列奈类＋ α-糖苷酶抑制剂；

磺脲类＋ α-糖苷酶抑制剂；

二甲双胍＋ α-糖苷酶抑制剂；

格列酮类＋ α-糖苷酶抑制剂。

血糖不稳定：

应先查找生活习惯原因，是不是饮食过多、活动量减少或心情不好、情绪紧张等原因。如果有其中一项原因都要进行纠正，然后再调整降糖药物。如不是这些原因，可调整降糖药物，或应用胰岛素治疗。

血糖控制不好：经过生活方式干预或药物治疗血糖控制不好时，应开始胰岛素治疗。

目前在全世界有几个药物已经被证明用于血糖高于正常的患者可以预防发展成糖尿病，分别是：二甲双胍、阿卡波糖。用法：二甲双胍250～500毫克，每日3次，饭后30分钟服用。阿卡波糖50～100毫克每日3次，餐中服用。这两个药一般不发生低血糖，可放心服用。

三、胰岛素应用

04
五大处方

胰岛素治疗是控制高血糖的重要手段。1型糖尿病患者需依赖胰岛素维持生命，也必须使用胰岛素治疗才能控制高血糖；2型糖尿病患者虽然不需要胰岛素来维持生命，但由于口服降糖药的失效和出现口服药物使用的禁忌证时，仍需要使用胰岛素控制高血糖，以减少糖尿病急、慢性并发症发生的危险。在某些时候，尤其是病程较长时，胰岛素治疗可能会变成最佳的，甚至是必需的保持血糖控制的措施。

正常人胰岛素的生理性分泌可分为基础胰岛素分泌和餐时胰岛素分泌。基础胰岛素分泌占全部胰岛素分泌的40％～50％，其主要的生理作用是调节肝的葡萄糖输出速度，以满足大脑和其他器官对糖的需求。餐时胰岛素的主要生理作用为抑制肝脏葡萄糖的输出和促进进餐时吸收的葡萄糖的利用和储存。目前，常采用中效胰岛素（NPH）或长效胰岛素制药（PZI，又称精蛋白锌胰岛素）提供基础胰岛素分泌（睡前或早晨注射中效胰岛素或每日注射1～2次长效胰岛素），采用短效胰岛素（RI）或速效胰岛素（IA，又称胰岛素类似物）来提供餐时胰岛素（餐前30分钟注射）。

2型糖尿病患者在生活方式和口服降糖药联合治疗的基础上，如果血糖仍未达到控制目标，即可开始口服药物和胰岛素的联合治疗。一般经过最大药量口服降糖药治疗后糖化血红蛋白仍大于7％时，就应该胰岛素治疗，口服降糖药可以保留。当仅使用基础胰岛素治疗时，不必停用胰岛素促分泌剂。

对新诊断的并与1型糖尿病鉴别困难的消瘦的糖尿病患者，应该把胰岛素作为一线治疗药物。在糖尿病病程中（包括新诊断的2型糖尿病患者），出现无明显诱因的体重下降时，应该尽早使用胰岛素治疗。

2型糖尿病患者如果每天胰岛素用量超过1单位／千克体重，就要考虑存在外源胰岛素抵抗。这时候要控制饮食，加强运动，加用二甲双胍或 α-糖苷酶抑制剂或格列酮类药物。

常用胰岛素制剂及其作用特点

胰岛素制剂	起效时间	峰值时间	有效作用时间	药效持续时间
超短效胰岛素 (IA) 类似物	15 分钟	30 分钟	3～4 小时	4～6 小时
短效胰岛素 (RI)	30 分钟	2～3 小时	3～6 小时	6～8 小时
中效胰岛素 (NPH)	2～4 小时	6～10 小时	10～16 小时	14～18 小时
长效胰岛素 (PZI)	4～6 小时	10～16 小时	18～20 小时	20～24 小时
甘精胰岛素	1～2 小时	无	24 小时	24 小时
预混胰岛素				
70／30(70% NPH30％ RI)	30 分钟	双峰	10～16 小时	14～18 小时
50／50(50% NPH50％ RI)	30 分钟	双峰	10～16 小时	14～18 小时

降胆固醇防 ASCVD 最佳策略

——使用中等强度他汀，必要时联用依折麦布

一、10 年变革，血脂异常认识仍存遗憾

近10年，他汀对于动脉粥样硬化性心血管疾病防治的重要意义在临床医师和患者中得到了很好的普及，他汀类药物的应用也越发广泛。尽管如此，在改善血脂异常认识的工作中，仍然存在不足和遗憾。首先，虽然临床医师对于门诊和住院的冠心病患者普遍选择他汀用于疾病的二级预防，但目前我国尚未建立起全面有效、针对患者长期治疗的随访体系，这也导致了患者依从性差、停药率高的不良局面。在前瞻性流行病学调查研究 PURE（二级预防心血管药物在高、中、低三类收入国家群体中的应用）研究中，中国城乡心血管病二级预防的他汀类药物治疗率（仅为1.7%）严重低于发达国家，出院后能坚持使用他汀患者的比例也仅为2%～3%，这就是我国基层医院

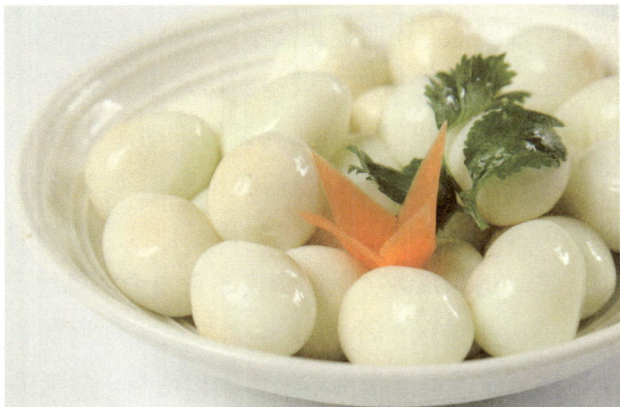

201

和患者的实际情况。原因可能在于，当患者看到化验单上显示其血脂水平不高时，他们往往认为无须或不愿意再使用药物。加之对他汀安全性的担忧，部分医师或患者认为他汀类药物可能引发肝酶增高。诸如"他汀具有肝毒性，是肝毒药"的误解流传甚广。再者，对他汀的不合理选择，导致医疗费用增高，患者对他汀望而却步。

因此，为改善这一局面，未来有必要继续加强患者教育，告知其未按时服药将无法体现药物疗效的严重后果；同时要强化他汀药物有效性、安全性和依从性的管理，实行个体化的治疗。其次，2013 年ACC（美国心脏病学年会）/AHA（美国心脏病学学会）成人降胆固醇治疗指南和一些企业的商业化运作对我国血脂异常的治疗造成一定干扰，一些有争议的学术观点影响了临床实践。例如，基于 ARMYDA 研究的序贯疗法。ARMYDA 研究本身并非一个高质量、硬终点的研究，它小样本、事件少、替代终点、短随访，但该研究结果却被广泛引用、宣扬和推广。事实上，无论国内开展的关于 ACS（急性冠脉综合征）患者的CHILLAS（中国急性冠状动脉综合征患者不同剂量他汀治疗）研究，还是针对亚太人群 ALPACS（中韩两国 ACS 患者负荷剂量他汀干预）研究或是 ISCAP（介入治疗后强化他汀治疗）研究，均未看到更大强度他汀或者序贯疗法突击高强度他汀应用后的疗效。换言之，绝大多数中国患者根本不需要接受高强度他汀的治疗。而且他汀的剂量与副作用明显相关。同时，应用高强度他汀还明显提高了医疗成本。

总之，缺乏长期有效的随访，患者依从性差；受到不同国情的美国指南的干扰和部分商业利益的推动，从而不恰当过度宣扬高强度他汀序贯疗法，这两点是当前我国医学领域对于血脂异常管理的严重误区，伤害了公众健康利益，妨碍了他汀类药物的规范使用。

二、追溯根源，美国指南不宜在中国落地

美国指南的一个严重弊病是过于强调随机对照试验（RCT）的地位，将高质量美国指南结果作为指南唯一参考的推荐依据。但事实上，临床实践中所面临的问题并非均可采用 RCT 来回答。RCT 研究完全排除

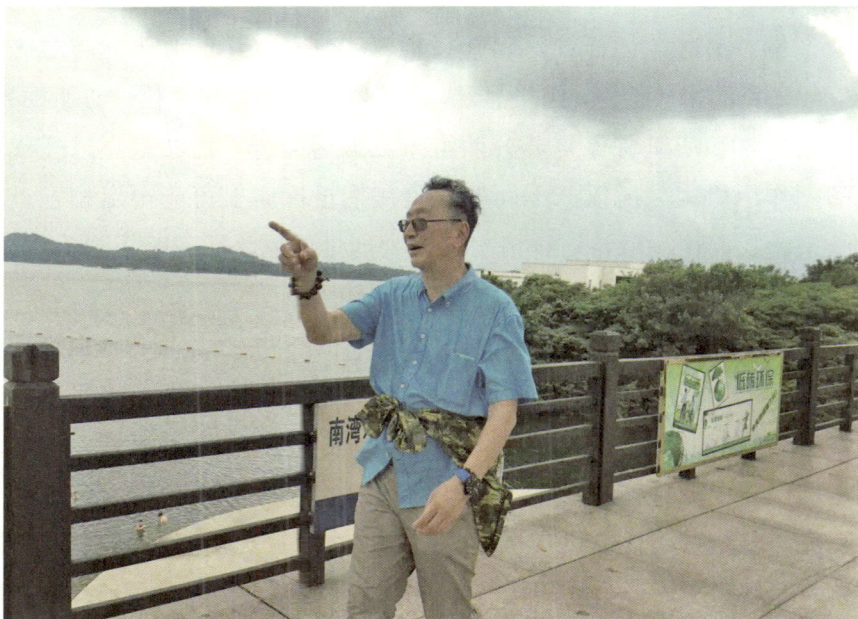

了流行病学调查、临床的一些观察研究和基础研究，它的研究人群具有高度选择性，排除和入选示准极为严格。并且，RCT 大多是企业支持的上市前研究，其本质并非真正为解决临床的实际问题。2013 年 ACC（美国心脏病学年会）/AHA（美国心脏病学学会）成人降胆固醇指南推荐了他汀使用的最高强度，和其他大多数指南不同，美国指南认为并不存在制定 LDL 胆固醇控制目标的证据，仅有他汀应用剂量的证据。但他汀是一类降胆固醇、降 LDL-C 的药物，只有把不同剂量他汀降 LDL 胆固醇的程度，拉开大概 20% 的差距，才可能出现患者预后的差别。

根据他汀的"6 原则"，即他汀类药物剂量加倍 1 次，LDL-C 的降幅仅增加 6%。以阿托伐他汀为例，从 10～20 毫克，LDL-C 降低 6%，20～40 毫克，LDL-C 再降低 6%，40～80 毫克再降低 6%，此时达到 18% 的降幅，患者预后出现差异。可见，所有的临床试验中，无论是在急性冠状动脉综合征患者还是稳定性冠心病患者中，8 倍的剂量，即 80 毫克的阿托伐他汀与 10 毫克阿托伐他汀相比，才产生预后的差别。因此在设计研究时，为达到统计学意义，他汀的剂量需要设定为80毫克的大剂量。另外，同样针对阿托伐他汀80毫克的 IDEAL 研究，对比是20～40毫克的辛伐他汀，结果显示，主要终点方面（非致死性心肌梗死、冠心病死亡和心脏骤停复苏）两组未见显著差异。而80毫克阿托伐他汀的副作用更大。所以，不同的试验在剂量探索上可能得出相互矛盾的结果。我们往往就将这种情况定义为剂量现象，而忽略了最为本质，也是最终目的的降胆固醇，降胆固醇是硬道理。

实际上，探索胆固醇目标的研究大量存在。如在近期有缺血性卒中和 TIA（短暂性脑缺血发作）的患者中评估达到 LDL-C 靶标水平对血管事件影响的 TST 研究，依折麦布联合辛伐他汀与单用辛伐他汀对比的研究，均观察了能否将 LDL-C 降至80毫克／分升，70毫克／分升，或降至50毫克/dl 左右，目标设立直接、明确，比控制血压、血糖更为具体，这就是一种降胆固醇目标的现象。他汀剂量调节的本质是 LDL-C 降幅的差别，是降脂的差别，是高危患者 1DL-C 目标强化而非剂量的强化，剂量只能个体化。

他汀剂量的调整只能遵循个体化原则，不同的种族间，甚至同样种族、不同个体间，所需治疗剂量不尽相同，存在的风险也不一致。由于患者的基线胆固醇水平不同，治疗的方案很可能存在差别。对所有患者均选用相同的高强度他汀，这一治疗策略并不符合临床的实际情况。

三、探索原因，多项研究并未显示他汀剂量增倍的获益

ALPACS 研究、CHILLAS 研究等均未能证实增倍剂量他汀强化降脂能带来更多获益。后者显示增倍剂量他汀治疗，仅使 LDL-C 多降低5.6%，心血管事件无降低。造成这一系列研究假设和实际结果之间差异的根本原因何在？这些研究设计之初是相信高强度他汀，或是突击使用高强度他汀的疗效的，甚至研究者希望把高强度他汀使用的时间设置比 ARMYDA 研究更长，以确保阳性的试验结果。但这些研究中，强化剂量的他汀与中等剂量的他汀在降低 LDL-C 方面的差异并不明显，而

研究想要探索的问题，是希望观察到他汀降胆固醇以外的作用，例如使用大剂量后抗炎作用能够在较短的时间内显现出来。事实上，若想获得更好的结果，就应该着眼于把胆固醇降得更低，而不是抗炎作用。因抗炎作用虽然可能在短期内能看到炎症指标变化的效果，却不可能改善预后。

四、遵守原则，正视高强度他汀的风险

如何保证他汀使用所带来的安全性？这需要我们的领域内专家、企业等在从事学术相关活动当中，遵从一定的原则。首先必须保证良心道德的底线。如果引用一些不可靠的数据或非常低劣的探索性研究结论，推导或者编造出不正确的疗法，势必伤害患者的根本利益，这种规矩的底线不能破。其次是捍卫常识，高强度他汀并非每个患者都能适用，尤其对中国的广大胆固醇增高患者而言，80毫克剂量阿托伐他汀具有很大的副作用，显著提高医疗费用，依从性极差。因此，应

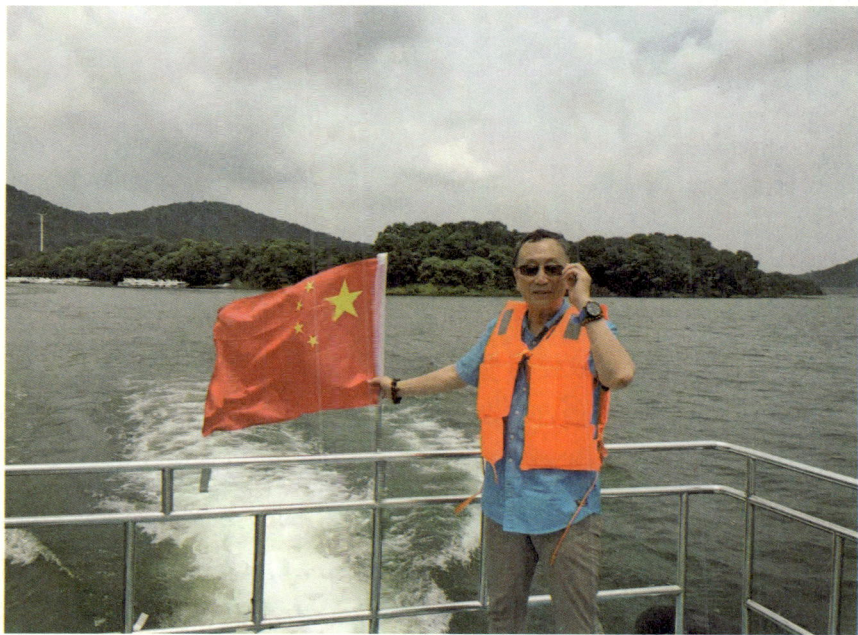

当呼吁临床医师重视临床实践，采用个体化治疗方案。2013年1月在《中华心血管病杂志》上发表的《中国剂量》一文正是对美国指南不断反思的结果，文章探讨了包括利尿降压药、华法林、胺碘酮以及他汀在内的多种药物的中国人群剂量，提出中国患者并不需要高强度他汀，

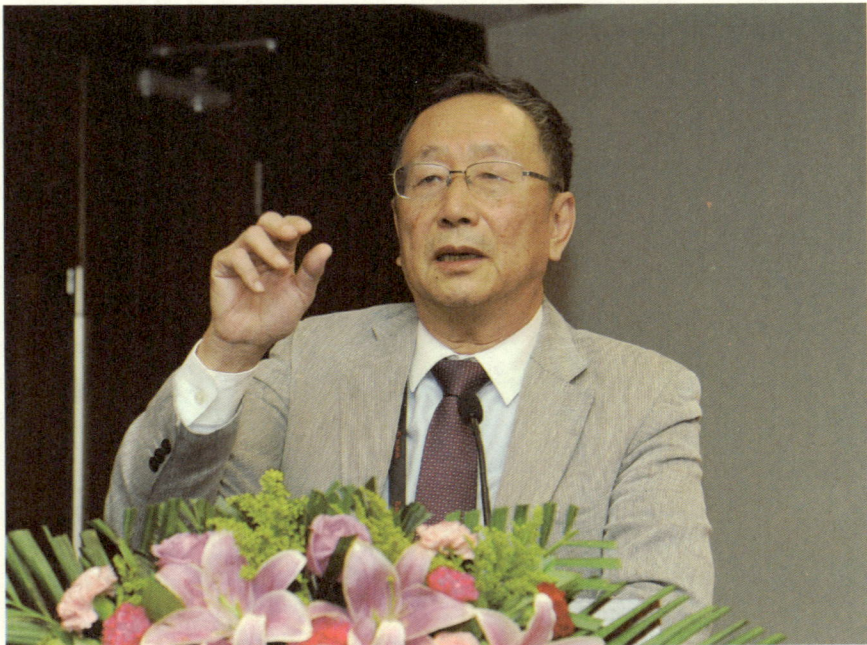

且高强度他汀，对中国患者安全性不足，同等强度他汀，亚洲人群的不良反应是欧洲人群的十倍。再者，高强度他汀明显拉高了药品的价格。

五、合理运用，建议使用中等强度他汀

中国患者使用不同他汀类药物时建议给予中等强度，一级预防时，甚至可用中小强度。中小强度他汀如能达标，则提高患者依从率，保证长期用药。如不能达标，可联合5～10毫克依折麦布。证据显示，他汀剂量加倍时，LDL-C降幅增加6％，而中等强度或中小强度他汀联合依折麦布10毫克，降脂疗效可达20％，恰恰满足了所谓强化降脂的效果。并且，给予5毫克依折麦布即可达到10毫克疗效的3/4，而费用却

降低一半，因此可以先联合5毫克依折麦布，必要时加量至10毫克，这应该是最实际有效、安全，且成本合理的调脂方案。

当前，我国他汀运用中面临的最大问题是糖尿病患者的用药。中国糖尿病患者的数量接近一亿。美国指南中提出，糖尿病患者应接受他汀治疗。但我国糖尿病患者他汀应用的比例极少，这是个巨大的误区和未被满足的需求。

今天我们有了他汀和依折麦布这样好的药物，如果能合理应用他汀，必要时联合依折麦布，将会更早缚住动脉粥样硬化性心血管疾病（ASCVD）这条"苍龙"。

运动处方

国家体育总局体育科学研究所　郭建军

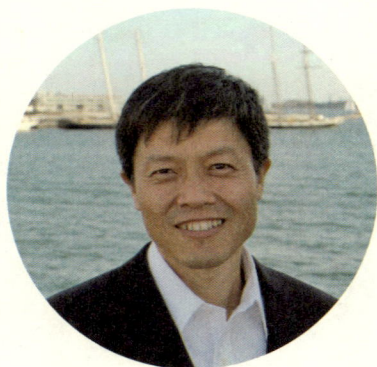

运动对心血管患者的好处

运动是心脏康复的核心，大量的研究证实，有效、规律、适当强度的运动可以：

1. 促进心血管病患者降低体重，减少内脏脂肪，减少脂毒性，降低全身炎症水平；

2. 改善心功能；

3. 提高生活质量；

4. 降低再住院率；

5. 降低再发心血管事件率和死亡率；

6. 改善内皮功能、稳定斑块、减少心肌细胞凋亡、促进侧支循环的建立等。

维护人体的健康起码需要两种基本身体活动类型，即增强心肺功能运动和抗阻运动。这两种运动产生的健康效果不同，因此不同体质的人群应根据自身情况的不同选择合适自己的运动方式和运动强度，但两种运动都应坚持并以周为单位轮流出现。

对于老年人，锻炼时必须强调防跌跤，避免跌跤。包括下肢的力量练习、平衡练习（动态和静态平衡练习）、灵敏性练习等。

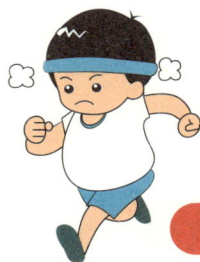

增加体力与
心脏功能

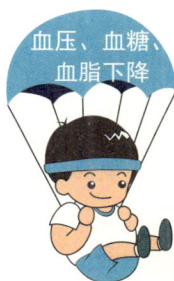

血压、血糖、
血脂下降

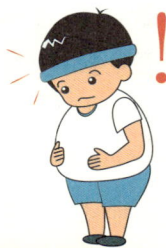

改善动脉硬化的危险因素

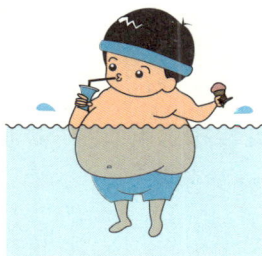

缓解压力

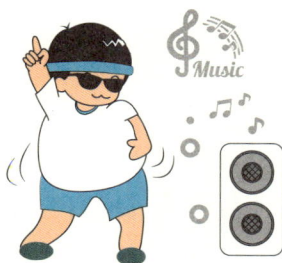

改善生活质量

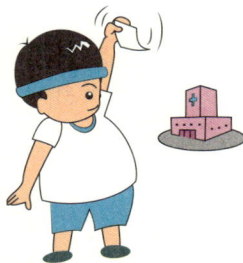

减少住院率和心源性死亡

209

运动的分类

　　药物和营养都有不同分类，运动也一样，主要分为：增强心肺功能运动、抗阻运动、身体功能性训练、骨质增强型运动、柔韧性练习和神经运动能力锻炼6大类。

增强心肺功能运动

　　增强心肺功能运动是一种消耗性运动，主要指持续长时间的、有大肌肉群参与的、有节奏性收缩和舒张运动，比如跑步、游泳等，其内在特点是肌肉细胞有充分氧气供应。外部表现特点是：心率增快，呼吸频率加快。增强心肺功能运动也称为耐力运动。

　　增强心肺功能运动对心血管是一种刺激，最明显是刺激心跳加快。对于心肌是最好的锻炼。可以显著改善血管壁的弹性。同时，使人体呼吸加深，肺内气体得到充分交换，强化呼吸肌的力量，使得呼吸更有力，增加肺通气功能。

　　增强心肺功能运动对免疫功能也是一种强刺激。血液的再分配最明显，平时停留在内脏的免疫细胞都被调入循环过程中，对于免疫细胞的功能是一种刺激，对于提升免疫细胞的功能有显著作用。

　　增强心肺功能运动需要持续的能量供应。心肺耐力运动，都是全身性的运动，有更多的大肌肉群参与，有内脏器官的配合，因此消耗能量也越多，更容易消除脂肪。

　　增强心肺功能运动是有节奏的运动，单调重复的节奏有益于大脑舒缓压力，放松心情，对抑郁焦虑症有辅助治疗作用。

增强心肺功能运动是有氧运动，但不是所有的有氧运动都能增强心肺功能。有氧运动消耗能量，但不一定提高心肺功能。例如，散步是有氧运动，消耗能量，但对普通健康人来说由于强度太小，不能刺激心跳加快、呼吸加快，因而对心肺功能没有提高的作用。某种有氧运动是不是增强心肺功能的运动因人而异。比如散步对长时间卧床不起的人来讲，缓慢走路都心跳加速，气喘吁吁，那就算是增强心肺功能的运动。

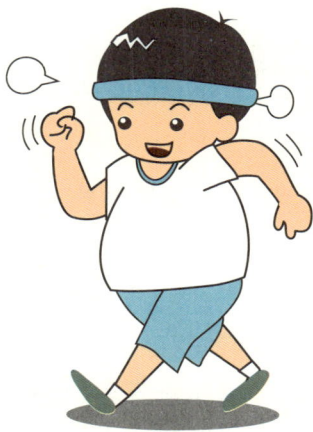

构成增强心肺功能运动的条件：

耐力运动是最基本的有益于健康的运动。但是要达到健康的效果，有氧运动需要满足以下条件才能成为增强心肺功能运动：

一、运动的强度

有氧运动强度不足，则对身体心肺功能不能构成有效的刺激，无法产生明显健康效果。有氧运动强度有以下几种判断方法：

1. 通过测量运动中心率来判断有氧运动的强度：

在进行有氧运动时，为了最大限度增大能量代谢率，减脂效果最好的运动中心率应该控制在自己最大心率的60%～70%之间为宜。为了增强心肺功能，运动中心率应该控制在自己最大心率的70%～80%之间为宜。目前，常使用的计算最大心率的公式为：220－年龄。可以通过测量10秒钟的脉搏来估测运动中的心率（详见217页）。

2. 根据主 borg（主观疲劳感觉强度单位）和呼吸状况判断有氧运动的强度来控制适宜的运动强度（详见218页）。

另外还可以用谈话试验判断运动强度：在中等强度运动时，人们还可以谈话，但不会唱歌了。

3. 根据运动强度分级（MET）表选择中等强度运动：3.0～6.0MET以上，3.5～7千卡／分钟（详见216页）。

同样的运动，对不同体质的人效果不同。因此，锻炼强度的要在医生指导下因人而异。

二、运动的频率

每天进行有氧运动，至少：

1天：30～60分钟，1次10分钟以上。

1周：3天以上，140～180分钟。

运动中，骨骼肌消耗血糖不需要胰岛素的参与，而安静状况下，骨骼肌消耗血糖需要胰岛素的参与。骨骼肌消耗血糖的效应只发生在运动中及运动后17小时以内。因此，应每天进行有氧运动，至少隔天1次，即每周3次。

每次有氧运动最少持续十分钟。维持原有的身体健康，每天最少需要30分钟中等强度以上的有氧运动。这些有氧运动可以分几个时段进行，每次最少10分钟，才能达到刺激心肺功能的作用。

三、运动持续的时间

每次有氧运动最少持续10分钟。维持原有的身体健康，每天最少需要30分钟中等强度以上的有氧运动。这些有氧运动可以分几个时段进行，每次最少10分钟，才能达到刺激心肺功能的作用。

抗阻运动

抗阻运动，也称力量练习。力量练习是对骨骼肌的刺激，能够增大肌肉体积，增强肌肉力量。增强心肺功能锻炼离不开身体下肢力量和躯干力量的支持。增强肌肉的能力只能靠力量练习。

我们宣传了过多脂肪的危害，而对于过少肌肉的危害宣传严重不足：

1. 肌肉不足引起免疫力下降：

免疫系统中重要的免疫细胞的能量很多来

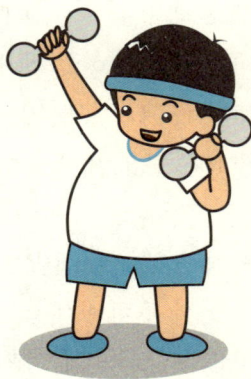

自谷氨酰胺，而骨骼肌是产生谷氨酰胺的主要场所。肌肉不足会导致免疫细胞能量不足，引起免疫功能下降。

2. 关节松弛，不稳定，关节疾病增加：

随着年龄增加，肌肉张力下降，关节变得不稳定和松动。力量练习增强肌肉力量和肌张力，从而增强关节稳定性，对关节有保护作用。肌张力是关节稳定、不松弛的主要保障。肌张力不足一是导致关节面撞击增加，如膝关节、踝关节，撞击增加则伤病增加；二是导致关节运动不是沿着固定滑槽轨道，而是时不时地滑出轨道，引起半脱位或脱位，如脊柱小关节导致关节松弛，导致关节痛。美国关节炎协会认为：力量练习是任何关节炎必须的预防、康复手段。肌肉力量训练是解决问题的根本方法。

3. 冲撞缓冲作用减弱，导致骨骼损伤：

肌肉是骨骼的减震器，肌肉太弱，关节、骨骼直接受到伤害。在跑步、长距离快走中，如果肌肉力量不足或肌肉耐力差，都会造成肌肉的缓冲功能下降，导致骨骼直接承受地面反弹力，造成骨骼损伤、疼痛。因此预防方法是在运动中补充能量，减少运动持续时间，增强局部力量练习和肌肉耐力。

4. 无法顺利进行有氧锻炼：

没有肌肉力量，持续的有氧锻炼很容易受伤，无法顺利继续下去。每天6000步，没有健康的下肢关节很难保障。而没有足够的下肢肌肉力量，很难保障健康的下肢关节。肌肉力量在有氧锻炼中是重要的保护自己、防止伤病的缓冲器。因此，有氧锻炼之前，一定要进行相应的防伤力量练习。

综上所述，肌肉力量是自理能力的保障，生活质量的保障，同时对人的自信心也有增强作用。

抗阻练习方法的分类

1. 克服自身体重进行力量练习：

如俯卧撑、卷腹、扶墙练习等。这些动作的优点是不需要任何大型的器械就完成力量练习，但需要高度集中注意力，防止伤病。做这些动作要缓慢，在可控制的能力范围内进行。

2. **器械练习：**

这些器械是固定的，如联合力量练习器，器械上练习比较安全，尤其对于刚开始进行力量练习的人来说，比靠身体重量进行的力量练习更安全。主要是用于身体大肌肉群的锻炼。

3. **自由重量练习：**

如哑铃、杠铃、弹力带等。既能练习大肌肉群，如杠铃，也用于练习小肌肉群，如哑铃、弹力带等，用于增强关节周围小肌肉群的力量，稳定关节。另一个优点是可以单独对某个肢体进行锻炼，尤其是在左右肢体力量不均衡时。

另外，力量锻炼必须针对某群肌肉安排专门的锻炼。任何一个关节主动肌、拮抗肌的力量，都有一个比较合理的比值范围。在这个比值范围内，伤病情况少。类似一个发动机需要配备一个相适应的刹车系统一样。二者不匹配就容易受伤。（见下表）

关节主动肌、拮抗肌的力量强度比例

关节	肌肉（主动肌／拮抗肌）	运动	比例
脚踝	腓肠肌，比目鱼肌／胫骨前肌	足跖屈／背屈	3:1
脚踝	胫骨前肌／腓骨前侧肌	足内旋／外翻	1:1
膝关节	股四头肌／腘绳肌，即大腿前后侧肌肉群	膝伸展／屈膝	3:2
髋关节	竖脊肌，臀大肌，腘绳肌／髂腰肌，腹直肌，阔筋膜张肌	伸展／屈曲	1:1
肩关节	前三角肌／斜方肌，后三角肌	内收／外展	2:3
肩关节	肩胛下肌／冈上肌，冈下肌，小圆肌	内旋／外旋	3:2

关节	肌肉（主动肌／拮抗肌）	运动	比例
肘关节	肱二头肌／肱三头肌	屈／伸	1:1
腰椎	髂腰肌，腹肌／竖脊肌	屈／伸	1:1

抗组训练强度和量的选择：

每周锻炼2～3次。每次锻炼，以第二天酸胀有感觉为宜。每次锻炼完，必须有一天间隔休息。

一般来讲，1RM 代表这个重量是最大重量，用这个重量只能运动一次。对于大多数成年人来讲，90% 的1RM 可以重复4次，80%1RM 可以重复8次，70%1RM 可以重复12次，60%1RM 可以重复16次。重复次数推荐8～12次。

				伤病少，低风险刺激够						
		强刺激高伤病风险					刺激更弱伤病更少，低风险			
最大力量的百分比	100	95	90	85	80	75	70	65	60	55	50
能重复的次数	1	2	4	6	8	10	12	14	16	18	20
			可接受					可接受			
					推荐						

不同程度 RM 的选择指数

具体方法如下：

80%1RM，8～10次，锻炼快肌：快速动作肌肉。锻炼爆发力。

60%1RM，15～20 次，锻炼慢肌：动作稳定支撑肌肉。锻炼肌肉耐力。

健身：8～12次。锻炼力量和耐力。50岁以上或身体弱的人，10～15次。

间隔：健身目的，力量和耐力，休息1～3分钟。更大重量，休息3～5分钟。

在力量练习之前，应注意热身。肌肉温度升高，不容易受伤。力量练习强度尤其要注意循序渐进。刚开始力量练习时，可以采用小重量，但重复次数多的训练方法，如12次以上的重复，尤其对于老年人和体弱的人比较合适。一个动作能轻松重复15次，才可以加重量，即加强度。一般每组8～12次，相对应最大重量的70%～80%，重复2～3组。

心血管患者运动强度推荐：

我们用重复次数推算人的力量能力。 推荐的力量，是上限，不得超过。但达到这个力量必须循序渐进，从30%做起，而且每两周可以进步的幅度不超过5%。

练习当中绝对不许屏气！要自然呼吸，屏气说明强度过大！随着患者体能的恢复在医生指导下逐渐提高强度。

身体功能性训练

身体功能性训练是一种身体基本姿态和人体动作模式，整合机体各项素质用于优化人体最基本的运动能力。主要是提升运动的稳定性。

动作模式是机体已经掌握动作技术通过神经支配和肌肉收缩共同表现为有效动作的一种程序化过程。良好的动作模式是使身体完成既定动作的最优化过程，而不良的动作模式动作完成的效率低。良好的动作模式，可以降低能量消耗，对于心肺疾病患者很重要。

具体而言，稳定肌可以用慢速度、低负重的方式来训练其方向上的控制能力，即提升运动的稳定性（用2秒缓慢举起，用4秒缓慢放下）。

不稳定训练：

不稳定的支撑面

核心稳定性训练须保持正确的身

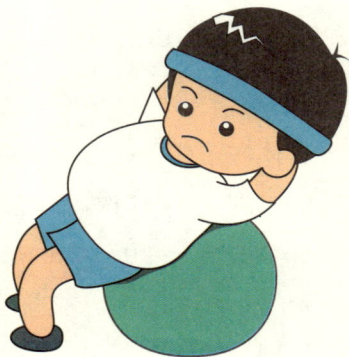

体姿势，以此提高身体的平衡能力和机体的整体功能。

增强骨质型运动

骨质疏松症是严重影响我国人民健康的慢性疾病，其导致的骨折使患者生活能力大幅下降，消耗大量经济资源和医疗资源。骨质疏松症的患病率已排在所有我国居民慢性病患病率的前三位。目前尚没有针对此病的有效的治疗办法，预防骨质疏松症的发生是防止疾病困扰的关键。

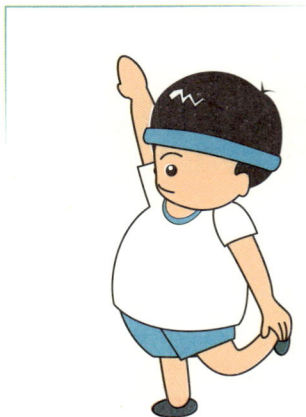

骨质增强型锻炼是对骨骼施加纵向压力，使得骨骼更健康地锻炼。对下肢骨骼、脊柱来说，脚底与地面的撞击，就是对下肢骨、脊柱的纵向压力，能强壮下肢骨骼、脊柱，因此也称为撞击性锻炼。

很多研究证实，足够多、适当的力的刺激对于骨骼正常的骨结构、骨密度、骨力学性能的形成及维持都是必需的、不可替代的。补钙、补维生素D、补镁等营养手段代替不了骨质增强型锻炼对骨健康的作用。

德国Erlangen大学体育科学研究所专家把撞击性锻炼按照对骨骼健康的刺激程度分为以下四级：

撞击性锻炼对骨骼健康的刺激程度分级表

运动的分类	典型举例	促进骨健康的影响因子
对地面没有或很少用力，关节受力少或没有受力的运动	自行车 游泳	0
对地面有小强度的撞击力，或关节承受小强度的撞击力的运动	走步 保龄球	1

217

运动的分类	典型举例	促进骨健康的影响因子
对地面有中等强度的撞击力，或关节承受中等强度的撞击力的运动	跳舞，低冲击力的有氧运动，健美操，柔软体操	2
对地面冲击力大的运动	跑步，高冲击力的有氧运动，网球、壁球	3
对关节有很强的冲击力的运动	高强度器械力量练习	

柔韧性练习

柔韧性练习即拉伸练习，增加关节的活动范围，是防止关节伤病的良好预防方法。对肌肉进行拉伸，使痉挛、疲劳的肌肉拉长，是放松肌肉的好方法。

人体的任何姿势都是肌肉发力维持的（肌肉收缩，产生张力、拉力）。人体的肌肉有引起动作的表面肌肉，有维持姿势的深层肌肉。肌肉长时间发力收缩，就一定会产生疲劳。对肌肉的拉伸是消除疲劳的一个有效办法。人体伸懒腰，就是一种对肌肉的拉伸，会感觉很舒服。长时间伏案工作，起来扩扩胸，即对胸大肌的拉伸，对肌肉也是放松，感觉舒服。同样的道理，瑜伽练习，由于主要是拉伸肌肉，做完之后也会感觉很舒服、放松。瑜伽运动以柔韧性拉伸为主。增加了身体的柔韧性，增大了关节的运动幅度，减小了关节损伤危险，拉伸了一天工作维持坐姿的肌肉，从而感觉很舒服。

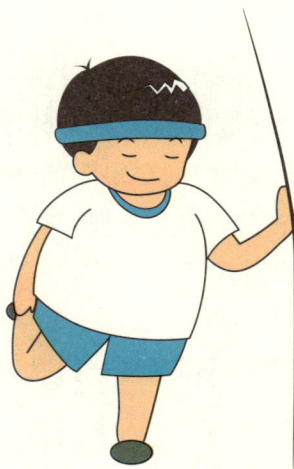

练习频率：

美国运动医学学会建议，每周做2～3次柔韧性练习。每次练习，练习部位拉伸到自己可以承受的范围，持续10～30秒钟，每个拉伸重复2～4次，即60秒钟。每个维持姿势的肌肉、运动的肌肉都应该分别拉伸、放松。

练习注意事项：

柔韧性锻炼，应该在肌肉温度较高时进行，这样不容易受伤，且拉伸效果好。因此，建议柔韧性锻炼安排在有氧运动热身后进行，也安排在热水澡后进行。有些柔韧性锻炼安排在高温室内进行，如高温瑜伽课，这样避免了热身运动需要的时间。

神经运动能力锻炼

神经运动能力锻炼是对神经系统控制躯体能力的锻炼，包括灵敏（Agility）、平衡（Balance）、协调性（Coordination）、空间感、方向感等本体感受器锻炼、防跌跤锻炼等。这些方面虽然对于身体健康不会有太大影响，但却影响生活质量。美国运动医学学会建议每周进行2~3次，每次进行20~30分钟。

老年人的防跌跤锻炼，如走直线、单腿站、单腿闭眼站、平衡垫上站立、瑞士球上平衡锻炼等，都是预防跌跤、提高生活质量的锻炼。在老年人骨密度已经无法改善的情况下进行防跌跤锻炼对于防止骨折具有重要意义。对普通人来说，防跌跤锻炼使人在跌跤同时启动保护自己的运动机制，避免更严重损伤。

锻炼方式的组合锻炼：

就像没有任何一种食物的营养能满足人体所有营养需要一样，没有任何一种体育锻炼能满足人体健康对体育锻炼的要求。各种运动搭配有顺序。先以有氧锻炼为热身运动。肌肉温度提高后，可以做力量练习、柔韧性练习，然后做大强度心肺功能锻炼。力量练习提高了肌肉的张力，可以避免随后大强度有氧锻炼的可能伤病。力量练习之后的有氧锻炼，是对力量练习的主动性放松，可以有效缓解力量练习带来的肌肉疲劳。柔韧性练习、力量练习之前要热身，是为了避免拉伤，并使身体内脏器官动员兴奋起来。

运动强度分级 (MET) 表

MET	日常生活	兴趣爱好	运　动	工　作
1-2	吃饭，洗脸，缝纫，编织，开汽车	听广播，读书，看电视，纸牌，围棋，象棋	缓慢散步(1.6千米／小时)	文秘工作
2-3	站立乘车，做饭，洗小件衣物，擦地（用拖把）	打保龄球，养花，打高尔夫球（使用卡丁车）	平地步行(3.2千米／小时)（慢步上二楼）	门卫，管理员，乐器演奏
3-4	淋浴，擦窗户，炊事，铺床，背10千克行李徒步，跪着擦地	做广播体操，钓鱼，打羽毛球（非竞技），打高尔夫	略快步（4.8千米／小时）（常速上二楼）	机械组装，卡车运输，出租车，焊接作业
4-5	抱10千克行李徒步，扫地，性生活，泡澡，慢慢除草	陶艺，跳舞，乒乓球，网球，接球，高尔夫	快走（5.6千米／小时）	钳工，瓦工，贴壁纸，轻木匠工作
5-6	单手提10千克行李，步行下坡，用铁锹松土	溪流垂钓，滑冰	疾行（6.5千米／小时）	木匠，农活
6-7	掘土，扫雪	健美操，休闲滑雪（4千米／小时）		
7-8		游泳，登山，滑雪，健身有氧操	慢跑（8.0千米／小时）	
8-	连续爬10楼以上	跳绳，各种竞技运动		

　　1个MET指安静坐着身体消耗的能量，对于普通成年人大约是3.5毫升氧气／公斤体重／分钟消耗的能量，对于70千克体重的人来说，大约是1.2 千卡／分钟。

　　需要注意的是：这些运动强度的分类不是固定不变的。对于年龄大些的人，如男子50岁以上，女子40岁以上，运动强度的分类级别要增加一级。强度不是一成不变的。一种运动对于40岁是中等强度，对于60岁可能就是大强度了。主要看自身身体的反映情况来确定运动强度的分类。

测量脉搏估算心率

有氧运动强度不足，则对身体心肺功能不能构成有效的刺激，无法产生明显健康效果。有氧运动强度有以下几种判断方法：

通过测量运动中心率来判断有氧运动的强度：

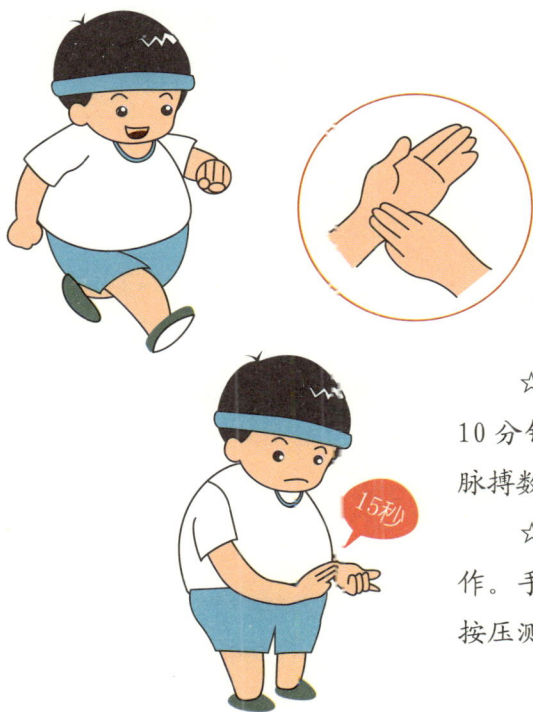

☆快步走或者运动开始后10分钟左右，马上测定15秒的脉搏数。

☆测定，如同中医号脉的动作。手腕内侧的拇指根部，三指按压测定。

有关心率的几个概念：

☆靶心率：运动中风险最小、健康效果最大的心率范围。低于此则运动的健康效率差，高于此则运动风险高。

☆心率储备＝最大心率－安静心率

221

主观感觉疲劳（borg 指数）

运动强度以感到"稍微有些累"的程度为宜

主观运动强度

6 7 8	非常轻松
9 10	比较轻松
11	轻松
12 13	稍累
14 15	累
16 17	比较累
18 19	非常累
20	

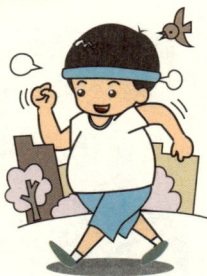

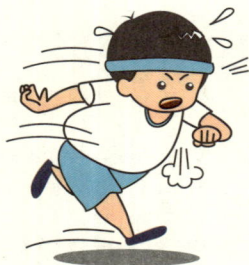

　　心脏康复中的运动，并不是运动强度越大效果越好。强度过大，会使肌肉中的疲劳物质（乳酸）释放到血液中，增加心脏负荷，不仅降低运动效果，而且容易受伤，非常危险。

　　适宜的运动强度，是指在运动中没有呼吸不畅，可以有少许的出汗，能和周围的人进行正常的语言交流的运动强度。如果呼吸急促或说话断断续续的情况，表明运动强度过大。

　　Borg 指数，是将患者自我感觉分为6～20级来评价的主观运动强度。Borg 指数在11（轻松）～13（稍累）之间是适宜患者的运动强度。

高血压、糖尿病、血脂异常患者科学运动

高血压篇

一、认识高血压

高血压是以体循环动脉压增高为主要表现的临床综合征，是最常见的慢性病。高血压口95%属于原发性高血压。

二、降压药物的选择

高血压患者开始用药首选血管紧张素转化酶抑制剂或者钙通道阻滞剂。因为服用 β 受体阻断剂会降低心脏泵血功能，使锻炼强度不足，影响肌肉恢复；而服用利尿剂会影响体能，并造成身体脱水，造成危险。通过降压药降低血压，对心血管健康是好事，但对于运动来说，是很大的限制因素。降低血压后，身体给缺血器官供血的能力会受到严重影响。有些降压药的作用是降低心率，降低心脏泵血能力，而在运动中，需要快速心率、强大的心脏泵血能力给运动的肌肉供血。

某些降压药含有利尿剂，因此，运动前、中、后要注意补足水分，尤其天热的时候。糖尿病高血压患者，使用了利尿药降压，导致脱水，又加上高血糖也导致脱水，自身排汗功能紊乱，出汗过多，都可能导致身体脱水。而身体对脱水、脱水后体温的升高不敏感，容易造成危险。一小时以内的运动，补充白开水就足够了。超过一小时的运动，需要补充含糖水。最好厈含糖量6%～8%的运动饮料，因为运动饮料比其他

饮料或果汁（一般含糖量在13～14%）吸收速度更快。

三、体育锻炼防治高血压

久坐不动的生活方式是诱发高血压的主要因素之一，高血压患者如果坚持规律的有氧运动，如快步走（每周多数天中至少每天30分钟），其大概的收缩压的降低范围大概是4～9mmHg（毫米汞柱）。

锻炼缓解高血压的机制主要包括：体重降低，从而减少内脏脂肪；改善胰岛素抵抗、降低胰岛素水平、减少脂毒性、降低全身炎症水平；缓解精神压力；外周血管弹性增加；增加侧支循环；提高组织耐缺氧能力。

在保障安全的情况下，高血压患者锻炼强度大，对身体健康的益处也越大。其作用机制与缺血预处理防止缺血再灌注损伤的原理有关。

四、高血压患者锻炼的注意事项

禁忌证：1月内有不稳定型心绞痛或心肌梗死；静息状态心率超过120次／分，收缩压超过180mmHg（毫米汞柱），舒张压超过100mmHg（毫米汞柱）。高血压的患者还应注意避免需要屏气的静力锻炼和避免极度疲劳后健身。

高血压患者不要饱餐后剧烈运动，因为此时血液集中在消化系统，如果再分出大量血液到运动的肌肉，心脏就会缺血，发生危险。过饱饮食、过度劳累都是心源性猝死的诱因。

高血压患者锻炼发现以下情况要停止锻炼：胸痛、不能耐受的呼吸困难，下肢痉挛，走路摇晃，全身出虚汗面色苍白或灰白。

高血压锻炼越早期效果越好，重在预防。残留健康越多，锻炼效果越显著。

五、高血压患者运动妙招

妙招1：高血压患者开始采用最大心率的50%～60%的有氧运动，三周后增加到70%的最大心率，6周后可以达到85%的最大心率。

妙招2：高血压患者有氧运动不能完全用心率反映锻炼强度。可以用RPE（主观感觉）等来判断运动强度。因为降压药的使用，往往抑制心率。伴随有糖尿病时，往往自主神经调节紊乱，出汗、心率都不准。有些高血压患者心脏变时性功能差，也影响心率。

妙招3：高血压患者的力量练习目的是保持肌肉力量，提高自信心，提高生活质量，保障有氧运动安全；力量练习，暂时会提升血压，在负荷较大时，甚至会急速升压，但这是暂时的风险。而带来的益处是长久的。中等强度力量练习有助于降低血压，但效果有限。患者应该先开始有氧锻炼，血压得到有效控制后再开始力量练习。高血压患者力量练习，千万不要使劲时屏气！相反，使劲时，要呼气，放松归到原位时要吸气。避免用力对血压的影响。高血压患者的力量练习，以小重量、多组数为好。以能重复进行12～15次的力量练习为度。两组力量练习之间，必须间隔2～3分钟以上，让肌肉充分地恢复，然后再进行下一组练习，尤其对于服用 β 受体阻断剂的高血压患者（心脏收缩力度减小，肌肉血液供应差）。

抗高血压饮食模式：

国际上健康善食模式，最推荐的是 DASH 模式，DASH 饮食是唯一被纳入美国最新高血压教育计划手册的一个经科学及临床试验证实能有效降低血压的饮食疗法，与减钠、减重、运动、节制饮酒并列在生活疗法中。依照 DASH 饮食,2周内血压明显下降,8周后降压药物可以减量。美国 NIH 的国立心肺血液研究所主持的两个大型多中心试验表明 DASH 饮食可明显降低血压。DASH 是一种强调增加水果、蔬菜和低脂奶饮食组，减少肉类、饱和脂肪和含糖饮料摄入的饮食模式。

DASH 饮食要求：

①五谷杂粮类：至少2/3的主食为全谷类。每天的主食尽量（三餐中有两餐）选用未经精制的全谷类。像糙米饭、五谷米，麦片粥、全麦土司、全麦馒头、杂粮面包。豆类和根茎淀粉类食物算作非精致主食，也可搭配使用。像红豆汤、绿豆薏仁粥、黄豆饭、烤地瓜、蒸芋头、烤马铃薯等。每天可有一餐的主食少量食用精米精面的食物，米饭、面条、米粉等。也可以在白米中加入2/3的全谷米、豆类、根茎类，来

达到"尽量食用全谷类"目的。

②奶类以低脂或脱脂乳类及乳制品为主，如脱脂奶粉、低脂鲜奶、低脂酸奶、低脂奶酪等。

③蛋白类食物：要避免红肉（家畜类）。蛋白以豆制品、去皮的家禽、鱼虾为主，平均分配，多使用植物蛋白更佳。鱼虾以外的海产、动物内脏、蛋类胆固醇含量高，不建议多食。

④坚果类：每天1份（约10克，不含壳重），作零食、打入果汁或入饭。

糖尿病篇

一、认识糖尿病

糖尿病患者血糖升高，高血糖对身体各个器官组织的蛋白质都有糖化作用，造成损伤。糖尿病患者发生的眼盲、耳聋、肾衰竭、阳痿、心肌梗死、卒中、脚坏疽等都与高血糖有关。实际上所有这些可怕的结果都是餐后高血糖引起的。

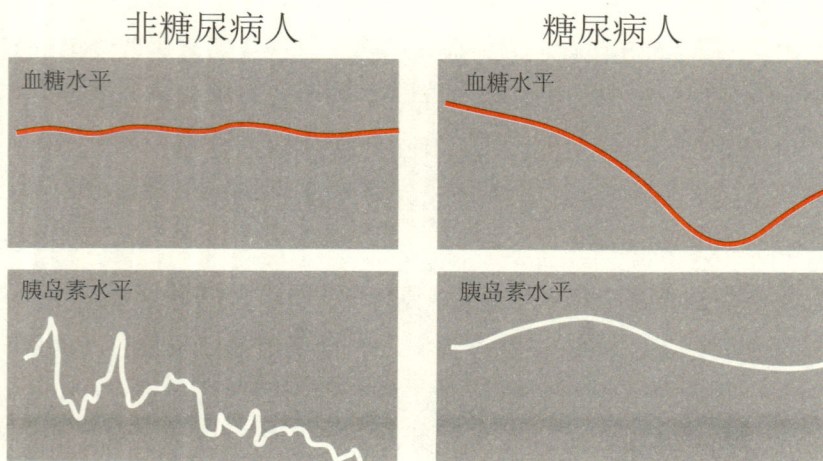

非糖尿病人   糖尿病人

血糖水平   血糖水平

胰岛素水平   胰岛素水平

非糖尿病患者与糖尿病患者血糖与胰岛素变化曲线

糖尿病患者与非糖尿病患者相比，血糖控制能力弱，因此血糖与胰岛素变化曲线不同。

糖尿病患者的血糖波动大，而健康人血糖比较平稳。糖尿病患者由于胰岛素抵抗严重，胰岛素作用不明显，血糖控制不下来。因此，身体分泌更多胰岛素来降血糖，因而胰岛素水平一直很高，而高胰岛素血症与很多疾病的发生密切相关。健康人胰岛素水平较低。

2型糖尿病的发病的主要环境因素包括：肥胖、高热量饮食、高血糖指数饮食、体力活动不足和增龄。

二、糖尿病患者锻炼注意事项

糖尿病运动的适应证是：①2型糖尿病血糖在16.7mmol/L（毫摩尔每升）以下，尤其是肥胖者②1型糖尿病病情稳定者宜于餐后运动，时间不宜过长。

有下列情况时，锻炼应在医生和运动治疗师联合指导下进行，或停止锻炼：①1型糖尿病病情未稳定或伴有严重慢性并发症，如合并严重糖尿病肾病，伴有严重高血压或缺血性心脏病，伴有增殖性视网膜病变，糖尿病足，脑动脉硬化，严重骨质疏松或机体平衡功能障碍者。②尿酮体阳性的2型糖尿病患者。③血糖超过16.7mmol/L（毫摩尔每升）[即血糖高于300mmol/L（毫摩尔每升）]。④伴随感染，或发烧。

三、糖尿病患者运动妙招

妙招1：糖尿病患者要重视力量练习：

增强糖尿病患者的身体力量，提高生活质量。由于糖尿病对小血管、微血管管壁的侵蚀，导致骨骼肌血供不畅，发生营养不良，出现肌无力，因此糖尿病患者出现肌无力、易疲劳的症状。糖尿病患者的锻炼需有氧锻炼和力量锻炼组合进行。力量练习可增加更多的肌肉，更多消耗脂肪，更好控制血糖。

妙招2：要重视锻炼强度：

研究表明，低运动量、高强度运动锻炼法或高强度间歇运动

(high-intensity interval training，HIIT)能迅速改善身体对血糖的控制，改善糖尿病患者能量代谢状况。这种运动可提高身体对血糖的控制。而中等强度运动即使单纯增加运动时间，也没有这种效果。这种运动对关节的负荷大幅度增加、关节受伤的风险显著性增加，因此，配合HIIT锻炼的防伤锻炼尤其重要。

妙招3：要加强运动前后血糖的监控，既防止高血糖的发生，更要防止低血糖的发生：

糖尿病患者对血糖的控制力弱，容易发生低血糖造成危险。低血糖症状典型的有：饥饿、身体发抖、手抖、舌头抖、说话不利索、疲劳、出汗、视物模糊、意识模糊、动作不协调等。运动消耗能量，降低血糖。运动中，肌肉消耗肌糖元，休息过程中，肌糖元的恢复要靠肌肉摄取血糖。运动后血糖的下降会持续一段时间。

很多人喜欢晚饭后锻炼，如晚饭后长距离快走，一定要注意睡眠中低血糖的发生。这种运动后发生的低血糖，也就是延迟性低血糖，可能会诱发应急反应，甚至猝死。

糖尿病患者更要防止低血糖。完全靠饮食和锻炼控制的2型糖尿病患者，一般不会发生低血糖。打胰岛素或服用降糖药的患者，运动中及运动后有发生低血糖的风险。最大低血糖风险发生在大强度运动或者长时间运动后。这种运动后的低血糖反应可持续有效，效果可能会延长到运动停止12小时后，甚至达17小时。晚上运动量过大容易引起后半夜低血糖。

妙招4：要注意骨质增强型运动锻炼：

糖尿病患者骨质疏松症发病率很高，强化骨质的锻炼显得非常重要。

妙招5：糖尿病患者锻炼，要非常注意鞋袜选择，选择宽松舒适，注意避免鞋袜磨破跟腱处皮肤：

糖尿病患者一旦有外伤，伤口不易长好，恢复很慢，而且糖尿病患者免疫力较低，一旦感染，很难控制，而且引起血糖波动。避免伤病非常重要。糖尿病患者运动后应立刻洗脚并充分擦干脚。涂抹油脂也有保护。

血脂异常篇

一、运动降脂真有效

运动对机体的脂质代谢具有积极的影响，能提高脂蛋白脂酶的活性，加速脂质的运转、分解和排泄。大量临床研究表明，运动锻炼能有效改善人体的脂质代谢，使血清胆固醇、甘油三酯及低密度脂蛋白和极低密度脂蛋白含量降低，使高密度脂蛋白含量增高，这些都有利于预防动脉粥样硬化的发生发展。

一般来说，患有高血脂症而无其他合并症者应保持中等强度运动量，即每天达到慢跑3～5千米的运动量。对有轻度高血压、肥胖等并发疾病的患者应自行掌握，以锻炼时不发生明显的身体不适为原则。但是合并冠心病高脂血症患者应在医师指导下根据病情进行适当的体育锻炼，如散步、打太极拳等，其运动量应掌握在中低强度。不稳定性冠心病患者如果出现心绞痛频繁发作或休息时亦有疼痛发作以及出现难以控制的明显的心律失常，或静息时或合并有严重的高血压不适宜进行体育锻炼。

需强调的是，运动强度过小达不到锻炼的效果，但运动强度过大可能会诱发心脏病发作，对于中等强度的有氧运动和力量练习非常合适。此外，研究表明，全面改善血脂状况至少需6个月，运动持续时间和运动频率对实现运动目标非常重要。

二、血脂异常营养法宝

法宝1：控制热量的摄入：

为了控制热量的摄入，血脂异常人群需注意每顿饭食物的热量，少吃肥肉等脂肪含量高的食物，尽量少喝或不喝加工的果汁，可乐、雪碧等加糖的饮料。同时，应注意控制食物的体积，每顿饭不要吃得太多，八成饱就行。

此外，还应注意每顿饭不要吃得太快，要细嚼慢咽，以免在产生饱腹感之前已吃进去太多食物。

法宝2：多吃粗加工粮：

少吃精米精面，适当多吃些粗加工粮，甚至整粒谷粒粮，粗细搭配。

法宝3：选择"低脂肉"：

血脂异常人群选择肉类时要选择"低脂肉"，可摄入适量高蛋白食物，如鱼肉。

临床专用康复运动营养

运动是心脏病康复的有效手段。运动是刺激，不构成刺激的运动对于心脏病的康复没有明显效果：如运动强度过低的运动，或持续时间过短的运动，都难以构成有效刺激。身体对刺激产生的反应，是心脏病康复效果产生的机制。刺激强度过大，会导致机体没有能力产生适应，会导致风险；刺激强度过低，会导致机体没有必要产生适应，会导致浪费时间。只有适合的运动强度，才有可能产生最佳的康复效果。这个运动强度，即靶心率运动强度。但即使有了强度适合的运动，要产生康复效果，也必须另外满足两个条件：时间和营养，即运动后充分的休息时间和血液中充足的营养。

有朋友问："我平时吃的已经够好了，有必要另外补充营养素吗？"确实有必要！首先，心脏病患者往往全身血液供应不足，消化道血液供应也不足，往往导致营养素吸收有障碍；其次，为了康复效果，需要有效运动，即有一定强度的运动，而这种运动，会导致血液中氨基酸水平的下降，而氨基酸是身体建设的基本材料。最后，在运动产生刺激效果的同时，身体的康复效果就开始了。康复即身体结构和功能的重建。重建需要原料，即营养。运动中的肌肉和运动后30分钟内，血液最丰富：因为此时血管网充分开放，且血管管径增粗，让你感觉运动的肌肉胀胀的。而没有运动的肌肉，血管网交替开放，血管的管径也细，因此血液供应不足。长期不运动的肌肉，就会营养不良，就会萎缩，而运动的肌肉才会营养充分，才会功能状况提升。运动中和运动后，血液氨基酸水平下降，但身体肌肉合成代谢水平提升，需要更高水平的营养素。这种矛盾只能由特殊营养品来解决，这些营养品中的营养素吸收速度非常快：在运动肌肉中血液还充盈的情况下就被吸收入血，满足身体合成代谢、康复的需要。而我们普通的膳食营养，吸收速度慢：普通餐消化吸收需要4个小时以上。待营养素经过胃肠消化、吸收，进入血液，到达运动的肌肉时，肌肉的血液已经回归安静常态！因此，此时的血中营养素只能被肝脏代谢，反而还增加肝肾负担！

这些特殊营养品，就是临床康复专用运动营养品。这些营养品中，包含了丰富的氨基酸、肽营养，还包含了促进身体合成的营养素，如肌酸，还有促进血管开放的精氨酸，还有抑制身体自身蛋白质分解的羟基甲基丁胺酸以及促进身体水合、稳定血糖的营养素等。美国梅奥医院 Sommer 教授等采用运动营养原理借鉴运动员训练补充运动营养品的理念设计了心脏康复运动专用的营养品。临床实践证明，这些临床康复专用运动营养品的使用显著提升了康复运动的效果。

冠心病患者的被动 "运动处方" ——体外反搏

中国生物医学二程学会体外反搏分会　张　辉

一、"被动运动" 的概念

"运动者是否出力" 从字面便可区分主动运动与被动运动。主动运动需要自己出力，运动者可以感觉到明显的肌肉收缩；被动运动者一般自己不出力，或只出一丁点力气，靠机械来带动运动（并不意味着机械辅助就没有主动运动，很多运动器材是主动运动的方式，关键在于是否出力）。

提到被动运动，大家第一时间想到的可能是 "按摩"，通过按摩，可以促进局部的血液循环，消除酸胀感。

体外反搏与 "按摩" 道理一样，核心原理也是促进人体的血液循环。

二、关于体外反搏技术

体外反搏（enhanced external counterpulsation，EECP）是一种用于治疗缺血性疾病的无创性辅助循环方法。自20世纪70年代末起即在中国应用于缺血性心脏病及卒中的治疗。1992年美国食品药品管理局（FDA）确认 EECP 可用于稳定及不稳定型心绞痛、急性心肌梗死和心源性休克的治疗，2002年又将充血性心力衰竭纳入其适应证。2013年欧洲心脏病学会在稳定性冠心病的诊治指南中纳入 EECP 疗法（Ⅱa）。心血管康复是通过综合的干预手段，如心理、运动、营养、药物、戒烟，来控制心血管危险因素，减轻症状，提高运动耐量和生存质量，从而减少急性心血管事件和心血管相关死亡等。EECP能增加冠状动脉血流，促进冠状动脉侧支循环形成，提高运动耐量。有学者将EECP称为被动的"运动"。

三、体外反搏成为心脏康复处方

在北京国家会议中心隆重举办的第二十四届长城国际心脏病学会议暨亚太心脏大会 2013（GW-ICC & APHC）上，召开了第三届国际体外反搏学术交流会，来自中国、美国、英国、土耳其、印度、俄罗斯，以及香港等30多个国家和地区全球体外反搏核心专家出席会议，开始了《心血管康复体外反搏处方国际专家共识讨论会》，并达成专家共识。

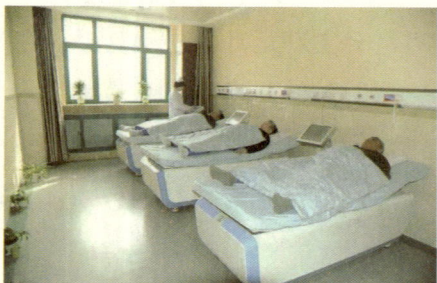

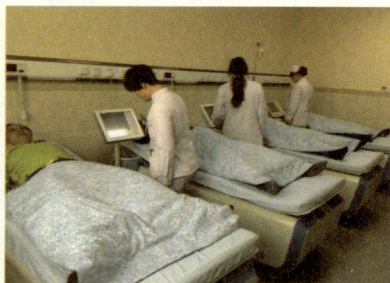

患者在做体外反搏

大会由著名心血管专家胡大一教授、著名体外反搏专家伍贵富教授、JOHN CK HUI 教授（美国）担任大会主席并主持讨论。来自世界各地的专家们各抒己见，充分表达了自己的学术观点。

一致确认：体外反搏历经四十年的理论研究、临床实践及技术研发早已被实践证明是一种既能体现治疗价值，又能贯通慢性心血管疾病一级和二级预防的，具有鲜明中国特色的传统技术；体外反搏具有保护血管内皮细胞，促进损伤血管内膜结构与功能修复的作用，为心血管疾病预防与康复提供了最适宜的非药物干预手段。对此，全球体外反搏核心专家达成了共识：体外反搏将成为心血管康复处方之一。这意味着心血管患者有了一个行之有效、无创伤性的康复途径，这将极大地有利于一、二期心血管疾病的预防与治疗，更是人类健康的福音。

四、EECP 的工作原理

EECP 治疗的执行部件主要包括三副充气囊套，分别包扎于小腿、大腿及臀部。在自身心电信号的程控下，气囊自小腿、大腿、臀部自下而上序贯充气，挤压人体下半身的动脉系统，在心脏的舒张期将血流驱回至人体上半身，达到改善心、脑等重要脏器血流灌注；同时，因静脉系统同步受压，因而右心的静脉回流增加，通过 Frank-Starling 机制提高心脏的每搏出量和心输出量。在心脏的舒张期末段，三级气囊则同时排气，使心脏射血的阻力负荷减低。

EECP 的作用机制：

EECP 治疗除产生前述的即时血液动力学变化之外，还能加快动脉血流速度，提高血管内皮的血流切应力刺激，其长期效果主要通过作用于血管内皮细胞实现，增加循环内皮祖细胞，舒张功能，减轻外周动脉血管的僵硬度，增加血管的顺应性；促进侧支循环的建立和开放。

五、冠心病患者的体外反搏案例

1. 微小血管病变型冠心病：

案例：患者女性，56岁，间断胸闷三年，三年前冠状动脉造影，血管无明显狭窄狭窄。心电图示：下壁前外侧壁 ST-T 异常。坚持常规药物治疗，效果不理想，行体外反搏治疗共计40次，获得良好临床效果。

2. 支架后患者：

例：老年男性，间断胸闷十年。儿女孝顺，患者治疗意愿强，冠状动脉造影两支血管弥漫性病变，放了四个支架。术后患者自觉和没放差不多，百思不得其解，反复追问医生，这花几万块，也不见多大效果呀！后来他接受了50次体外反搏治疗，往日的不适消除。

3. 病变严重复杂已不适合支架或搭桥的患者：

例：患者82岁男性，间断胸闷胸痛20年，冠状动脉造影弥漫性三支病变合并糖尿病，老人不考虑支架搭桥治疗。经过70次的体外反搏治疗，老人不考虑支架或搭桥，日常生活可以自理。

4. 支架或搭桥术后又出现症状的冠心病患者：

例：76岁女性，十三年前因胸痛行冠状动脉造影，提示三支病变，不适合支架治疗，故行搭桥手术，以至影响日常生活，术后的前六七年一般情况尚可，近五六年出现了胸闷、胸痛，且渐渐加重，以致影响了日常生活，三年前就诊我科，行冠状动脉CTA（CT血管造影）。

冠状动脉三根桥全闭掉了，也不再考虑搭桥了，平素药也吃得比较规范，还心绞痛怎么办？那就行体外反搏治疗吧，30次后心绞痛有所减轻，60次后病情明显好转，70次后出院。以后她每半年就主动治疗30次，一直保持良好状态。

六、"被动运动"提高"运动处方"的依从性

EECP疗法已被证实可提高患者的运动耐量：

1. 体外反搏可作为开展"主动运动"的桥梁，对某些存在运动禁忌的情况，如不稳定型心绞痛、直立性低血压、静息心电图显示严重心肌缺血改变或心理问题可先行进行"体外反搏治疗"，待患者症状改善后，再逐步增加主动锻炼处方。

非高危，但运动耐量低下，运动不适症状明显，或暂时对运动有顾虑的患者，可先行EECP治疗，待患者症状好转后，再行运动训练。

2. 对于肢体活动障碍如偏瘫，严重的关节疾病等患者都可进行长期的体外反搏，EECP疗法可保证不方便活动人群的长期心脏功能提升效果。

3. EECP疗法是一种"享受型"的治疗手段，无创、绿色，整个运动处方的持续性是保证整体效果的关键，长期的EECP可以提高整体心脏康复的依从性。

增强型体外反搏（EECP）治疗与运动锻炼结合的参考方案

周　　期	项　　目	风　　险		
		低	中	高
1～14 天	EECP 疗法	可以进行	可以进行	可以进行
	运动锻炼	可以进行	可以进行	暂不进行
15～21 天	EECP 疗法	继续进行	继续进行	继续进行
	运动锻炼	继续进行	可以进行	暂不进行
22～35 天	EECP 疗法	继续进行	继续进行	继续进行
	运动锻炼	继续进行	继续进行	可以进行
第二阶段	EECP 疗法	继续进行	继续进行	继续进行
	运动锻炼	继续进行	继续进行	继续进行
备　　注	EECP 疗法	针对所有患者均可以立即治疗		
	运动锻炼	立即进行	2 周后进行	3 周后进行

七、体外反搏的禁忌证

1、禁忌证：

①各种出血性疾病；

②活动性血栓性静脉炎；

③失代偿性心力衰竭［中心静脉压（CVP）＞12mmHg（毫米汞柱），合并肺水肿］；

④严重肺动脉高压［平均肺动脉压＞50mmHg（毫米汞柱）］；

⑤严重主动脉瓣关闭不全；

⑥下肢深静脉血栓形成；

⑦需要外科手术的主动脉瘤；

⑧孕妇。

2. 需要慎用 EECP 的情况：

①严重下肢动脉阻塞性疾病。

②血压高于 180/110mmHg（毫米汞柱）的患者，在 EECP 治疗之前应将血压控制至 140/90mmHg（毫米汞柱）以下。

③心动过速的患者，应在 EECP 治疗之前将心率控制到 100 次 / 分钟以下。

④应当慎重选择因静脉回流增加可能引发并发症的患者，在 EECP 治疗期间注意监测心率、血氧饱和度、肺部啰音和呼吸频率。通过优化反搏参数调整舒张期增压波，有助于降低心脏后负荷，减少由于静脉回流所导致的心室充盈压力增加。

⑤严重心脏瓣膜疾病，如显著的主动脉瓣关闭不全，或严重的二尖瓣或主动脉瓣狭窄患者，EECP 可能导致患者静脉回流增加，从而无法从舒张期增压和降低心脏后负荷中获益。

营 养

北京协和医院营养科　马 方

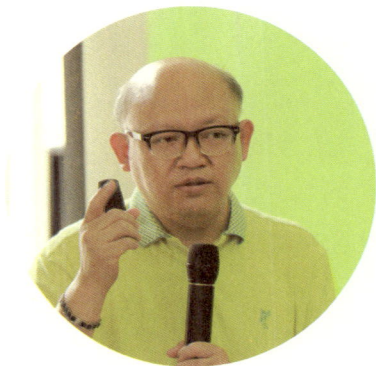

心血管疾病与营养

心血管营养补充原则

维生素、微量元素应提倡食补，不提倡保健品。

营养是健康生活方式的重要环节

营养不均衡可能是由于缺乏蛋白质、维生素 C、维生素 B 族（尤其是肌醇和胆碱）、钙（钙离子促进血液循环）、卵磷脂等。而血液中钠离子过多，导致血液黏稠、流动缓慢，进而助涨高血压。不妨您做下试验：喝上一杯加半匙盐的温开水，您的血压就会升高。同时说明，您的体内已储存了足够的盐分。

遗憾的是，现代医学单纯或过度依赖药物治疗。这就是血压容易波动，药越用越多，心脏病不能改善的原因之一，解决问题的唯一途径就是养成健康的生活方式，营养是其中的重要环节。那么，究竟是哪些营养呢？

心血管疾病与下列营养素有关：铁、钙、磷、镁、钾、硒、维生素C、B族维生素、维生素E、维生素P等，具体解释如下：

铁

大家知道，如果人体缺铁，可造成缺铁性贫血，特别是女性、儿童和青少年，成年男性则很少见。而缺铁性贫血的人，无法获得充足的氧气，产生的能量减少，有虚弱、晕眩、呼吸急促、心跳加速或心悸、心慌、心律不齐、怠倦等现象，尤其是女性，易头晕、头痛、暴躁、发无名火，其次是久蹲后站立，眼前发黑、冒金星、天旋地转等症状。有心脏病的患者，一旦合并缺铁，会加重心脏病的症状。

钙

钙为天然的镇静剂，使人镇静，心情放松。它能维持有规律的心跳，尤其是心脏周围的肌肉。

磷

饮食中摄取过多的磷，会导致致命的心脏病。原因是磷过多导致钙的缺乏，使心肌无力。

镁

镁是降低血中胆固醇的主要催化剂。心脏病患者，每天服用硫酸镁，有十分显著的效果。在一项试验中，血液中含镁高的人，平均胆固醇含量为170毫克；含镁低的人，胆固醇含量为470毫克，这可是心脏病随时发作的危险数字。

化肥的大量使用，使植物很难吸收土壤中的矿物质，包括镁，但磷除外。食物中的镁，经过水泡和烫炒之后就会流失。即使摄取充足的镁，也会因为腹泻、肾脏病、糖尿病、服用利尿剂及饮酒等而流失，导致镁缺乏。每天喝2杯酒以上的人，尿中镁的含量比不喝酒的人高出3～5倍。经常喝酒而未补充镁的人，无疑是在向心脏病招手。成人摄取充足的镁，有益于心脏病和动脉硬化的预防。

钾

钠与钾，钠摄取过多是导致高血压的主要原因之一，血中的钠离子会使血液流动缓慢，血粘度增加，影响血循环，钠摄取过多会造成钾的流失。

镁与钾储存于肌肉细胞中。没有充足的镁，钾会脱离细胞，造成体内缺钾。

糖与钾，糖分摄取过多，比饱和脂肪酸更容易引发心脏病，糖使细胞中的钾减少。

人们吃精加工的食物，会导致钾缺乏，虽然很多食物中含有钾，但经水泡、烫煮后，钾会流失。除以上因素，腹泻、呕吐、盐分过高、压力、药物、喝水和饮酒太多等，都会使尿液中的钾增多，造成钾缺乏。

缺钾可使全身或局部瘫痪，对心脏造成严重伤害。心脏病经常与血中的钾含量过低或过多有关。动物试验中，缺钾造成心肌损伤与退化的情形与人类心肌梗死类似。

缺钾症状有：无精打采、疲倦、胀气、便秘、失眠、血糖过低等情形；肌肉变得松弛无力，脉搏弱，缓慢，不规律。即使短期内缺钾与镁，就可发现心脏肌肉退化症状，严重的话会使心脏停止跳动致死。冠状动脉缺钾，很可能是心脏病致死的主要原因之一。

维生素 C

维生素 C 可使血管富有弹性，是血浆和血流中的抗氧化剂。

维生素 B$_1$

缺乏维生素 B$_1$，体内糖分无法燃烧，也是造成心脏异常的原因。轻微缺乏时，脉搏从正常的每分钟72次降低至40～50次。更严重缺乏时，脉搏会更慢，而紧张时又加快，最后持续加快，有时每分钟达180次以上。

维生素 B$_1$ 缺乏，体内丙酮酸的氧化发生障碍，使丙酮酸的含量增加，细胞中积存的丙酮酸及乳酸可刺激心脏肌肉，会造成心跳加速及心脏扩大的症状。若维生素 B_1 过度缺乏，可能导致死亡。

如果维生素 B_1 摄取不足，神经和细胞都会受到影响，引发各种神经炎，如三叉神经、坐骨神经、带状神经、腰部神经及心脏周围疼痛、心悸、便秘、倦怠、情绪沮丧及心脏肥大。积存的丙酮酸及乳酸损坏神经细胞，并刺激神经造成头痛、恶心及呕吐。

知识链接：

血液中聚集丙酮酸，会使血压升高、心脑负荷增加，再加上能量不足，肌肉不能正常工作，很易致心脏疾病。

肌醇

肌醇已被证实可减少血中的胆固醇，它与胆碱构成卵磷脂。卵磷脂降胆固醇分解成能够为组织所吸收利用的颗粒。而卵磷脂是血管的清道夫，对我们的心脏、大脑有保护作用。

动物饲料中若缺乏肌醇，毛发会脱落，补充后会重新生长。肌醇缺乏时，会引起便秘、湿疹及眼睛异常症状。

脱发者及毛发颜色发生改变时，至少缺乏维生素 B 族中的5种：肌醇、叶酸、生物素、泛酸和氨基苯甲酸，要想改善，即要改善饮食，加强维生素 B 族的补充。

胆碱

动物饮食中缺乏胆碱，将引起高血压。研究人员对158名严重的高血压患者做了一项试验。他们的血压极高，有些人曾经发生过卒中；有些人则患肾炎，而这些人都经过长期医疗没效果，让他们服用胆碱，日常饮食保持不变，5～10天后，头痛、眩晕、耳鸣、心绞痛、便秘等症状有改善，甚至完全消失。3周后，所有的患者血压降低，其中很多人恢复正常，其他症状也减轻。但停服胆碱后，血压再度上升，其他症状也复发。

胆碱的缺乏会阻碍卵磷脂的合成，是胆固醇在全身动脉中淤积，进而助长高血压，增加心脑血管的发病率。儿童缺乏胆碱，易患肾炎。

胆碱还有一个效用是每一个细胞合成核酸，制造遗传基因 DNA 及 RNA 的成分。缺乏这些维生素的动物易患胃溃疡、肝癌、心肌炎及肾上腺出血。

叶酸

越来越多研究证明，维生素 B 族和其中的叶酸与心脏病存在联系。

目前认为同型半胱氨酸（一种血液检查）高的高血压患者，治疗需要配合补充叶酸。其他心脑血管疾病的患者，若同型半胱氨酸高，也可以使用叶酸。

生活中，饮水过多会导致维生素 B 流失，还有饮酒、吸烟、吃精加工食物、药物、不当的烹调方式皆会使维生素 B 族流失，应常食全麦食品、酵母、适量动物肝脏、小麦胚芽等，也可选择补充品，确保身体所需。

维生素 E

心脏病的高死亡率可能与体内缺乏维生素 E 有关。

维生素 P（生物类黄酮）

有研究证明，维生素 P 能预防老年性心脏病。总体上防止"坏的"胆固醇微粒受到氧化，还可帮助缓解血液中血小板凝聚的趋势。

硒

近几十年，人们才开始重视硒，硒可降低某些人群心脏病和癌症的发病率。有研究证明，硒可以降低致死性和非致死性心肌梗死的发病率。

问题是，不同的土壤硒的含量不同，没有一个统一的推荐量。我国某些省份，如东北三省、山东、山西、云南、新疆、内蒙古、西藏等都是严重缺硒的地区。但没有含硒丰富的食物，相对较多的是菌类。如要补充应配以维生素 E、维生素 C 一起，效果最佳。

人由于缺硒，而患克山病。此病是一种严重的心脏病，其表现为心肌无力。开始病人脸色苍白、手脚冰凉、头晕、气短、恶心，死亡率很高。

美国的调查表明，缺硒的地区死于心血管疾病、卒中、高血压等疾病的人是富含硒地区的三倍。

硒不但可防止衰老、防癌排毒（重金属）、提高精子活力、抗氧化，而且还能治疗更年期潮红热，治疗头皮屑，增强肝活性。人一旦缺硒，会出现精神萎靡不振，精子活力降低，易患感冒、心脏病、心力衰竭，人提前失去活力，还会出现哮喘，易发癌症。而过量会引起神经系统疾病。

谷胱甘肽（硒、维生素 B_2、烟酸和 N- 乙酰 -L- 半胱氨酸等）

它是细胞内最有效的抗氧化剂，并存在于每个细胞内。易患冠心病的患者的细胞中的谷胱甘肽含量低于健康人水平。

辅酶 Q10

辅酶 Q10是一种脂溶性或维生素类物质，是一种有效的抗氧化剂。各种食物，如动物器官、牛肉、豆油、沙丁鱼、鲭鱼和花生中都含有微量的该物质。身体也能够用一种名为酪氨酸的氨基酸合成辅酶 Q10，但这过程非常复杂，至少需8种维生素和一些矿物质才能完成，缺乏任何一种，都无法自然合成辅酶 Q10。

辅酶 Q10不足，可导致心力衰竭。还会出现牙龈疾病、癌症、糖尿病及其他心脏疾病。导致辅酶 Q10不足的原因有以下几点：饮食失衡、身体合成机制受损和身体过度消耗辅酶 Q10。

美国一些研究者们从20世纪80年代初期对服用辅酶 Q10的患者进行试验，结果发现，Q10对心肌炎和充血性心力衰竭患者有疗效。当心脏肌肉由于任何原因而变得虚弱时，必须增加心脏细胞所需的营养物质来产生能量。由于这些营养消耗非常厉害，心脏肌肉最后会缺乏辅酶 Q10。当给患者补充其营养后，使虚弱的状况得到改善。

纤维素

膳食纤维对身体的健康非常重要。它具有降低胆固醇的作用，减少患心脏病的概率。但并非所有的纤维都具此功能。唯有水溶性纤维有降低胆固醇的效应。而非水溶性纤维则在缓解便秘、预防痔疮、大肠癌、直肠癌等方面，有功效。

水溶性纤维在肠道口与含有大量胆固醇成分的胆汁结合，增加粪便中胆碱和胆盐的排泄，促进肝脏中更多胆固醇代谢转为胆酸，弥补所排失的胆碱，使体内胆固醇含量降低，并可提升高密度脂蛋白胆固醇在总胆固醇中的比例，有功于心脏病的预防。

胆固醇

胆固醇有好坏之分。

胆固醇是人体组织细胞所不可缺少的重要物质，它不仅参与了细胞膜的形成，而且是单程胆汁酸、维生素 D 的原料，胆固醇在体内分为高密度脂蛋白胆固醇（HDL-C）和低密度脂蛋白胆固醇（LDL-C）两种。高密度胆固醇对血管有保护作用，通常称为"好胆固醇"。低密度胆固醇如果偏高，患冠心病的危险因素会增加，通常把它称为"坏胆固醇"。

"好胆固醇"主要由肝脏产生，部分也被小肠制造合成，被称之为"血管清道夫"，对心血管担当着保护神的角色。

"坏胆固醇"主要来源于肝脏合成和我们所吃的食物，要保护心脏，必须控制好胆固醇的摄取量。这些胆固醇主要存于动物的脑、内脏最多，某些海产品和鱼类含量也不少，而在植物中含量较少。

不饱和脂肪酸

地中海的居民大都有健康的心脏。这些环绕地中海的国家有：希腊、意大利、西班牙以及法国南部，那里的居民死于冠心病的概率只有美国人的一半。这就是因为他们的日常饮食中，摄取脂肪的3/4来自橄榄油。

橄榄油含大量单不饱和脂肪酸，能减少动脉的"坏胆固醇"。另含大量的天然抗氧化剂、维生素 E、多种活性的脂醇及多元酚，能有效防止血小板凝聚，减少血管全塞的危险。更重要的是，橄榄油耐高温煎炸，不易氧化变质，此种稳定性自然归功于它含的多不饱和脂肪酸，多不饱和脂肪酸比单不饱和脂肪酸降脂效果更好。

单不饱和脂肪酸主要存在于茶油、橄榄油、菜籽油和坚果，多不饱和脂肪酸在豆油、葵花籽油中含量丰富。

饱和脂肪酸

饱和脂肪酸摄入量过高是导致血胆固醇、三酰甘油、高密度脂蛋白胆固醇（LDL-C）升高的主要原因，继发引起动脉管腔狭窄，形成动脉粥样硬化，增加患冠心病的风险。

动物性食物含较多的饱和脂肪酸。饱和脂肪酸有升高血胆固醇的作用，被认为是有害心脏的油脂。

此类食物有：全脂奶、奶油、肥猪肉、猪皮、鸡皮、鸭皮、鸡油、牛油、火腿、香肠、腊肉、糕饼、油肠食品、烤酥油及奶精等。猪油饱和脂肪酸含量有40%，牛油中可达50%，再加上动物脂肪组织原有的胆固醇，促使人体在消化过程中，产生更多的胆固醇，会严重威胁到心脏和血管。

植物甾醇

植物甾醇是一种活性成分，在植物的根、茎、叶、果实和种子中均广泛存在。植物甾醇在结构上与动物性甾醇如胆固醇相似，而且它能"识别"血液中的好坏胆固醇。植物甾醇能抢占坏胆固醇在肠道中的位置，并促使其排出体外，从而降低血液中总胆固醇和坏胆固醇的含量，同时并不影响好胆固醇的含量。

营 养

北京大学第三医院营养生化研究室　常翠青

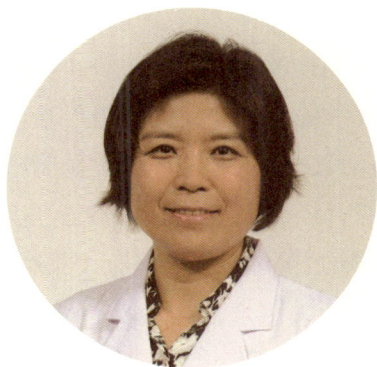

心血管疾病营养治疗的基本原则

　　医学营养治疗（Medical Nutrition Therapy，MNT）是心血管疾病综合治疗的重要措施之一。鼓励内科医生推荐患者去咨询临床营养医师，以达到控制血脂、血压、血糖、体重等治疗目标。对于心力衰竭患者，营养医师作为多学科小组（包括心血管疾病专科医师、心理医师、护士和药剂师）的成员，通过提供医学营养治疗，包括营养评估、营养诊断及干预（包括营养教育和咨询），对患者的预后有着积极的影响；对减少再入院和住院天数，提高依从性，提高生活质量，特别对于限制钠及液体摄入等治疗目标具有重要作用。

　　医学营养治疗和咨询包括客观的营养评估、准确的营养诊断、科学的营养干预和全面的营养监测。推荐首次门诊的时间为45～90分钟，第二次到第六次的随访时间为30～60分钟，建议每次都有临床营养医师参与。因此，从药物治疗开始前，就应进行饮食营养干预措施，并在整个药物治疗期间都持续进行膳食营养干预，以便提高疗效。

医学营养治疗计划需要3～6个月的时间。首先是行为干预，主要是降低饱和脂肪酸和反式脂肪酸的摄入量，即减少肉类食品、油炸油煎食品和糕点摄入，减少膳食钠的摄入量，清淡饮食，增加蔬菜和水果摄入量。其次是给予6周的个体化营养膳食治疗。在第二次随访时，需要对血脂、血压和血糖的变化进行评估，如有必要，可加强治疗。第一次随访时可指导患者学习有关辅助降脂膳食成分（如植物甾醇、甾烷醇和纤维素）知识，增加膳食中的钾、镁、钙的摄入量，此阶段需对患者的饮食依从性进行监控。在第三次随访时，如果血脂或血压没有达到目标水平，则开始进行代谢综合征的治疗。当血脂已经大幅度下降时，应对代谢综合征或多种心血管病危险因素继续进行干预和管理。

校正多种危险因素的关键是增加运动，减少能量摄入和减轻体重。通过健康教育和营养咨询，帮助患者学会按膳食营养处方计划合理饮食，阅读食品营养标签，修改食谱，准备或采购健康的食物，以及外出就餐时合理饮食。

健康膳食的选择应注重于全谷类食品、谷物食品、豆类、蔬菜、水果、瘦肉、家禽类、鱼类和脱脂乳制品。适当减少动物性食物的摄入量，避免高脂食物，可选择低脂食物。乳制品也同样如此，推荐选择脱脂的乳制品。瘦肉富含蛋白质、锌和铁。因此，在限制其他饱和脂肪酸的条件下，每天摄入瘦肉不超过75克，鸡蛋的摄入量每周不超过4个。可食用海鱼、淡水鱼，每周至少摄入两次，每次150～200克。

极低脂肪膳食有助于达到降脂目标，尤其是对使用他汀类药物有禁忌的患者。在二级预防中，可辅助药物治疗。这类饮食含有最低限度的动物食品，饱和暗肪酸（＜3%）、胆固醇（＜5毫克／天）以及总脂肪（＜10%）的摄入量都非常低，该类膳食疗法主要食用低脂肪的谷物、豆类、水果、蔬菜、蛋清和脱脂乳制品，通常称之为奶蛋素食疗法。对于有他汀类药物禁忌证的患者可以选择极低脂肪膳食进行治疗或由临床医师根据病情选择。

一、总原则

1. 食物多样化，粗细搭配，平衡膳食。参见《中国居民膳食指南》2007。

2. 总能量摄入与身体活动要平衡，保持健康体重，体重指数（BMI）保持在18.5～24.0。

3. 低脂肪、低饱和脂肪膳食：膳食中脂肪提供的能量不超过总能量的30%，其中饱和脂肪酸不超过总能量的10%，尽量减少摄入肥肉、肉类食品和奶油，尽量不用椰子油和棕榈油。每日烹调油用量控制在20～30克。

4. 尽可能减少反式脂肪酸的摄入，控制其不超过总能量的1%：少吃含有人造黄油的糕点、含有起酥油的饼干和油炸油煎食品。

5. 摄入充足的多不饱和脂肪酸（总能量的6%～10%）：ω-6/ω-3多不饱和脂肪酸比例适宜（5%～8%/1%～2%），即 ω-6/ω-3比例达到4～5：1。适量食用植物油（25克／人／天），每周食用1～2次鱼类，每次150～200克，相当于200～500毫克 EPA（ω-3多不饱和脂肪酸的一种）和 DHA（ω-3不饱和脂肪酸的一种）。素食者可通过摄入亚麻籽油和坚果获取 α-亚麻酸。提倡从自然食物中摄取 ω-3脂肪酸，不主张盲目补充鱼油制剂。

6. 适量的单不饱和脂肪酸：占总能量的10% 左右。适量选择富含油酸的玉米油、橄榄油、茶油、米糠油等烹调用油。

7. 低胆固醇：限制富含胆固醇的动物性食物，如肥肉、动物内脏、蛋黄、鱼子、鱿鱼、墨鱼等。富含胆固醇的食物同时也多富含饱和脂肪，选择食物时应一并加以考虑。

8. 限盐：每天食盐不超过6克，包括味精、防腐剂、酱菜、调味品中的食盐，提倡食用高钾低钠盐（肾功能不全者慎用）。

9. 适当增加钾：使钾／钠 =1，即每天钾摄入量为70～80mmol/L（毫摩尔每升）。每天摄入大量蔬菜水果获得钾盐。

10. 足量摄入膳食纤维：每天摄入25～30克，从蔬菜水果和全谷类食物中获取。

11. 足量摄入新鲜蔬菜（400～500克／天）和水果（200～400克／天）：包括绿叶菜、十字花科蔬菜、豆类、水果，可以减少患冠心病、卒中和高血压的风险。

12. 增加身体活动：身体活动需要每天保持30分钟中等强度的运动，每周坚持5～7天。

各种营养素和膳食成分目标摄入量见表1。

表1　心血管疾病营养治疗膳食要素目标摄入量

膳食要素	目标摄入量（未标注的数字单位：%）
脂肪总量	15～30
饱和脂肪酸	＜10
多不饱和脂肪酸	6～10
n-6 脂肪酸	5～8
n-3 脂肪酸	1～2
反式脂肪酸	0 或＜1
单不饱和脂肪酸[a]	10～20
碳水化合物	55～70
添加糖[b]	＜10
蛋白质	10～15
胆固醇	300 毫克／天
氯化钠（钠）	6 克／天（2 克／天）
蔬菜和水果	＞400 克／天
膳食纤维	25～30 克／天（来自食物）
可溶性膳食纤维	＞20 克／天（来自食物）
身体活动	150 分钟／周，中等强度运动

注：a 计算方法：脂肪总量－（饱和脂肪酸＋多不饱和脂肪酸＋反式脂肪酸）；b 指额外加入到食物中的单糖和双糖、蜂蜜、糖浆、果汁中的天然糖分。

二、高血压

1. 限制能量的平衡膳食，维持健康体重（限制膳食的能量平衡，维持健康的体重）：适当降低能量摄入有利于收缩压和舒张压以及LDL-C的降低。体重超重和肥胖者，根据健康体重，按20～25kcal（千卡，热量单位）/kg计算每天总能量或通过膳食调查评估，在目前摄入量的基础上减少500～1000kcal（千卡，热量单位）/天。三大营养素供能比例为蛋白质10%～15%，脂肪20%～30%，碳水化合物55%～60%。

2. 增加身体活动：坚持每天30分钟中等强度的有氧运动，每周5天。

3. 严格控制钠盐：推荐每日食盐用量控制在5克/天以下，提倡低盐膳食，限制或不食腌制品。

4. 适当增加钾的摄入量：3.5～4.7克/天，从自然食物中摄取。常见食物钾含量见附录。

5. 足量的钙和镁：推荐饮用牛奶、食用蔬菜和水果。

6. 限制饮酒：尽量少喝或不喝。

三、高血脂、动脉粥样硬化和冠心病

1. 针对目前主要的膳食问题进行干预，降低LDL-C，降低饱和脂肪酸和反式脂肪酸，降低总能量，鼓励ω-3脂肪酸以鱼类或鱼油胶囊的形式摄入。

2. 严格控制饱和脂肪酸和肉类食品，总量控制精制碳水化合物食物（精白米面、糕点糖果、含糖果汁），控制摄入精制碳水化合物食物（精白米面、糕点糖果、含糖果汁）的总量，保证蔬菜水果摄入。

3. 中度限制钠盐，盐摄入不超过6克/天。

4. 少量多餐，避免过饱，忌烟和浓茶。

5. 适量饮酒应因人而异，并取得医师的同意。不饮酒者，不建议适量饮酒。如有饮酒习惯，建议男性一天的饮酒量不超过25克酒精，相当于50度的白酒50毫升（一两），或38度白酒75毫升，或葡萄酒250毫升（一杯），或啤酒750毫升（一瓶）。女性减半。

6. 适量身体活动。

表2 动脉粥样硬化和冠心病营养治疗基本要素

要素	建议
减少使 LDL-C 增加的营养素	
饱和脂肪酸	＜7% 总热量
反式脂肪酸	0 或＜1% 总热量
增加能降低 LDL-C 膳食成分	
植物甾醇	2 克／天
可溶性膳食纤维	10 ～ 25 克／天
总能量	调节能够保持理想的体重，或能够预防体重增加
身体活动	足够的中等强度锻炼，每天至少消耗 200kcal（千卡，热量单位）能量，相当于中速步行累计 50 ～ 60 分钟。

摘自美国国家胆固醇教育计划成人治疗指南第3次报告（NCEPATP.III）

身体活动水平中等，体重正常的高血脂／动脉粥样硬化／冠心病患者可参考下列表4，制定膳食营养方案，参考表5制定食谱。

表 3　高血压 / 动脉粥样硬化 / 冠心病膳食营养方案

食物类别	摄入量	选择品种	减少、避免的膳食品种
谷类	250 ～ 400 克 / 天	标准粉（米、面）、杂粮	精粉（米、面）、糕点甜食、油炸油煎食品
肉类	75 克 / 天	瘦肉、牛、羊肉、去皮禽肉、鱼类	肥肉、加工肉制品（肉肠类）、鱼仔、虾蟹黄、鱿鱼、动物内脏
蛋类	3 ～ 4 个 /w	鸡蛋、鸭蛋、蛋清	蛋黄
奶类	250 克 / 天	脱脂 / 低脂鲜牛奶、酸奶	全脂牛奶、奶粉、乳酪等奶制品
大豆（黄豆）	30 ～ 50 克 / 天	黄豆、豆制品（豆腐 150g、豆腐干 45g）	油豆腐、豆腐泡、素什锦等
新鲜蔬菜	400 ～ 500 克 / 天	深绿叶菜、红黄色蔬菜、紫色蔬菜	
新鲜水果	200/ 天	各种新鲜水果	加工果汁、加糖果味饮料
食用油	20 克 / 天（2 平勺）	橄榄油、茶油、低芥酸菜籽油、豆油、花生油、葵花籽油、芝麻油、亚麻籽油	棕榈油、椰子油、奶油、黄油、猪油、牛羊油、其他动物油
添加糖类	＜ 10 克 / 天（平勺）	白砂糖、红糖	
盐	＜ 6 克 / 天（平勺）	高钾低钠盐	酱类、腐乳、咸菜等腌制品

表4　高血脂／动脉粥样硬化／冠心病患者食谱举例

	第一部膳食食谱	第二步膳食食谱
早餐	• 低脂牛奶 250 毫升燕麦片煮粥 • 二面花卷（玉米面 25 克，白面 50 克）	• 低脂牛奶 250 毫升燕麦片煮粥 • 二面花卷（玉米面 25 克，白面 50 克）
午餐	• 清蒸鱼 120 克带骨 • 香菇油菜 200g • 大米 150 克 • 油 1.5 汤勺	• 清蒸鱼 120 克带骨 • 香菇油菜 200 克 • 大米 150 克 • 油 1 汤勺
下午加餐	• 橘子 2 个	• 橘子 2 个
晚餐	• 打卤面（西红柿 150 克，肌肉 30 克，蛋清 1/2 个，黄花菜、木耳少许，魔芋面条 150g） • 拌芹菜 100 克，香干 50 克 • 油 1.5 汤匙	• 打卤面（西红柿 150 克，肌肉 30 克，蛋清 1/2 个，黄花菜、木耳少许，魔芋面条 150 克） • 拌芹菜 100 克，香干 50 克 • 油 1 汤匙

注：魔芋精粉为可溶性纤维，掺入面粉制成面条

四、急性心肌梗死

本症为心脏疾病严重类型，及时抢救是治疗成功的关键。合理饮食措施对于患者康复及预防并发症发生也很重要。急性心肌梗死的营养治疗应随病情轻重及病期早晚而改变。

1. 针对目前主要的膳食问题进行干预，降低 LDL-C，降低饱和脂肪和反式脂肪酸，降低总能量。鼓励 ω-3 脂肪酸以鱼类或鱼油胶囊的形式摄入。

2. 注意维持血液钾、钠平衡。对合并有高血压或心力衰竭者仍应注意限钠摄入。应用利尿剂有大量电解质自尿中去失时，则不宜限制过严。镁对缺血性心肌有良好的保护作用，膳食中应有一定的镁，建议成人镁的适宜摄入量为300～450毫克／天，主要从富含镁的食物如有色蔬菜、小米、面粉、肉、水产品、豆制品等中获取。

3. 急性期1～3天时，一般每天低脂流质1000毫升左右，经口摄入

能量以500～800kcal（千卡，热量单位）(2.09～3.34MJ)为宜，可食用藕粉、米汤、菜水、去油过筛肉汤、淡果汁、红枣泥汤等食品。病情好转，可渐改为低脂半流质饮食，全日能量1000～1500kcal（千卡，热量单位），可食用鱼类、鸡蛋清、瘦肉末、嫩碎蔬菜及水果。主食用面条、面片、馄饨、面包、米粉、粥等。禁止可能导致患者肠胀气和浓烈刺激性的食物，如辣椒、豆浆、牛奶、浓茶、咖啡等食品。应注意少食多餐，5～6餐/天，以减轻心脏负担。患病1个月后，可进食清淡和易消化的食品，每天能量逐渐增加为500～2000kcal（千卡，热量单位）。各种饮食中的营养素组成比例可参考冠心病饮食原则。随着患者恢复活动，饮食可适当放宽，但脂肪和胆固醇仍应控制。

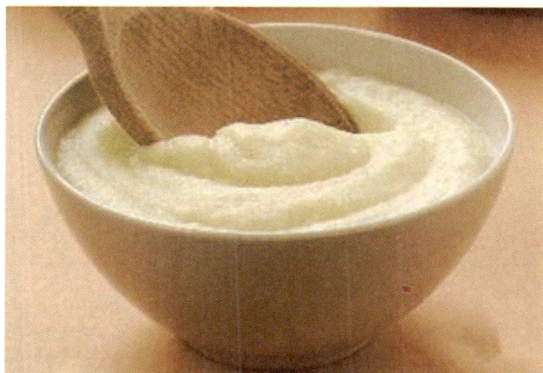

4. 控制液体摄入。

控制液体摄入，减轻心脏负担。每日口服液体摄入量根据病情而定，可进食浓米汤、厚藕粉、枣泥汤、去油肉绒、鸡茸汤、薄面糊等食品。

5. 限制脂类。按低脂肪、低胆固醇、高多不饱和脂肪酸饮食原则病情稳定后，患者逐渐恢复活动，饮食可逐渐增加或进软食。脂肪限制在40克/天以内，（多不饱和脂肪酸/饱和脂肪酸(P/S)比值＞1，伴有肥胖者应控制能量和碳水化合物。

6. 保持丰富膳食纤维的摄入，大便通畅，排便时不可用力过猛。

7. 对于治疗后需要长期服用抗凝药物如华法林等的患者，应注意维生素K与抗凝药的拮抗作用。维生素K含量丰富的食物包括豆类、牛奶、麦麸、绿色蔬菜、动物肝脏、鱼类等，其中绿色蔬菜、动物肝脏和鱼类含量较高，而水果和谷物相对含量较少，肉类和乳制品含量中等。

8. 制订营养治疗方案前，应了解患者用药情况包括利尿药、降压药，了解患者血钠、血氧水平、肾功能、补液量及电解质种类、数量。了解患者饮食史、饮食习惯及患者可接受的价格等，食品制作方法要合理，要适宜，通过随访修改营养治疗方案，征求主管医生和患者意见，根据病情和患者接受情况进行。

表5　心肌梗死患者食品宜忌

食品类别	推荐的食品	忌吃或少吃食品
谷类及制品	大米、面粉、小米、玉米、高粱	各种黄油面包、饼干、糕点、油条、油饼等多油食品
禽、肉类	瘦肉、牛、羊肉、去皮禽肉	含钠盐罐头食品、香肠、咸肉、腊肉、肉松
水产类	新鲜淡水鱼（＜120克／天）及海鱼	咸鱼熏鱼
奶蛋类	鸡蛋或鸭蛋，每天一个，牛奶	咸蛋、皮蛋、乳酪等
豆类及制品	各种豆类、豆浆、豆腐	油炸臭豆腐干、霉豆腐
蔬菜类	各种新鲜蔬菜	咸菜、酱菜、榨菜等腌制菜
水果类	各种新鲜水果	葡萄干、含有钠盐水果罐头或果汁，水果糖等
油脂类	植物油为主、动物油少量	奶油、人造奶油
饮料	淡茶、咖啡等	汽水、啤酒、浓肉汤等
调味品	醋、糖、胡椒、葱、姜、咖喱	味精、食盐、酱油、番茄酱、豆瓣酱等

五、慢性心力衰竭

1. 适当限钠根据水钠潴留和血钠水平，确定是否限钠及限钠程度。对于不用利尿剂的患者，首先是减少或者消除餐桌上食盐的使用和高钠饮食。根据充血性心力衰竭程度，给予不超过3克盐的限钠膳食。若使用利尿剂者，则适当放宽。

2. 心力衰竭的水潴留继发于钠潴留，在限钠的同时多数无须严格限制液体量，但考虑过多液体屋可加重循环负担，故主张成人液体虽为1000～1500毫升/天，包括饮食的含水量，也包含药物的容量。某些食物在室温下呈固态，进入体内转化呈液态，也应被视为纯液体，如果冰含水90%，布丁含水75%，冰冻果子露为67%，冰淇淋为50%。产能营养物质的体积越小越好，肠内营养管饲的液体配方应达到1.5～2.0kcal（千卡，热量单位）/ml 的高能量密度。

3. 注意水、电解质平衡：由于摄入不足、丢失增加或利尿剂治疗等可出现低钾血症，出现场麻痹、心律失常、诱发洋地黄中毒时，则应摄入含钾高的食物。同时应监测使用利尿剂者镁的缺乏问题，并给予治疗。如因肾功能减退，出现高钾、高镁血旋，应选择含钾、镁低的食物。

4. 充足的无机盐、维生素给予适量的钙补充在心力衰竭的治疗中有一定的积极作用，心力衰竭患者的尿镁排出增多，镁的浓度降低进一步加重病情。故应增加镁的摄入。此外应给予足够的维生素，特别是维生素 C 和 B 族维生素。

5. 适当的能量：心力衰竭患者的能量需求取决于目前的干重（无水肿情况下的体重）活动受限程度以及心力衰竭的程度，一般给予的能量为25～30kcal（千卡，热量单位）/kg 理想体重。活动受限的超重和肥胖患者，必须减重以达到一个适当体重，以免增加心肌负荷，因此，对于肥胖患者，低能量平衡饮食（1000～1200kcal（千卡，热量单位）/d）可减少心脏负荷，有利于体重减轻，并确保患者没有营养不良。严重的心力衰竭患者，应按照临床实际情况需要进行相应的营养治疗。

6. 控制体重增长：严重心力衰竭患者体重测量应该在每天的同一时间，如早上空腹、排泄后进行。如一天的体重增加超过 0.5 千克，需及时告知医务人员。

7. 防止心脏疾病恶液质发生：由于心力衰竭患者增加能量消耗10%～20%，且面临疾病原因导致进食受限，约40%的患者面临营养不良的风险。根据营养风险评估评分，确定进行积极的肠内肠外营养支持。

8. 充足的优质蛋白质，应占总蛋白的 2/3 以上。

9. 给予 ω-3：食用富含 ω-3 脂肪酸的鱼类和鱼油可降低高甘油三酯水平，预防心房颤动，甚至有可能降低心力衰竭死亡率。建议每天从海鱼或者鱼油补充剂中摄入 ω-3 脂肪酸是安全的。

10. 适当增加叶酸。维生素 B_6 和维生素 B_{12}。某些人摄入较多的膳食叶酸和维生素 B_6，与心力衰竭及卒中死亡风险降低有关，同时有可能降低高同型半胱氨酸血症。

11. 补充硫胺素（维生素 B_1），由于饮食摄入受限，使用强效利尿剂以及年龄增长，心力衰竭患者存在硫胺素缺乏的风险。对于使用利尿剂的心力衰竭患者，应评估硫胺素水平，必要时，适当补充。

12. 少食多餐，每天进餐 5～6 次为宜。对于有呼吸困难的患者更易耐受，有助于减少胃胀满感，食物应以软、烂、细为主，易于消化。

13. 戒烟、戒酒。

心血管疾病膳食营养处方的制定

一、指导患者改变膳食习惯和生活方式四项基本原则

1. 评价：对患者日常膳食方式和食物摄入频率进行评价；

2. 询问：通过询问进一步了解患者的信念，对改变不良生活方式的障碍；

3. 劝告：对患者进行指导，鼓励从小量开始，从成功中树立信心；

4. 随访：为了加强依从性，要定期随访，巩固已获得的成果，并设定下一目标。

二、制定个体化膳食营养处方

根据评估结果，针对膳食和行为习惯存在的问题，制定个体化膳食营养处方。

1. 膳食指导：根据营养处方和个人饮食习惯，制定食谱；健康膳食选择；指导行为改变，纠正不良饮食行为。

2. 营养教育：对患者及其家庭成员，使其关注自己的膳食目标，并知道如何完成它；了解常见食物中盐、脂类和水分的含量，各类食物营养价值，《中国居民膳食指南》，食品营养标签等。

3. 注意事项：将行为改变模式与贯彻既定膳食方案结合起来。膳食指导和生活方式调整应根据个体的实际情况考虑可行性，针对不同危险因素进行排序，循序渐进，逐步改善。

三、举例说明：高血压患者营养处方制定

案例：邓先生，50岁，身高178厘米，体重98千克，某公司总经理，高血压病史10年，服用降压药物5年。外出进餐较多，饮酒平均每日白酒250克。吸烟30支／日。生活不规律，睡眠较差。尚未发现明显的心脑血管疾病及肾脏并发症。

1．了解基本病情：

询问现病史，测量血压；与血压相关的其他并发症，血糖、血脂、心功能、肾功能等；了解与营养相关的高血压发生危险因素（如肥胖、精神压力、外出进餐、饮酒、睡眠等）。

2．了解患者饮食和行为，评估目前膳食营养状况和身体活动水平：

内容包括但不限于：

①询问饮食习惯和喜好；

②每日吃几餐（包括加餐）；

③主食摄入量；

④蔬菜、水果摄入情况；

⑤肉蛋、奶制品（全脂或脱脂）摄入情况；

⑥烹调油脂、坚果类摄入情况；

⑦家庭调味品（食盐、酱油、鸡精、味精、腌制品等的摄入情况）；

⑧外出进餐的频率；

⑨饮酒的习惯，计算每日酒精摄入量（不可忽略的能量摄入）；

⑩身体活动情况，目前身体活动水平在什么阶段；

⑪吸烟的时间、年限，是否准备戒烟（对于控制血压的益处）。

3．制定膳食营养处方：

①计算标准体重

身高（cm）－105。178－105=73千克，实际体重为98千克，超出标准体重30%，属肥胖。身体活动水平低。

②计算每天能量摄入量

按每天20～25kcal（千卡，热量单位）/kg体重计算每日总能量：73×（20～25）=1460～1825kcal（千卡，热量单位）。

③膳食处方

主食（粮谷类）为每日225～300克（生重），其中粗杂粮50克左右；

蔬菜为每日500克（叶菜和瓜类为主）；

水果为每日200克左右（低含糖量水果为宜）；

肉类为每日50克瘦肉（鸡鸭类为主，减少畜肉类）　鱼虾为每日50克（海鱼为佳）；蛋类为每周3～4个　脱脂牛奶为每日250毫升。

豆类及制品适量：每日25～30克，相当于豆腐100～150克，或豆腐干50～60克，或豆浆500～600克；

烹调用植物油每天20～25克；

食盐：＜5克／天。

日常营养指导

1. 饮食尽量清淡少盐，肥肉、油炸油煎食品尽量少吃；严格控制猪牛羊肉和火腿等畜肉摄入，可选禽肉，增加鱼类摄入。

2. 严格限制高钠食品的摄入，每天的食盐摄入量不超过 5 克；除了注意食盐和酱油限量外，应特别注意鸡精、味精、饮料、罐头等含钠高的食品；尽量少吃或不吃加工食品。

3. 增加日常蔬菜、水果和奶制品摄入，尤其是绿叶菜，各种水果以及根茎蔬菜（如橘子、甜菜、菠菜、马铃薯和香蕉），低脂乳制品，豆类和坚果类，以增加钾、钙、镁摄入。

4. 戒酒。严格控制饮酒量，白酒一天不超过 50 毫升，或葡萄酒 250 毫升，或啤酒 750 毫升。

5. 增加日常身体活动，坚持运动锻炼，每天步行或快走 30 ～ 40 分钟，每周 5 ～ 7 天。超重或者肥胖的高血压患者应力求每天 300 ～ 500kcal（千卡，热量单位），或每周 1000 ～ 2000kcal（千卡，热量单位）的运动能量消耗，促进减轻或者控制体重。在减重后还想进一步维持更低的健康体重者，可每天持续 60 ～ 90 分钟中等强度运动活动。具体运动方法参照郭建军教授《运动处方》。

心理睡眠

北京大学第六医院　梁军

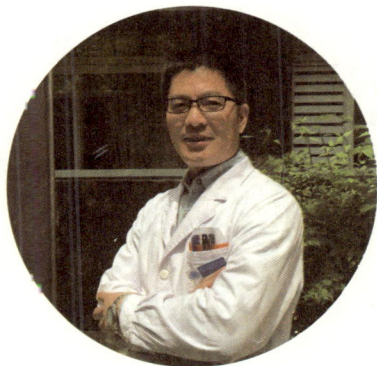

心血管医生如何开展支架后"心理处方"

医患都需要"心理处方"

　　每个人的人生都有着自己的轨迹，疾病也是轨迹中的一部分。如果因为冠心病而植入了支架，身体，尤其是心脏，无疑就多了"物件"，人生或许从此就变得不同。支架作为处方已经实施，多出了"物件"或许就多出了"心病"。

　　处方来自医生，而医生的理念、专业知识和技能决定着处方的质量，冠心病支架植入术后的心理处方亦如此。要做好心理处方，就需要医生充分认识接受，之后才能更地好服务患者。

受生物医学模式和当前医疗市场化的影响，心血管医生多注重生物技术，忽略或无暇或无力顾及患者的心理社会因素。但病生在人身上，人活在社会中，也就是说疾病从不是孤立存在着。根据目前的资料与临床经验，尚无可直接复制的有效的心血管疾病介入术后心理障碍诊断与治疗指南，但我们不能规避。

接受支架植入的冠心病患者心理问题很常见。国内小样本研究表明，接受冠状动脉支架植入的老年冠心病患者术后两周焦虑症状的发生率为24.4%，抑郁症状的发生率为37.2%，同时有焦虑抑郁症状的发生率约7%，焦虑抑郁症状合计发生率约55%。1年随访，有焦虑抑郁症状者再发心绞痛显著高于对照组。

国内外各种疾病的康复计划，大多包含手术后心理康复的内容。大规模的循证研究证实：积极的心理康复对心脏病患者长期良性预后及降低再发病率、降低病死率效果明显。

然而针对心脏病患者的抗焦虑、抗抑郁治疗并没有明显延缓心脏病患者病情进展及降低病死率。究其原因如下：

1. 心理障碍患者通常讳疾忌医。诸多对伴有心脏病的心理障碍患者的干预试验表明，对治疗反应较差的心理障碍患者心脏事件发生率明显增高；

2. 可能是对心脏病患者心理障碍的判定及治疗未达成共识，心脏专科医师对心理障碍识别率和处置率低，针对治疗对象不同程度的心理障碍，治疗手段单一，治疗强度及持续时间不够，导致治疗的反应不同，甚至偏差。

支架后产生焦虑抑郁的因素：

1. 对疾病的认识不足或错误；

2. 经济因素；

3. 医疗环境影响；

4. 术后因素，如手术可引起部分生理功能丧失，术后一时不能生活自理或长期卧床；

5. 性别及文化因素。

如何开展支架后"心理处方"

一、 患者需要医生的理解

在支架植入术后，冠心病患者会出现什么样的心理问题？虽然只能根据临床经验进行总结，但可以明确，医生开具的处方应当符合患者的需要：

1. **患者需要医生的理解，且能为其解决问题：**

让患者感觉医生理解自己，需要医生态度好、沟通好。

①态度好：良好的态度可以弥补技术的不足，但现实中有些医生的态度很容易受诸多因素的影响而不那么平和与真诚。

②沟通好：尽管沟通有诸多技巧，但倾听是建立良好医患关系最简单有效的方法。倾听应当是积极主动的而非消极被动的。

2. **医生好的倾听有以下特点：**

①有观察的倾听，即所谓察言观色；

②有思考的倾听，即不断体会患者的心理状态、言语中的潜台词，从中发现可能的症状线索，以及可能的心理社会因素；

③有反馈的倾听，如点头等；如果能进行共情（通俗地说就是"感同身受""将心比心"）式的反馈更好，它包括探究并证实患者的感觉，接纳或认同患者的感觉；

④允许患者充分表达，也就是要给患者说话的时间，把其想说的说完。现实中似乎很多医生不易做到。

胡大一教授说他看病，往往是一问病情（生物）；二问心情（心理）；

三问工作、生活和人生经历（社会）。只有从这几个方面着手，才真正体现了以生物—心理—社会医学模式了解患者。

为患者解决问题，要看患者存在什么问题。支架植入术后，支架植入得是否恰当是心血管科医生需要解决的问题之一，如不恰当，后续有何进一步的措施，这是其他问题得以解决的基础。其次才是患者可能的心理问题如何解决（当然，问题的出现没有那么有层次，是人为的分析如此）。

二、支架植入术后常见的心理问题或障碍

生理心理反应：

也就是说支架植入后，毕竟身体里多了异物，患者会有各种担心，一旦担心消除，生理反应也就消失。也有些患者是本身情绪波动而出现相应的生理反应，而与疾病无关。

案例：一位53岁女患者反复心悸一年，一心悸就难受，反复的心脏相关检查只是心电图发现早搏，心血管科的药物处理并未消除症状，患者就拿着心电图反复就诊，询问为何。追问下发现患者心悸都是出现在遇事或生气后，其他情况下没有。患者以前就是个爱琢磨事的人。支架植入后，也不排除个别此类患者。

医源性伤害：

分为言语性伤害和技术性伤害，前者体现在医务人员对患者言语不当或错误，也包括患者不能接受的态度，后者可以包括支架不应植入，或植入不当或过度，也有药物使用不当或错误。当然也可能患者受到医务人员言语和技术的双重伤害。

躯体形式障碍：

躯体形式障碍的诊断建立在无法找到躯体病因的基础上，也非存在明确的社会心理及行为学特征。如躯体形式的疼痛障碍，包括内科无法解释的胸痛。

焦虑症：

分为广泛性焦虑障碍和惊恐障碍，广泛性焦虑障碍是以经常或持

续的、全面的、无明确对象或固定内容的紧张不安及过度焦虑为特征；而惊恐障碍的基本特点为反复出现严重的焦虑发作，发作不限于任何特殊的处境。急性焦虑发作时，患者常有濒死感、失控感或发疯感，甚至有人感觉到自己或／和周围环境变得不真实（人格或现实解体）。以上是典型表现，但临床上，有些患者表现的程度较轻，称为"阈下"惊恐障碍／发作，是医生值得注意的。

抑郁症：

以与环境不相称的、显著而持久的情绪低落为基本临床特征，伴有兴趣和活动性减低，自我评价降低，严重时可出现消极自杀行为。病程呈间歇发作，也有部分慢性化者。

明明心脏不舒服，怎么说我情绪有问题？

这是患者常问的问题，因为身体上一有不舒服，一般人们都会认为是身体出了问题，这是人的常识。但医学毕竟比较专业，在排除了心脏疾病或其他脏器疾病，或者患者所患疾病无法解释患者的表现，并且治疗后，如果患者仍然症状存在或加重，医生就会考虑会不会是心理问题导致，因为作为人，大体分为身心两部分，身体上的疾病无法解释病痛就有可能是心理问题导致。比如焦虑，作为一个症状，由两部分组成，一是心理上没有明确对象的恐惧，二是自主神经症状或精神运动性不安，包括心慌心悸、出汗、尿频、便意频，手脚发凉等，就有类似心脏病的表现；抑郁症中躯体症状也很常见，尤其是中老年人，如胸痛等。当然，一说心理问题，很多人否认，是因为传统上人们认为得了这类病"不光彩"，甚至有道德意味（即所谓"病耻感"）。不仅是国内，国外也会如此。但痛苦毕竟是自己的，如果拒绝相关治疗，痛只能自己忍受，而接受治疗则为解除痛苦提供了一种机会，"讳疾忌医"是大家熟悉的问题。

医生总结

心血管病科医生的大多数无疑对此类诊断并不熟悉，或者知其名而不了解其面貌，处理起来，觉得无从下手；或者从精神或心理专科

（或其他途径）习得一些知识加以应用，又可能会不顾患者的实际情况加以变通地应用。不过，医学诊断的疾病构成是类似的，就是从症状入手。但精神或心理症状有其特殊性，是要从患者的体验中提炼出来。无疑支架植入术后如果患者存在精神或心理问题也往往是以躯体症状而求助于医生。这些躯体症状大多围绕认为可能出现了心脏病的不适为主诉，大概有胸闷、胸痛、烧灼感、心慌心悸，也会有头颈部、背部、腹部、四肢等处的不适。但如何识别出是心理或精神问题，而非躯体疾病呢（当然也可能二者共病）？现实的语境下，就是要先排除器质性疾病，也就是要排除心脏疾病。由于患者是在心血管科就诊，心血管科医生就有责任能确定或排除患者有无心脏疾病。然而，现实是无论基层医院还是大医院的有些医生不但不能排除，甚至会对患者的病情诊断混乱，更无法进行处理，甚至处理不当或错误，而患者就会遭受无尽之痛。

所以，虽说是心理处方，第一层处方应该是：合格的心血管科医生。

据说好医生被界定为：

1. 了解躯体表现外，还要关注患者的生活史和既往史；

2. 能了解医患关系的重要性，并且对困难的医患关系找到建设性的解决方法；

3. 有高水平的沟通能力；

4. 面临威胁生命的疾病时，垂死和死亡的压力体验时，意识到自己的情绪反应并且能够应对；

5. 觉察到医疗团队中的社会性冲突，加以分析，有效解决；

6. 了解自己的局限和无法避免的错误，能承认错误并请求患者、其家属及同事的谅解；

7. 认识自己心理压力的极限，及时调整身心的平衡。

心血管科的医生也当对照此标准。按此标准，并非每个医生都能达到要求，也就是大多数医生只能做到比较好，但"好"应是我们不懈的追求。

三、胡大一教授讲合格心血管医生

责任心：

以前有人说医者心要如佛，能做到固然可嘉。但在如今的语境下，有人提出，心如不了佛，也要有半佛之心。如果连半佛都做不到，那也要有责任心，最起码能帮患者解决问题或者提供进一步解决问题的途径。

案例：一81岁女患者，穿着时尚，曾在主流媒体做主持人，几十年心电图 ST 改变，春节前偶有胸部不适，医生未问症状特征即说这种心电图太危险了，可能随时有意外，要马上造影，老人不想做，医生说回家静卧，不要动也不要多说话，患者说她过了一个最郁闷的春节。

敬畏心：

敬畏生命，敬畏疾病。虽然如今人类对自身疾病和生命较之100多年前有了突飞猛进的认识，但未知依然很多甚至更多。有了敬畏心，医生就不会不懂装懂，因为一个人的精力、能力、经历是有限的，而人类、疾病是复杂多变的，以一个人的所有去接触很多人及其病难免会有不能涵盖之处。这样，医生在遇到非自己所能及的患者时，转而求助，而非乱加解释或行动。

案例：一位40多岁男性患者，身体好，近几个月陪病重父亲于床旁，身心俱疲，出现胸闷胸痛、濒死感，在几个闻名的心血管病专科医院看专家，做了 CT，有说没肌桥是血管痉挛的，有说是有肌桥而致的。实际上此患者是惊恐发作。

作为专科医生，最好能熟练掌握本科疾病，但也要知道还有类似本科疾病表现的他科疾病。医学的本质是不确定性，医生通过学习、锤炼来尽量减少这些不确定性，但无论如何个人永远是渺小的，总有自己未知的东西。如今医学分科越来越细，医生对疾病的把握更加精致，但会降低其对疾病广博性的了解，毕竟一个人学得再多也是有限。不能为了保全颜面而肆意解释，这样就有可能给患者留下痛苦。自己不行，还有比你行的人，还有比你有经验的人，本科室不济，还可以请其他科室人员会诊、讨论。有人说，对一个患者，关键不是你（指医生）

下了什么诊断，而是你落了什么诊断。一个连本科疾病还没有弄清的医生更不可能让其还提供其他服务。有了敬畏心，也就会虚心，有了虚心才会使医者更谨慎而造福患者（当然，也不能因此而不自信）。

四、医患关系和"好医生"的艺术

好医生能与绝大多数患者建立良好的医患关系，良好的医患关系对患者来说就是一剂良药，这里不引用证实这一结论的研究，大家（尤其是医者）也不会怀疑。

尽管医学科学提供了有关生物学和相关发病过程的信息，做一名"好医生"的艺术包括评估所患疾病对患者情感的影响（如现实和形式上的丧失）以及患者应对的能力。帮助患者逐渐接受所患的疾病和共患的焦虑、抑郁症状，医生首先询问患者对疾病的感受，然后从减轻病耻感的角度与患者讨论疾病的意义，重点强调某些诱发焦虑、抑郁的因素（就是病发前的一些事件）。在很多文化背景中，医生的人道主义，被认为比医生的技能和科学知识更重要。如果医生以一种与患者家庭背景相适宜的方式处理患者，表现出了对当地文化、精神规范的接受和尊敬，那么这种价值会更大。

可以看出，第一层次的处方可以解决患者心理生理反应和避免医源性伤害或避免医源性伤害的进一步加剧。

五、心脏科医生如何区分心脏病表现和心理／精神障碍

怎么知道患者所说的躯体症状不是心脏病表现而是心理或精神障碍？总觉得一个医生诊疗水平的获得和提高都是边学边练，无数循环往复中，反复与患者交流中成就的（当然还有书本和有经验的医生指导等资源）。这种能力的培养就是要听患者对疾病过程的叙述和对症状的体验，实际上真正的心脏疾病和精神障碍出现的躯体症状在这两方面是不同的。有经验的医生一听就能听出来。

案例：一位30多岁的男性，8年反复发作性心悸、有濒死感，发作时害怕、出汗，持续时间10～30分钟不等，急诊或门诊检查只是发现心电图有早搏或ST-T轻度变化。发作间期如常人，就是担心再犯病。

却有心血管医生说是心脏疾病，只是做心电图"没逮住"的典型个例而已。此患者假如是心脏疾病，8年的病程中竟查不出明确的器质性疾病的证据或疾病进展的迹象，这不可疑吗？

案例：一位60来岁患者胸闷、胸骨后烧灼样感，病史3年，胸闷与活动与否无关，检查未发现明确的心脏结构或功能的异常。胸闷一阵阵的，胸骨后烧灼样感出现时后背也难受，这种难受难以描述。再追问，患者诉心烦，还会坐立不安……假如用心就会发现患者对症状的感受不同于冠心病的症状。要做到这一点，需要时间的历练［不敢苟同某些人所提的"快速"识别焦虑抑郁（除非有一定精神病学基础）……］，还要坚持病例的叙事性记录。

附：双心门诊的病历记录

下面看心内科医生和精神或心理科医生对同一个患者的门诊病历记录：

案例：一50岁女性患者

病情回放

心内科医生：

主诉：心悸半年。

现病史：无明显诱因出现心悸，多于夜间发作，无突发突止，数分钟可好转，未自测脉搏。

既往史：高血压5年；否认糖尿病，高脂血症；否认早发冠心病家族史；否认烟酒史。

体格检查：BP（血压）：130/84mmHg（毫米汞柱），HR（心率）：76次/分，心律齐，未及杂音，双下肢不肿。

诊断：心悸

处置：1.EKG、动态心电图；

2.随诊

心理行为医学科医生：

主诉：身体不适且多变3年，加重半年。

现病史：2013年蛛网膜下腔出血行造影术后，一个人待着就紧张，此时吃饭可能会胃部不适，打不出嗝来，心脏也觉得不舒服，也就一会儿。有时候一阵子身上哪儿都不舒服，就想挠挠动动才好受些。常不是这儿不舒服就是那儿不舒服，心情平静的时候多。担心自己得暴病。进食可，但不敢多吃，怕吃多了胃难受而引起心脏不舒服。晚上睡觉家里没其他人，自己睡觉就晚（入睡困难）。不耽误干活。

个人史：病前性子急，依赖人。不嗜烟酒等。

既往史：高血压病5年，无对药物过敏史。

家族史：阴性。

体检结果：无特殊。

精神检查：神清语利，表情焦虑，诉心内科大夫让来就诊。有点不舒服就担心。主动诉如上（现病史）。未引出精神病性症状，否认情绪低落或高涨。有自知力。

诊断意见：焦虑状态

处理意见：1. 度洛西汀肠溶胶囊 30~60毫克 qd 阿普唑仑0.4毫克 prn；2. 随诊。

心理睡眠的"药物治疗"

精神／心理科治疗方法为"理疗""药物治疗""心理治疗","理疗"在心血管科一般不用。所以,对心血管科支架术后的患者,如果出现精神／心理问题,最方便的是两种方法,一是"药物治疗",一是"心理治疗"。

由于心血管科出现的精神或心理症状多为焦虑、抑郁和失眠,而精神或心理问题的药物治疗都是对症治疗,处方一般为:抗抑郁药 ± 镇静催眠药。

躯体形式障碍可以只用抗抑郁药,焦虑症可也以使用抗抑郁药,因为抗抑郁药大多都有抗焦虑作用。但如果焦虑严重或急性发作,抗抑郁药一时不能起效,或者焦虑症患者本身存在失眠问题(以入睡困难、睡眠维持困难或多梦常见),也可以有针对性地使用镇静催眠药。抑郁症患者一般都使用抗抑郁药(有人认为轻中度者,患者不愿用药,可以考虑心理治疗,但此法不便获得),而抑郁症中多数患者都存在焦虑,尤其是中老年人,失眠也常见,所以更宜在开始使用镇静催眠药,况且抗抑郁药大多不是马上发挥疗效,待患者的焦虑和失眠得以控制后,就可以安心等待抗抑郁药的抗焦虑、抗抑郁作用出现了,失眠和焦虑往往是抑郁症患者最痛苦的两个症状。当然如果患者焦虑和失眠都不明显或不那么痛苦,也可以不用镇静催眠药。更复杂的用药不在此介绍。

对于用药,患者最常问的问题:

一、吃哪个药好？（抗抑郁药的选择）

1. 效果好不好？不会有什么事吧？（疗效和安全性）

由于对抗抑郁药的反应个体差异很大，而且抗抑郁药从疗效上药物之间没有明显差别，所以选用抗抑郁药对医生而言很大程度上取决于其经验和习惯，也就是医生对疾病的理解、药物的了解以及对患者的认识。好在新型抗抑郁药都有抗焦虑的作用，所以理论上而言只要选择一种抗抑郁药就行（后续治疗也可能联用其他抗抑郁药）。

首先是安全。由于心脏支架植入术后，患者无疑仍需继续服用抗凝、他汀类等药物，如没有并发症而出现心理/精神症状，最好能选用药物相互作用少和/或小的。临床医生熟悉药物间相互作用非常重要，包括诱导或抑制肝脏药物代谢酶，例如细胞色素 P450 酶系统。细胞色素 P450 酶家族在药物的氧化代谢中起着非常重要的作用。SSRIs 和其他药物能不同程度地抑制细胞色素 P450 酶系统成员。因此，一些药物间相互作用可能是因为肝脏代谢的影响（表1）。

鉴于三环和四环类抗抑郁药、可逆性单胺氧化酶抑制剂不那么安全与耐受或不那么方便使用或者不易获得，可以考虑选用的有 5-HT 再摄取抑制剂（SSRIs）、5-HT 和去甲肾上腺素再摄取抑制剂（SNRIs）和去甲肾上腺素和特异性 5-HT 能抗抑郁药（NaSSAs）。SSRIs 有舍曲林、西酞普兰和艾司西酞普兰，SNRIs 有度洛西汀和文拉法辛，NaSSAs 有米氮平。

文拉法辛因其可引起剂量依赖性血压增高，使用时应注意监测血压。

表1 抗抑郁药：对 CYP450 酶系的影响可能性比较

药物	无或极小	轻度	中度	显著
西酞普兰	1A2, 2C9/10, 2C19, 3A3/4	2D6	—	—
艾司西酞普兰	1A2 2C9/10, 2C19, 3A3/4	2D6	—	—
氟西汀	1A2	3A3/4	2C19	2D6, 2C9/10
氟伏沙明	2D6	—	3A3/4	1A2, 2C19
帕罗西汀	1A2, 2C9/10, 2C19, 3A3/4	—	—	2D6
舍曲林	1A2, 2C9/10, 2C19, 3A3/4	2D6	—	—
文拉法辛	1A2, 2C9/10, 2C19, 3A3/4	2D6	—	—
度洛西汀	1A2, 2C9/10, 2C19, 3A3/4	—	2D6	—
米氮平	1A2, 2C6, 3A4	—		

2. 吃多大量合适？多长时间管用？（剂量和起效时间）

一般而言，抗抑郁药的宜从小剂量起始，如无副作用或副作用小而人体逐渐适应，就逐渐加量，原则上只要不超过说明书的最大剂量都可行，关键看疗效能达到什么程度。临床上最好最后能把患者的症状都能控制。通俗地讲，除了服药，没什么不舒服了（完全缓解），或者即使有不舒服对患者影响也不大了（部分缓解）。还有起效时间的问题，舍曲林和西酞普兰一般2～3周起效，而艾司西酞普兰、SNRIs则2周左右见效。所以，在此之前可先用苯二氮䓬类药物控制让患者难以忍受的焦虑和失眠，等待抗抑郁药起效。抗抑郁药的抗焦虑作用一般比抗抑郁作用起效早。如果一种抗抑郁药剂量、时间均足无效或疗效不佳，可以考虑换药。时间以4～6周为宜，也有人主张2周不见效即可换药的，毕竟抑郁的痛苦让人无法等待。

3. 药物副作用：

关于药物不良反应（人们经常把副作用等同于不良反应），打开任何一种西药说明书，不明就里的人都会大吃一惊，甚至不敢服用，怕会出现说明书上所罗列的不良反应。即使医生也很难预测患者服用药物后会不会出现不良反应，会出现什么不良反应，其程度如何。大多数医生也无法将说明书上所列不良反应全都记住。但有一点是医生必须做到的，那就是患者一旦出现不适或一些现象，医生应能判断是不是不良反应以及如何处理。向患者交代药物不良反应原则上是，临床上出现概率≥5%者都要告知。其实这不实用，尽管药物不良反应分为常见、少见和罕见，这是根据不良反应在群体研究数据的频率来划分的，面对个体罕见的也可能就出现了，甚至会出现说明书上没有的不良反应，而常见的也很可能就不出现。临床上可向患者交代有以下几种可能：1. 没有不良反应，就是服药后没有不舒服（如果有，绝大多数不良反应都在服药后不久出现）；2. 有少而轻的不良反应出现，可暂时不加药量，如患者身体渐渐适应小剂量抗抑郁药，不良反应消失后再将抗抑郁药加量（当然也有人选择预防性使用药物针对可能出现的常见不良反应，但显然不足取）；3. 连续服用小剂量抗抑郁药不良反应大，甚至不能耐受，就考虑停药再换药。

药物的疗效和不良反应对患者而言好有一比（尽管不太恰当），像找对象，医生是媒婆，对象好坏，不一定如医生所说，你只有跟其处一段时间甚至跟其结了婚才知道医生给你介绍的对象的好（疗效）坏（不良反应），是否适合你。又如买鞋子，尽管每个人的脚都有一定尺寸，厂家生产的鞋子也都有规格，但合不合适只有脚知道。说白了就是"试"！

表2　支架植入术后常用抗抑郁药常见不良反应及处理措施

常见不良反应	相关药物	处理措施
心血管系统 高血压	SNRI	监测血压；尽量使用最小有效剂量；加用抗高血压压药
消化系统 口干 胃肠道出血 恶心、呕吐	SNRI SSRI SSRI、SNRI	建议使用无糖口香糖或糖果；使用生脉饮制剂 确定合并用药是否会影响凝血 饭后或分次给药
泌尿生殖系统 性唤起，勃起功能障碍 性高潮障碍	SSRI、SNRI SSRI、文拉法辛	加用西地那非，他达拉非，丁螺环酮或安非他酮 加用西地那非，他达拉非，丁螺环酮或安非他酮
神经精神系统 头痛 激越 静坐不能 失眠 镇静	SSRI、SNRI SSRI、SNRI SSRI、SNRI SSRI、SNRI 米氮平	评估其他病因（如咖啡因中毒、磨牙、偏头痛、紧张性头痛） 早晨服用 加用受体阻滞剂或苯二氮䓬类药物 早晨服用；加用镇静催眠药；提供睡眠卫生教育 睡前给药
其他 胆固醇增高 体重增加 磨牙症 多汗 跌倒风险 骨质疏松	米氮平 SSRI、米氮平 SSRI 某些SSRI、SNRI SSRI SSRI	加用他汀类药物 鼓励运动，咨询营养师 若有临床指征，需牙科医生会诊 汗量多可考虑换药 监测血压；评估镇静作用，视力模糊或精神错乱；改善环境 监测骨密度并添加特殊治疗以减少骨质流失（如钙和维生素D）

4. 药要怎么吃？吃多久？（服药方法和时间）

上述几种药物一般都在早饭后（15～30分钟）服用，而米氮平一般晚上服用（有镇静作用，可以助眠），常从半片／粒开始，但也有患者服用本应该没有镇静作用（根据药理机制）的药却嗜睡，也可以放在晚上服用。剂量增加后如顿服患者不能耐受，也可分顿服用。至于药物维持治疗时间，现在一般认为首发抑郁症要2～3年或更长，焦虑症和躯体形式障碍要1～2年或更长。

到目前为止，对于抗抑郁药没有成瘾／依赖的说法，个别患者对黛力新有躯体依赖。有些患者不能停用抗抑郁药是因为停药后患者病情复发或加重，所以说是疾病本身不能停药，就像高血压、糖尿病，大多数人不能停降压、降糖药一样。所谓"成瘾／依赖"根本上是人对某些物质的渴望。你见过几个服用抗抑郁药的人说，不吃它我想得慌！至于服用时间久了，抗抑郁药会不会有大的副作用，需要观察。服用其他药物，同样也需要定期随访和做相关检查。副作用大致可分为三类，一是看得见的，如黄疸、震颤，一类是感觉到的，如心慌（当然也会既看到也感觉得到），还有一类是既看不到也感觉不到的，如谷丙转氨酶升高，需要定其检查。如果这三类副作用都没有，也就无须担心。况且，抗抑郁药如果有副作用绝大多数是在用药初期出现，迟发性的副作用少见，所以如果用药初期没有副作用，也大可放心。

二、苯二氮䓬类镇静催眠药（BDZ，俗称安定类药物）的选择

研究发现，睡眠和抑郁之间存在双向互动：一方面睡眠障碍是导致抑郁的重要危险因素，另一方面抑郁可引发睡眠结构的改变，而睡眠结构的变化有可能进一步引发大脑记忆功能损伤。

镇静催眠药有什么作用？

苯二氮䓬类药物有镇静催眠、松弛骨骼肌、抗焦虑、抗惊厥、加强中枢抑制药效应（如麻醉药、酒精）。所以，应用时注意其疗效，也应注意其肌松作用，如身软，有人还有共济问题，尤其是老人，注意

防跌倒。应用时不宜饮酒。

BDZ 之间只有作用强弱之分，而无本质差别。如地西泮抗焦虑和肌松作用较强，而氯硝西泮的镇静和抗惊厥作用强。口服治疗剂量一般对心血管功能无明显抑制作用，相对安全。

一天吃几次？［半衰期（主要）］

一般而言，高效和半衰期短者较易产生依赖和戒断症状，长半衰期者不需每日多次服药，突然停药戒断症状较轻，但却可能引起过度镇静且易在体内蓄积。

三、耐受性、依赖性和药物相互作用

本类药物最大缺点是易产生耐受性，长期可产生依赖性。一是尽量不长期使用，二是在有可能形成依赖前用其他药物替代。

人们一说到镇静催眠药（安定类）最怕的就是其成瘾性（依赖性），尽管部分人确实存在这个问题（据说这类人应该有某些特点，如人格特点，但至今没看到相关研究），但临床上多数人都不会。所谓"瘾"就是对镇静催眠药的"渴望"，而且会出现耐受性增加，也就是要不断加大剂量。如果患者只是睡眠需要，而剂量不大，也不增加，一般不会成瘾。其实临床上耐受性的产生不少见，躯体依赖发生率估计连续用药6个月以上者为5%～50%，而身心都依赖者没有数据，但从临床上看，依赖性没有想象中的那么可怕。一般认为 BDZ 和其他药物无临床意义的相互作用。

四、什么时候减药、停药？

一般来说，苯二氮䓬类药物的使用不宜超过1个月，随着抗抑郁药发挥疗效，就可以逐渐减停，但每个患者情况差异大，要根据情况减停或换用其他药物替代。

表3　几种常用 BDZ 的适应证和剂量

药名	适应证	常用剂量（mg/d）	口服达峰时间（h）	平均清除T1/2(h)
阿普唑仑	抗焦虑、惊恐和社交恐怖	0.4～10	1～2	5～15
地西泮	抗焦虑、抗惊厥、安眠	4～40	0.5～2	20～200
奥沙西泮	抗焦虑	30～60	2～4	5～20
硝西泮	抗惊厥、催眠	5～20	-	23～29
氯硝西泮	抗焦虑、抗惊厥、安眠	1～6	1～2	20～50
劳拉西泮	抗焦虑、麻醉	2～12	2	10～20
艾司唑仑	催眠	1～2	2	18
咪达唑仑	催眠、外科手术	15	10-20	1.5～2

　　BDZ 可分为长作用和短作用，以20或24小时为界，长于20小时为长作用，短于20小时者为短作用 BDZ。

　　焦虑：药物的选择要根据焦虑性质、药代学知识、患者的反应和副作用而定，如持续高度焦虑则以地西泮较为适宜；如为发作性最好用奥沙西泮和劳拉西安，在应激事件发生或预期发生前服用。阿普唑仑、氯硝西泮也可用于惊恐障碍。

　　失眠：入睡困难者可选用半衰期短的 BDZ，如艾司唑仑、咪达唑仑；早醒者可用硝西泮或氯硝西泮。注意：有睡眠呼吸暂停的患者最好不用 BDZ，因为它可能增加呼吸暂停频率。

　　副作用：

　　①神经系统：镇静、困倦、嗜睡、头晕，大剂量可引起共济失调、口齿不清和意识障碍。少数患者可能出现脱抑制现象（反常反应），如失眠、噩梦、焦虑、激越、恐惧、愤怒和敌意。

　　②心血管和呼吸系统：治疗剂量较安全。

③胃肠系统：少数患者可有腹部不适、疼痛、腹泻、恶心或呕吐，饭后服用可减轻或消失。

④泌尿系统：老年人可引起尿失禁或加重尿失禁，也可出现性功能障碍。

⑤其他：较少见的有关节痛、肌无力、多汗、呼吸困难、中性粒细胞减少。也可能出现寒战、皮疹、发热、口干和体重增加。

对于镇静催眠药，偶尔或间断服用或同时服用的抗抑郁药起效后减停，一般不会依赖／成瘾。一旦有成瘾迹象就要看医生，看能否使用不会成瘾的药物进行替代。如果有明显的副作用也可找医生寻求替代药物。

参考文献

[1] 胡大一，于欣．双心医学 [M]．北京：中国协和医科大学出版社、中华医学电子音像出版社，2011：90-99．

[2] 胡大一．冠心病于并存疾病 [M]．北京：北京大学医学出版社，2009：76-82．

[3] 魏镜，唐宏宇．综合医院精神卫生服务基本技能 [M]．北京：中华医学电子音像出版社，2014．

[4] 沈渔邨．精神病学 [M]．5版．北京：人民卫生出版社，2009．

[5] 李凌江，马辛．中国抑郁障碍防治指南 [M].2版．北京：中华医学电子音像出版社,2015．

[6] 吴文源．焦虑障碍防治指南 [M]．北京：人民卫生出版社,2010．

心理处方的"心理治疗"

无疑，专业的心理治疗是以心理学理论为基础对患者的心智治疗，需要专业培训，心内科不见得都要有如此高的要求。很多情况下，只需要支持性心理治疗即可。一是挖掘患者可能存在的心理问题，二是倾听，三是探讨可能的解决问题的办法。

患者需要医生支持：

患者需要得到保证，一切都会好起来的（对患者家属要尽量客观告知，毕竟患者个体的结局无法真正地被预测）。

患者需要家属支持：

家属需要医生培训简单的医学知识，然后去支持患者。

患者需要社会支持：

参加社会活动对躯体疾病的预后有一定影响，可以减轻抑郁和躯体疾病间的互相影响。不能把社会支持当成一成不变模式，支持患者的方式在疾病不同阶段需要不同程度。

胡大一教授给心脏疾病患者设计的"支架人生俱乐部"是专门用于持续改善社会支持，以减轻患者心理症状。

一、心理问题诊断治疗中的重点

患者和家属的态度：

患者和家属的态度对治疗有很大影响，对支架植入术后的有心理问题的患者尤其如此。一般他们一方面求原因、求诊断，另一方面是不管病因和诊断，只求治疗有效。这需要医生充分探究家属及患者诉求，不能只顾自己的治疗方案是否科学合理。

有部分患者无法接受其有情绪或心理问题的解释，或许欧洲人发明的对此类问题的另一个说法——"非阻塞性冠心病"能让他们接受，接着再探讨治疗。

治疗的个体化：

几乎没有患者的病是按照教科书所写而生的，尽管有共性，但更有鲜明的个性，治疗上也应加以识别和区分，治疗上无论药物和非药物的方法也应因人而异，都要做到个体化。

二、焦虑识别的识别和诊断

1. 躯体症状方面的线索：

自主神经症状；

失眠，最典型为入睡困难（上床后30分钟仍不能入睡），常见的还有睡眠时间短、多梦、易醒；

医学难以解释的症状（没有器质性疾病证据的非特异性症状）。

2. 情绪体验方面的线索：

过分担心 如家人未归就担心是否出了意外；

不安 如患者感觉"心里不踏实""好像要出事"；

着急、容易心烦、焦虑时不愿等待，而平时可以静等；不能忍受平时能忍受的琐事或小不顺；

紧张、不能放松；

3. 患者对自我症状的描述：

"拔气""（心里）百忙""（心里）麻烦""心快要跳出来了""血管要爆开了""脑子里一黑"……

三、抑郁的识别和诊断

1. 常见的生活表现

反复就医和检查；

长期治疗效果不佳；

患者的主诉和症状难以单纯用躯体疾病解释；

伴有睡眠障碍；

表现闷闷不乐或明显烦躁。

2. 患者自我对症状的表述：

"老想哭"……

3. 医生通常需要提问：

"得病以来是否大多数时间高兴不起来？""是否觉得没意思？"两个问题中任何一个答"是"，则需进一步评估。关于诊断标准和细节可以参见相关书籍。

医生总结

不过从以上识别的线索可以看出，患者心理问题症状的界定往往是根据其通俗的言语描述，往往要从患者的认知、情感和意志行为方面综合考虑，其诊断套路也与躯体疾病不同，所以需要花时间在临床上不断积累经验。心理/精神问题的识别是需要医生全身心的投入，方能在细微处发现疾病的蛛丝马迹，进而深入发现才能得以确定。熟悉了躯体疾病诊断的综合医院医生不太习惯这种模式。

抑郁症诊断中的障碍

一种开放的医患关系对于识别和有效治疗抑郁障碍具有非常重要的作用。当对患者进行访谈，以及采集既往史时，临床医生应该意识到以下可能的混杂因素：

留个心眼：躯体症状会掩盖抑郁症状

因为很多症状（如疲劳、没有食欲）可以是两种疾病的常见症状。一些患者可能会否认其抑郁情绪，只是以躯体性症状来描述其病情，尤其在综合医疗机构，会造成仅仅诊治其躯体疾病，往往患者主诉的躯体症状数目越多，则更有可能是共患了抑郁障碍。

患者："我不是抑郁！"

躯体疾病的患者往往不愿讲述其抑郁情绪，因为他们害怕影响到冠心病的治疗。患者对于自身病情担忧情绪的压抑，往往会使症状不明显，特别是当家庭成员暗示其应当以一种乐观的态度去面对疾病时，更容易让患者表现出否认。因此当患者来讲述病情时，不应该打断他们。

要评估是否冠心病是造成抑郁症状的原因，应该了解患者出现抑郁症状的时间和发病过程，以及明确的由冠心病所致的症状。

药物也可以导致抑郁或加重抑郁：

目前有很多证据证明处方药物可能引起抑郁症状。研究还发现抑郁障碍还见于钙通道阻滞剂等药物的治疗中。苯二氮䓬类药物也可能与抗抑郁药发生相互作用或者诱发停药后的抑郁症状。

可能引起抑郁症状的心血管药物

抗心率失常药物	洋地黄 普鲁卡因胺
抗高血压药	β受体阻滞剂 可乐宁 甲基多巴 钙通道阻滞剂 血管紧张酶抑制剂
抗胆固醇药 降脂药	消胆胺 他汀类

四、心内科医生：我开精神药物合法吗？

心内科心理问题的处理，若有相关科室会诊或联合诊疗，合法性没有问题。倘若本科室有人能处理此类问题，而且有相关受训经历和资质，处理也属合法。假如处理了而没有相应资质，在病历记录中不要记录"疾病分类学"诊断，而代之以"症状学诊断"，如不记录"抑郁症"，而代之以"抑郁状态"或"焦虑抑郁状态"。这样处理起来只是对症处理（严格说来，精神疾病的治疗都属对症治疗）。看好心脏病，最好参加些精神科的基本知识学习。

戒烟

北京大学人民医院心内科　丁荣晶

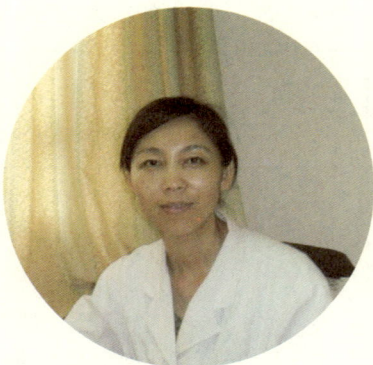

烟草依赖实际上是一种慢性成瘾性疾病

　　吸烟的人会对烟草产生依赖，实质就是对烟草中的尼古丁产生依赖。尼古丁导致大脑的神经通路发生改变，释放兴奋性物质，产生愉悦感，不吸烟时会产生强烈的吸烟欲望，这种欲望会削弱甚至摧毁戒烟的决心。这种成瘾性与大家所熟知的毒品——鸦片或大麻的成瘾性没有差别。

　　为什么会产生尼古丁依赖呢？这是因为尼古丁竞争性地与中枢神经系统尼古丁乙酰胆碱（nACh）受体结合——位于大脑腹外侧区域的

（VTA）乙酰胆碱受体 α4β2，这种结合会导致神经核释放多巴胺，多巴胺使人产生愉悦。吸烟的间隔期多巴胺降低可引起易怒、紧张等戒断症状，继而吸烟者渴求尼古丁以释放更多的多巴胺来恢复愉悦和安静。尼古丁与尼古丁乙酰胆碱受体结合导致该受体激动延迟、敏感性减低及乙酰胆碱受体数量上调，当尼古丁浓度降低后，受体恢复开放状态，引起高应激状态导致觅烟行为，从而构成尼古丁成瘾环路。将这些给读者介绍可能让读者觉得晦涩难懂，可是我个人觉得这是让百姓明白吸烟是一种疾病必须了解的知识。

烟草依赖是一种慢性、复发率极高的疾病，只有少数吸烟者第一次戒烟时能够完全戒掉，大多数吸烟者均有复吸的经历，需要多次尝试才能最终戒烟。目前许多吸烟者还没有意识到烟草的危害，对自己，对家庭，对社会，吸烟行为都是一种潜在的危害。早戒烟，早受益。让我们大家一起努力帮助吸烟者戒烟！

一、吸烟的人为什么不容易戒掉？

刚开始吸烟的时候，相信每个人都不会觉得烟的味道好。吸烟只是好奇，或是只是好胜，别人能吸我也能，就如同抽鸦片或吸大麻一样，第一口并不觉得好。可是，相信每个人都会有同样的经验，吸上烟后逐渐就想烟了。这是为什么呢？因为就和毒品一样，烟草中有让你成瘾的物质，这种物质就是尼古丁。只不过尼古丁的成瘾作用刚开始较弱，让你慢慢上瘾，最后无法摆脱，很多人感觉戒烟时非常难受，像生一场大病一样，所以说烟草是一种慢性成瘾性毒品。

二、尼古丁是怎样让你成瘾的？

香烟吸入人体后通过气管进入肺部，在肺部尼古丁直接通过肺泡上皮进入血液，8秒钟就进入大脑。尼古丁和大脑特殊受体的相互作用导致吸烟成瘾。尼古丁在中脑尼古丁与尼古丁乙酰胆碱受体的α4和β2亚基相结合。释放多巴胺等兴奋性神经递质，让人们在吸烟后产生短暂的快感，改善情绪，提高注意力。每次吸烟多巴胺的水平就会大幅度升高，而尼古丁会很快被机体清除，多巴胺水平因此衰减，结果导致人们对尼古丁的渴望，因此形成烟瘾。长期吸烟的积累，使乙酰胆碱受体α4和β2亚基发生适应性改变，对尼古丁的敏感性下降，使得人们不得不增加对尼古丁的需求，以达到吸烟后产生的愉悦感。因此频繁使用烟草制品，从而进入对烟草依赖的恶性循环中。所以你知道了吸烟成瘾的原因，赶快下决心戒烟吧。你不是在吸烟而是在"吸毒"。有很多办法可以让你的大脑释放多巴胺增加，自己早早看。

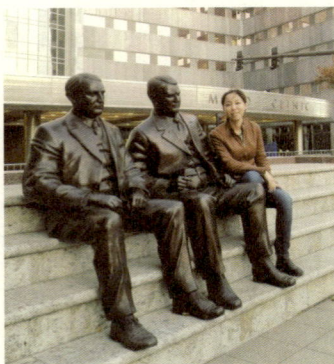

丁荣晶在梅奥诊所

三、生理成瘾有什么表现？

生理或化学成瘾是由于烟草里的尼古丁所致，与吗啡和海洛因等药物一样，尼古丁能让人产生兴奋的感觉。与其他令人上瘾的毒品一样，当吸烟者的身体不能持续定期获得尼古丁时，他们会感觉到种种不适的感觉，比如烦躁、坐立不安，随着肺清除积累的黏液，咳嗽将会增多，肠道紊乱——便秘加腹泻，可能感觉眩晕和妨碍睡眠。所有症状都将在前2～3周内主动改善，而你的安抚也是很重要的。许多人戒烟后体重会增加，虽然一部分原因可能是新陈代谢的变化，但大部分原因是强烈的饥饿导致饮食增加。可建议吸烟者节制饮食，但严格的节食可等到他们习惯了非吸烟生活之后再开始，重点不是用吃东西代替吸烟。渴求尼古丁的程度和频率，会促使部分开始戒烟的人在数天后再次吸烟。

烟草的危害与戒烟获益

一、吸烟的危害

吸烟会导致多种疾病。有些你肯定知道，比如吸烟对气管和肺不好，是发生肺癌的重要原因。但我肯定有很多吸烟相关疾病你并不清楚。比如：

1. 皱纹：吸烟的女性皮肤容易老化。

2. 眼睛损伤：香烟中有害的化学成分会聚集在眼睛的晶状体，使其成雾状，造成雾视和其他眼疾，一旦发生疾病，则只能通过手术矫正。吸烟导致白内障和黄斑变性，每天吸烟20支以上卷烟的人患白内障的风险是不吸烟的2倍，发生黄斑变性的风险是不吸烟的2～3倍。

3. 骨质疏松：吸烟会减少体内的维生素和激素，无法维持健康骨骼所必需的养料。

4. 心脏疾病和卒中：吸烟者比不吸烟者患心脏疾病和卒中的机会高2倍，重度吸烟者（＞25支／日）发生冠心病危险增加7倍。

5. 癌症：除肺癌外，还包括子宫癌，膀胱癌，口腔癌、食管癌等。这是因为香烟中有毒的化学成分会破坏细胞。重度吸烟者患口腔癌的风险一般比不吸烟者高20～30倍。至于喉癌，风险更高达九成。每天吸卷烟超过20支的男性，患胰腺癌的风险是不吸烟者的5倍。膀胱癌和肾癌与非吸烟有者相比，男性吸烟者患上这些癌症的概率高出70%，女性吸烟者则会高出40%。

6. 不育：每天吸烟超过20支的女性，在一年内怀孕的概率仅是不吸烟女性的1/3，且有更大的风险得宫外孕。吸烟男性所制造的精子数量平均少24%，且有重大缺陷的精子比率也较高。越来越多的证据显示，吸烟也是造成阳痿的一个主要原因。

7. 对胎儿的危害：吸烟母亲所生下的孩子平均体重轻0.5千克，发生畸形的可能性大大增加。常见的有流产、死胎和先天性缺陷。婴儿早产的情况更多，出生时的体重也偏轻。这两种情况都会增加婴儿夭折的风险。如果孩子本身已患有哮喘，发病会更频繁且剧烈。

二、被动吸烟（二手烟）的危害

吸烟的人会觉得我吸烟不干别人的事，死活我愿意，不用别人管。但是你知道吗？你吸烟吐出的烟雾，危害你周围人的健康。吸烟所散发的烟雾，可分为主流烟（即吸烟者吸入口内的烟）和支流烟（即烟草点燃外冒烟）。二手烟主要来自吸烟者所呼出的主流烟及支流烟。支流烟比主流烟所含的烟草燃烧成分更多。其中一氧化碳，支流烟是主流烟的5倍；焦油和烟碱是3倍；氨是46倍；亚硝胺是50倍。据计算，在通风不畅的场所，不吸烟者1小时内吸入的烟量，平均相当于吸入1支卷烟的量。即使通风，也很难去除烟草烟雾造成的危害。所以，即使你不吸烟，不要以为就安全了，你所处的环境里如果有人吸烟，就相当于你吸烟。

被动吸烟（二手烟）对心血管的危害：

1. 被动吸烟的危害和每天吸1～9支香烟相似。

2. 被动吸烟使急性心肌梗死的患病危险增加25%。

3. 被动吸烟使卒中的患病风险增加62%。

被动吸烟（二手烟）对妇女的危害：

宫外孕的发生率（主要是输卵管妊娠）增长两三倍；不孕症的可能要高出2.7倍。骨质疏松发生率增加，容易发生骨折。心脑血管疾病发生率增加。

被动吸烟（二手烟）对儿童的危害：

常见的死胎和先天性缺陷。孩子早产的情况更多，出生时的体重也偏轻。这两种情况都会增加婴儿夭折的风险。如果孩子本身已患有哮喘，发病会更频繁且剧烈。

你在家人、朋友、同事面前还会吸烟吗？如果是，你的良心会安吗？

三、吸烟对我们心血管系统的危害

我用简单的几个数字向你介绍一下吸烟对心血管的危害。

1. 吸烟使冠心病的患病时间提前10年，使冠心病的患病危险增加2倍。吸烟使冠心病介入治疗后死亡的风险平均增加76％。

2. 吸烟使缺血性卒中的相对危险增加90％，使蛛网膜下腔出血的危险增加190％。

3. 吸烟使猝死的相对危险升高3倍以上，是猝死最重要的危险因素。

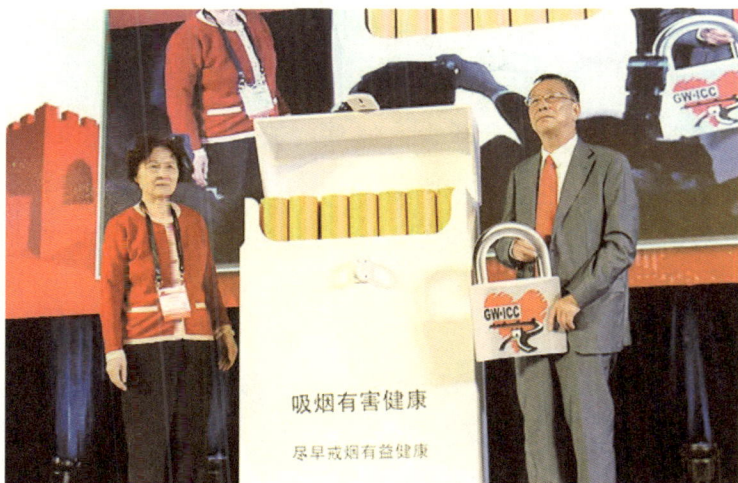

4. 外周血管病／（下肢动脉变硬或变窄）这种疾病最初会令患者走路时产生疼痛，然后可能导致坏疽，需要切除一条腿或两条腿（在英国，每年有2000人，单单因为这个缘故失去肢体）。90％的外周血管病患者都是吸烟者；吸烟使外周血管病的患病危险增加10～16倍，70％的血管动脉粥样硬化性闭塞和几乎所有的血栓闭塞性脉管炎都与吸烟

相关。

5. 主动脉瘤（贯穿胸腔和腹部的大动脉肿胀）：主动脉瘤较为普遍出现在吸烟者身上，一旦破裂，足以致命。吸烟者死于主动脉瘤的风险显著增加，并与每天吸烟的支数有明显的量效关系。

知道了这些，你在吸烟的时候还会坦然吗？如果是，很让人佩服你的勇气。

四、戒烟的获益

英国一项为期40年的跟踪随访研究，随访临床医生超万人，用事实证明，如果你在60、50、40或30岁时戒烟，分别可赢得3、6、9或10年的预期寿命。

戒烟后你的身体的变化：戒烟8小时：血液中一氧化碳含量降低到正常水平，血液中氧的含量增至正常水平。戒烟48小时：嗅觉和味觉对外界物质敏感性增强。戒烟72小时：肺活量增加。戒烟2星期：肺功能改善30%。戒烟1至9个月：咳嗽、鼻窦充血、疲劳、气短症状减轻，痰减少，感染机会减少，体重增加2～3公斤。戒烟1年：冠心病危险减至吸烟者的一半。戒烟5年：比吸烟者肺癌死亡率下降50%，口腔癌、食管癌发病率下降50%，心肌梗死的发病率降低到非吸烟者水平。戒烟10年：肺癌发生率将至非吸烟水平。戒烟15年：冠心病危险与不吸烟者相同。

对心脏来说：戒烟是一项不用花钱又省钱又能治病的好方法。只要戒烟就可以降低冠心病的死亡风险36%，目前必用的治疗冠心病药物：他汀类药物降低冠心病死亡率为29%，β阻滞剂降低23%，ACE抑制剂降低23%，阿司匹林降低15%。而且戒烟1年卒中再发危险就可以降低20%，戒烟5年卒中再发危险降到与不吸烟者相同。戒烟只有好处，没有坏处，早戒早获益，晚戒晚获益。只要戒烟任何时间都不晚。

戒 烟

一、戒烟五大误区

1. 国家领导人吸烟的挺多，而且也活得很长：

吸烟对个体的影响是明确的，你认为活得长，只是因为国家领导人（也包括你身边的人）的个人体质的优势，或其他的保障措施而比其他人活得长些，我们相信如果不吸烟，可能会更长一些。同样你也可以看到更多的人因为吸烟而早死。无论如何，烟草中含有的各种有害物质是客观存在的，而且不可避免地随着吸烟者的动作进入人体。何况，人们真正认识到吸烟的危害是从1964年后开始，这以后吸烟的领导人就越来越少了。

2. 吸烟的人戒烟后感到很不舒服，甚至会得病：

只是一种误解。吸烟的人戒烟后会产生戒断症状，这种戒断症状可能会使人联想到戒烟会让人生病。其实，这种戒断症状持续的时间很短（约2周），不会对人造或心肺等器官的器质性损害。戒烟后生病或死亡与其戒烟并没有因果关系。很多人说某某戒烟后得癌症了，得心肌梗死了，实际上如果你不戒烟你也会得。因为吸烟对身体的危害已经存在，发病只在早晚的事。戒烟后发病不是戒烟造成的，而是长期吸烟导致的结果。所以不要本末倒置。

3. 吸烟有助于思考问题：

事实上，吸烟者对尼古丁和抽烟的动作产生依赖作用，因而在不吸烟时很难集中精力，产生烦躁、焦虑等感觉，吸烟可以解除人体的这些依赖。从而使吸烟者能够集中精力思考问题。可见必须依赖于香烟才能集中精力思考问题，本来是抽烟造成的恶果，却被人们当成了吸烟的好处。实际上吸烟可以降低脑血流量，可能会导致降低智力，从而进一步影响吸烟者思考问题。

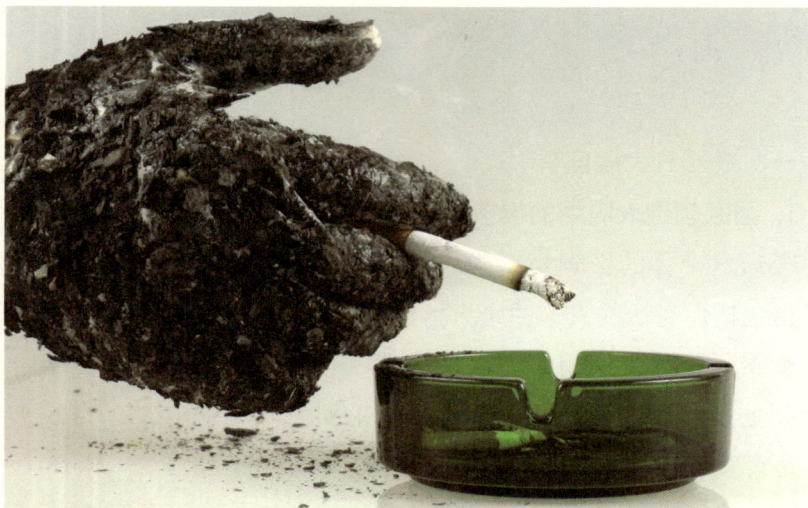

4. 吸烟是个人爱好，别人无权干涉：

你当然有吸烟的权利，你不想让自己的身体健康我也不能再说什么。可是，在你吸烟的时候，你不仅仅伤害了自己的身体，你周围的人也在陪你一起吸烟，他们的身体受烟草的危害更大。他们可能会因为礼貌，因为亲情不对你说什么，可是你又忍心吗？

5. 吸的是带过滤嘴的"好烟"，对身体危害不大：

减少焦油的吸入，可能会降低某些疾病的危险，但不会降低患肺癌及心脏病的机会。不管烟草内所含焦油如何低，你和周围的人仍然会吸入数百种有毒的化学物质。根本没有所谓的"安全"香烟。

二、戒烟建议

我主张戒烟就应该一次性完全戒断。目前有的书考虑到吸烟者戒烟时怕一次戒不掉，建议慢慢减量然后戒掉，这种方法不可取。要知道这种戒烟方法，实际是在麻痹自己，给自己安慰，觉得吸得少对身体的危害就会小，对烟的心理依赖和身体依赖永远也戒不掉，逐渐地戒烟的决心就会消失，烟也永远戒不了。吸烟对身体的危害是慢性的过程，达到一定量后，烟吸得少和吸得多对身体的危害是同样的。所以要戒烟就一次戒掉，不要黏黏糊糊。其实戒烟初出现的不适可以用戒烟药物来治疗。还有的建议戒烟前一天一次抽个够，直至厌恶香烟的气味，然后戒掉，这种方法也不可取，这有点破釜沉舟的味道，临床上经常看见一次大量吸烟（40支以上）发生急性心肌梗死的病例，尤其对于年轻男性。

三、戒烟药物

戒烟药不是万能药，不是每个人用上戒烟药就能把烟戒了。可能有人就说，既然不好用，还让我用什么戒烟药，花那么多钱。这是因为戒烟成功需要多方面因素，最关键是你有戒烟的决心和毅力，百折不挠的精神，同时你的家人和朋友支持鼓励你非常重要。但是，为什么那么多想戒烟的人戒烟不成功，这是因为烟草中的尼古丁让你成瘾，烟瘾发作的时候让你无所适从，心烦意乱。所以在戒烟最初阶段应用一些尼古丁替代治疗或者尼古丁受体拮抗剂，改善成瘾症状，有助你戒烟成功。应用过的患者反映，用戒烟药物后渴望吸烟的感觉不强烈了，不那么难受了，起码能挺过去。现在世界上公认有效的戒烟药物有如下：

1. 尼古丁替代治疗（NRT）

尼古丁替代治疗的目的，是替代烟草中的部分尼古丁成分，减轻戒断症状。尼古丁替代品中的尼古丁从静脉进入人体血液系统，不同于尼古丁经肺直接入动脉进入大脑，因此不易成瘾。而且，治疗量的尼古丁远远低于从吸烟中的获得量，对身体危害很小。但是如果应用尼古丁替代治疗药物的时候还吸烟，对身体的危害就重了。所以用上戒烟药就不能再吸烟。所有的NRT剂型对促进戒烟都有效，能使戒断率提高1.5~2.0倍。常用尼古丁替代品有：尼古丁咀嚼胶、尼古丁贴片、尼古丁吸入剂和尼古丁喷雾剂。尼古丁替代治疗已面市20多年，广泛验证了安全性和有效性，在许多国家是非处方药品。除孕妇、儿童、疾病终末期、癌症晚期、急性心肌梗死急性期、脑中风急性期、急性心力衰竭发作期、重度抑郁症等，其他都可以用。

①尼古丁舌下含片

尼古丁舌下含片起效迅速，释放均匀。减少了因口服给药对胃肠道的刺激，避免了首过效应。在你特别渴望吸烟的时候含上几片，可以帮助你度过烟瘾发作期，有助于帮助你戒烟。剂量规格是2毫克／片，起始剂量是1~2片／小时，最高剂量20片／日，可以根据烟瘾发作的时间应用，应用4周后逐渐减量，推荐治疗时间为12周。

副作用：使用者有时会出现口干、打嗝、恶心、头晕、头痛和喉咙肿痛的感觉。

②口香糖（尼古丁咀嚼胶）

口香糖的优点是快速减弱对烟草的渴求，方便使用，且咀嚼口香糖，避免过度进食。

使用方法：

美国FDA1984年批准尼古丁咀嚼胶上市，1995年批准为非处方药。剂型有2毫克／片和4毫克／片。你可以根据尼古丁依赖程度来选择咀嚼胶的规格。尼古丁依赖程度低者（＜6或吸烟＜20支／日）或者早期使用2毫克规格咀嚼胶治疗失败者，应使用4毫克咀嚼胶。

每欲吸烟时即咀嚼1片，慢慢咀嚼，直至口腔有种麻刺的感觉，待嚼到有辣味时，把它含在腮边和牙龈之间，等到麻刺感消失之后，继续咀嚼，这样重复大约30分钟，让大部分尼古丁从口香糖中析出。单独使用口香糖，通常每天10~15片，不超过24片，一个疗程至少需要3个月，然后持续减少尼古丁用量，当每天只需1~2片尼古丁咀嚼胶时，疗程便可结束，不主张使用尼古丁咀嚼胶超过1年。为达到治疗效果，在使用咀嚼胶前15分钟内避免饮用降低口腔pH的饮料，如咖啡、果汁和碳酸饮料。使用咀嚼胶同时避免进食或者饮水。对于使用尼古丁贴片或者安非他酮的戒烟者，在戒烟初期，咀嚼一个口香糖也可以缓解随时出现的对烟草的渴望。

副作用：使用者有时会出现口腔和下颚疼痛、打嗝、恶心、头晕、头痛。

③尼古丁贴片

选择躯干或四肢清洁、干燥、无毛、无伤口部位，撕去尼古丁贴片保护纸，迅速将之粘贴到相应的部位，同时紧压10～20秒，以确保贴片牢固。剂量规格分为10，20，30平方厘米。重度吸烟者（每日吸烟20支／日以上），在第1～4周用戒烟贴30平方厘米，第5～8周用戒烟贴20平方厘米，第9～12周用戒烟贴10平方厘米。中轻度吸烟者（每日吸烟量小于20支），在第1～4周应用戒烟贴20平方厘米，第5～8周应用戒烟贴10平方厘米。目前主要有16小时和24小时两种类型。规定的保留时间过后，撕下旧的贴片，在黏贴新贴片时要换取不同的部位。洗澡不受影响。标准疗程一般为12周，治疗时间不要超过6个月。某些戒烟者为了避免复吸可能需要治疗更长的时间。

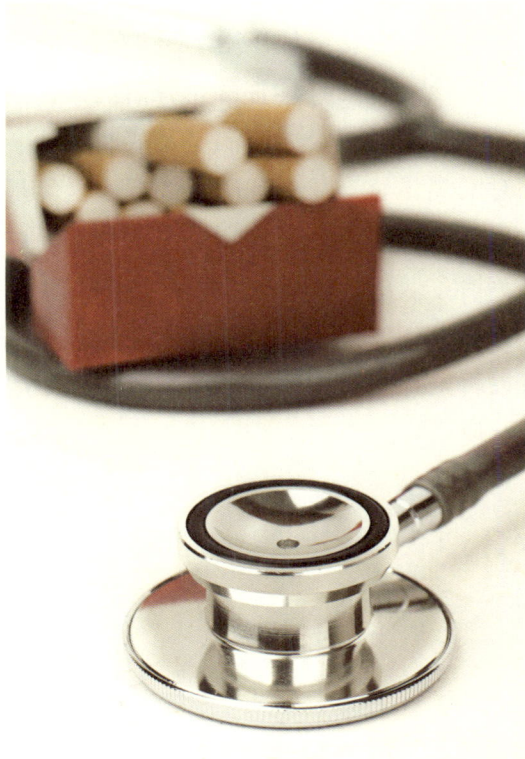

2. 安非他酮：

安非他酮是一种具有多巴胺能和去甲肾上腺素能的抗抑郁剂，

1997年被用于戒烟，适合用于戒烟过程中合并抑郁症患者。安非他酮是口服药，至少在戒烟前1周开始服用，疗程为7～12周。副作用有口干，易激动、失眠、头痛和眩晕等。癫痫患者、厌食症或应用单胺氧化酶抑制剂者禁用。与尼古丁替代治疗联合应用可使戒烟效果增加。如与NRT联合使用，效果更明显。有癫痫史者禁用，饮食紊乱者慎用。

3. 伐尼克兰：

伐尼克兰是一种作用于 α4β2尼古丁－乙酰胆碱受体的部分激动剂，对该受体同时具有激动和拮抗的作用。该药物对受体的激动特性可减轻吸烟者对吸烟的渴望及戒断症状，它的拮抗特性又可以减少吸烟时的满足感，从而有助于戒烟成功。是最近在美国和欧洲上市的一种用于帮助成年烟民戒烟的戒烟药。国内外临床试验结果表明，伐尼克兰治疗烟草依赖不劣于尼古丁替代治疗和安非他酮。伐尼克兰有0.5毫克和1毫克两种剂型，在戒烟日之前1～2周开始使用，疗程12周，也可以再治疗12周，同时考虑减量。副作用包括失眠、恶心、胃肠胀气以及便秘等。

第五章

肥　胖

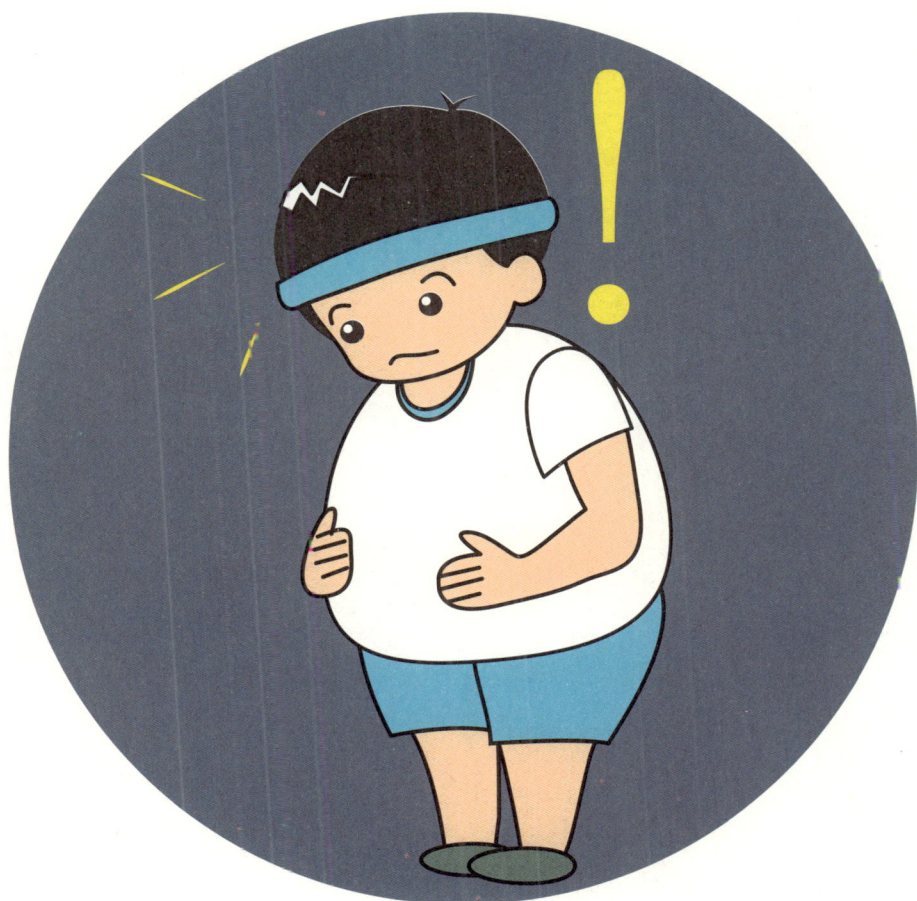

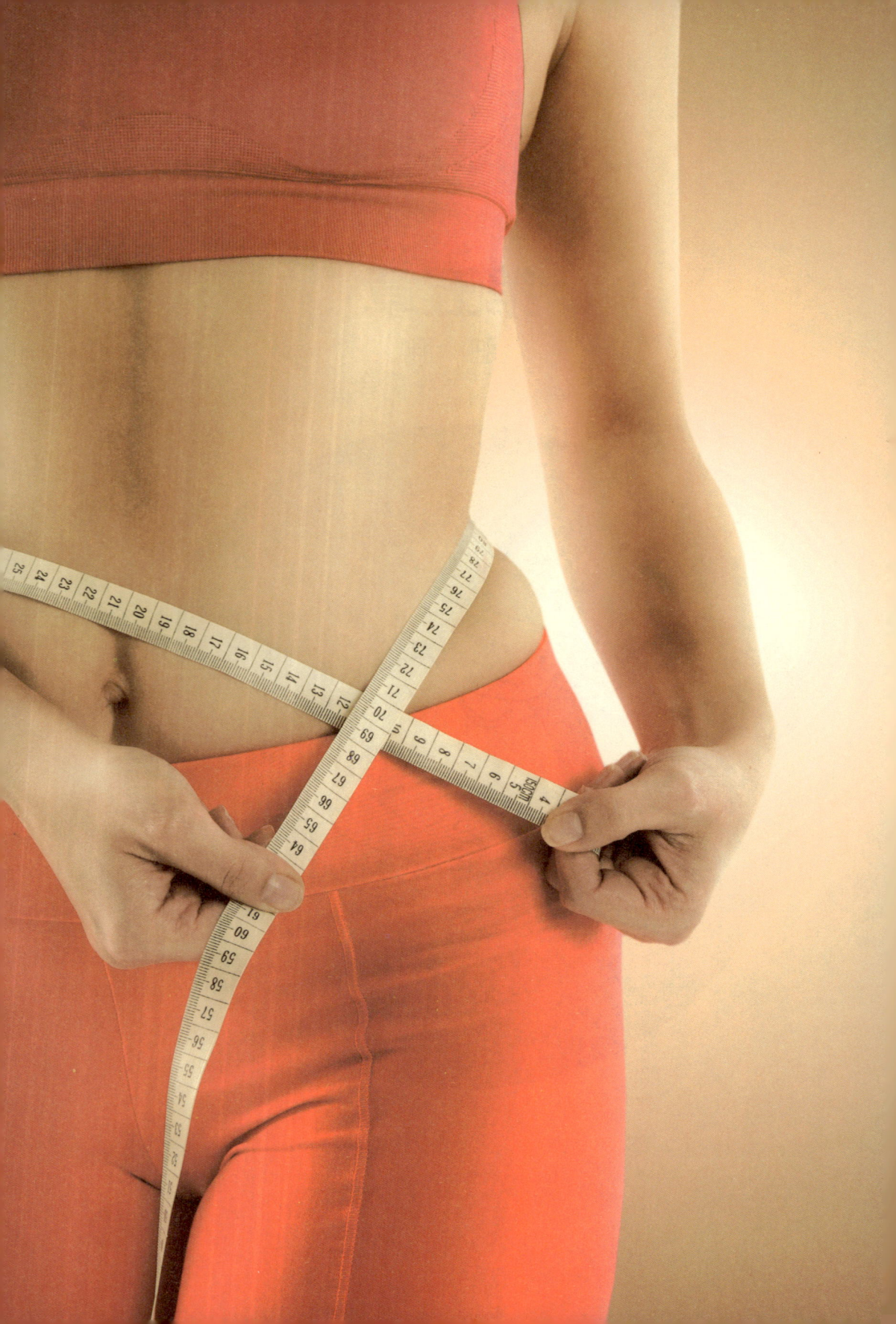

"肥胖"是病吗?

国家体育总局体育科学研究所　郭建军

一、"肥胖"是病吗?

肥胖的判断,不仅仅看体重,还有关注腰围、体成分,需要综合判断。早在1948年世界卫生组织就已经将肥胖列入疾病分类名单。肥胖是一种全身性慢性低强度炎症,过多进食高热量食物可增加炎症反应,限制饮食则减轻炎症反应,同时,肥胖是多种慢性病的危险因素。另外,肥胖造成过大的体重,增加了关节的负荷,也会引起关节疾病。

二、你的体重合理吗?

人高矮不同,因此没有一个统一的体重标准。国际上用体重指数(BMI,英文为Body Mass Index)来衡量你的体重是否合理。BMI= 体重(千克)/ 身高(米)^2,即体重除以身高的平方。不同人种 BMI 标准有些差异。我们亚洲人,比较合理的 BMI 在18.5~24之间。大于28就是肥胖了。

BMI 这个指标分不清超重的原因是肌肉多还是脂肪多,因此 BMI 判断标准并不是适用于所有人。未满18岁的人群就不合适用这个标准。另外肌肉发达的人,如运动员,还有怀孕或哺乳期妇女、身体虚弱或久坐不动的老人也不适用这个判断标准。

更为精确的是进行身体脂肪率的测试。它的金标准是双 X 线扫揣法(DEXA),很多医院可以提供此项检测。另外常见的体脂测试法还有生物电阻抗法测量人体成分（BIA 测量法）。

这些指标综合在一起，才能更准确了解个人脂肪变化情况。最好的方法是定期监测，画出自己的指标变化曲线，对于指导自己的生活方式非常有价值。

三、你的腰围正常吗？

我们过度关注了体重，而忽视了腰围。有些朋友天天早晨测量体重，却没有同时测量腰围。实际上腰围的变化对于健康更重要，尤其对于中国人，很多人是四肢细，肚子大，体重不超标而腰围超标，身体早已处于健康危险中而不自知。腰围与代谢综合征危险性的相关性比 BMI 更高。代谢综合征是各种心脑血管病、糖尿病等慢性病的高危因素。中心性肥胖是胰岛素抵抗的临床标志，而胰岛素抵抗又是多种慢性病的致病因素。当然，腰围不是越细越好。过细的腰围，可能是营养不良的表现，也可能与胃下垂等疾病有关。

因此，判断肥胖与否需要在 BMI 基础上，再加上腰围这个重要指标。那么多少腰围是比较适合的呢？中国人健康腰围范围大体是男子不超过90厘米；女子不超过85厘米。超过这个界限，就被认为存在腹型肥胖。推荐男性控制腰围在85厘米以下，女性腰围控制在80厘米以下。

即使有了腰围，由于人体型身高的不同，还是难以用一个标准衡量。因此，专家建议，可以增加腰臀比，即腰围与臀围的比值，男子

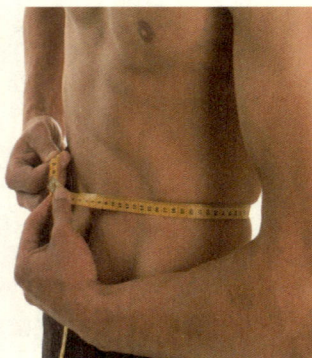

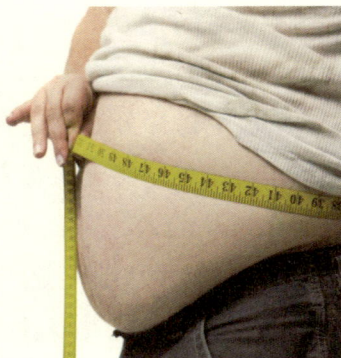

不超过0.90，女子不超过0.85。

四、肥胖的分型

肥胖有很多不同的分类方法。

按照发病机制分为单纯性肥胖和继发性肥胖两大类。

1. 单纯性肥胖：无引起肥胖的特殊病因的肥胖，称为单纯性肥胖。主要由遗传或营养过度引起。单纯性肥胖进一步分为两种：体质性肥胖和营养性肥胖。①体质性肥胖：特点是有肥胖家族史；自幼肥胖；全身性肥胖。控制饮食、运动疗法不易见效。60% 以上的肥胖儿童将发展成成人期肥胖。儿童肥胖有两个高发期：一是一岁以为婴儿期，二是6～8岁学龄初期。中度以上单纯性肥胖的学龄儿童开始发胖的年龄多在6岁左右。②营养性肥胖：起病于成年后，一般在20～25岁以后，运动不足和营养过剩引起发病。以躯干肥胖为主，控制饮食、运动疗法效果较好。

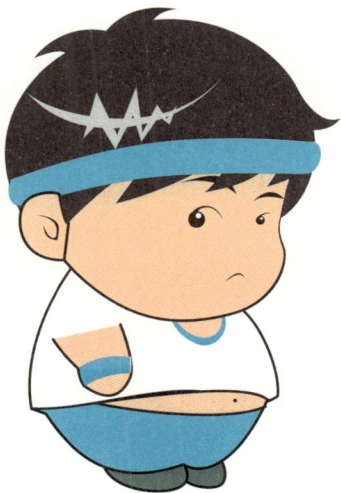

2. 继发性肥胖：身体本身有某种疾病，肥胖只是这种疾病的症状而已。疾病治愈后，肥胖也就容易治愈了。

按照脂肪在体内的分布，肥胖有三种类型：

第一：腹型肥胖，腹型肥胖的脂肪主要沉积在腹部皮下和内脏脏器周围，又称为中心性肥胖、向心性肥胖、内脏型肥胖；腰围超标，体重有的超标有的不超标，四肢瘦弱而腹部高耸。高胰岛素与腹型肥胖有密切关系。高胰岛素导致的脂肪堆积主要在腹部，这些脂肪产生的毒性对身体危害最大，更容易得能量代谢疾病。体重不超标仅仅腰围超标，使得很多人认为自己不胖。中心性肥胖虽不能与胰岛素抵抗画等号，但可以视为胰岛素抵抗的临床标志。这种肥胖的原因与高胰岛素密切相关，而高胰岛素与精米、精面类碳水化合物摄入过多有密切关系。因此，在加强有氧运动的同时，要改善膳食结构，增加粗加工粮食在碳水化合物中的比例，达到60%以上。

第二：全身性肥胖，尤其臀部、胸部等部位堆积脂肪，这些部位的脂肪危害性小，与高雌激素血症、高能量摄入有密切关系。这种肥胖靠限制总能量的摄入就有显著效果。

第三：隐性肥胖，即本身体重不超标，身材苗条，但身体体脂比超标，体内脂肪的比例超过普通人，也意味着肌肉、骨骼重量低于普通人。隐性肥胖导致的危害与肥胖导致的对能量代谢的危害一样。隐性肥胖的人，往往过多注意了肥胖的危害，而忽视了不运动的危害，往往饮食限制非常严格，而懒于运动。

肥胖的危害真是不能小看，一胖得百病，如表所示

肥胖与各类疾病

危险明显增加（3倍以上）	危险中等增加（2～3倍）	危险稍增加（1～2倍）
2型糖尿病	冠心病	女性绝经后乳腺癌
		子宫内膜癌
胆囊疾病	高血压	前列腺癌
		结肠（直肠）癌
血脂异常	骨关节病	生殖激素异常
胰岛素抵抗	高尿酸血症和痛风	多囊卵巢综合征
哮喘	脂肪肝	生育功能受损
阻塞性睡眠呼吸暂停		下背部疼痛

减肥经常失败，快看看你中招了吗？

①单纯局部减肥可行吗？

很多人体重不算超重，更不算肥胖。四肢纤细，唯独腰围超标（男子＞90厘米，女子＞85厘米）。很多人希望通过局部运动，如仰卧起坐，

减掉腹部脂肪。但这是不可能的！如果哪里运动多，哪里就脂肪少的话，网球运动员挥拍的手臂应该脂肪最少，事实不是这样的。力量练习可以增强肌肉的肌张力，使得表面皮肤绷紧，不那么松弛，量腰围确实可能少一点，看起来也好看，但仅此而已，皮肤下脂肪并没有明显减少。一些研究实验也证明了这一点，即通过局部锻炼达到局部减肥的效果是不可能的。局部减肥只能通过全身运动减肥来实现。

②天天锻炼，为什么还体重超标啊？

即使你天天锻炼，如果你不重视对吃饭、零食的科学合理化，那么很可能你摄入的能量依然过多，超过你锻炼消耗的能量，因此你还是体重超标。一些职业化的运动员，虽然每天训练时间很长，饮食不控制的话，一样会高血脂，甚至高血压、高血糖。

目前白领锻炼时间有限，每天有质量的锻炼难以保证足够长的时间。同时，目前我们的饮食所含的热量很高，往往一不留神就会超标。因此，要特别重视对饮食摄入能量的控制，否则单纯靠锻炼很难理想地控制你的体重。

同样时间内，不同的锻炼消耗能量不同。耐力锻炼、有氧运动消耗能量多，力量锻炼、柔韧性锻炼消耗能量少。锻炼计划必须是整体设计，什么锻炼方式都应该有，只是以什么为主项的问题。比如，以柔韧性锻炼为主的初级瑜伽，消耗能量小，难以靠瑜伽减体重。

减体重锻炼也需要循序渐进，贵在持久。虽然暂时你的体重变化不大，但实际

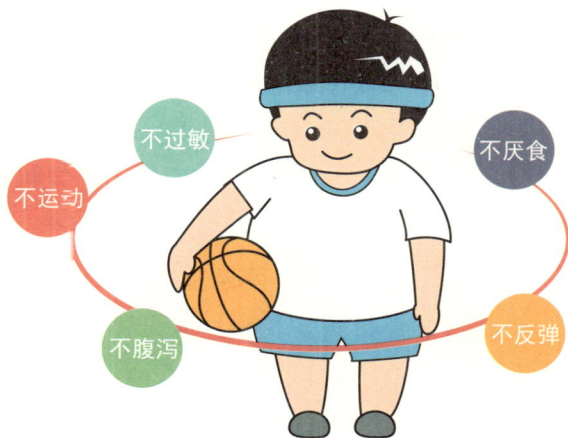

不过敏　不厌食　不运动　不腹泻　不反弹

305

上你的体成分变了，即肌肉更多，更结实了，脂肪更少了。总体体重虽然变化不大，但你确实更健康了！

再好的锻炼计划，也一定要配合严格的膳食营养方案。一定要配合低热量、低血糖指数食物。即使是优秀运动员，天天训练，如果不注意饮食，一样会肥胖，一样会发生糖尿病、高血压、脂肪肝等。因此，锻炼计划必须结合营养计划才能达到减肥的效果。

③涂减肥霜可以不用运动：

现在有很多减肥药、减肥霜往往标榜不用节食、不用运动也能减肥，事实并非如此。就有一个人禁不住商家花言巧语的虚假广告语感，买来了一罐宣称涂涂抹抹就会分解脂肪，完全不需要节食、不需要运动就能在很短时间看到成效的减肥霜，但用了一段时间后发现根本无效，找商家理论，商家说："你的体质和别人不一样，如果你希望看到效果还是要运动"。后来这个人还是靠坚持科学锻炼，合理搭配膳食，体重才很快就降了下来。

科学减肥

消耗大于摄入的原则

如果准备减重，则每天热量摄入应减少500～800千卡，并增加体力活动，这样可使体重每14天减1千克。地中海饮食及低糖类饮食可有效替代低脂饮食，近期对中度肥胖受试者的一项研究发现，低糖类饮食更有利于脂类代谢，地中海饮食会使血糖控制得更好，研究显示个人喜好及代谢特点可实现饮食干预的个体化改变。如果体重平均减轻3.3～5.5千克超过2年，且一年后达到稳定状态，则提示难以维持生活方式的改变

"运动"和"营养"两条腿走路

减肥的前提是健康，这是毋庸置疑的。如何在健康的前提下进行减肥则是我们需要关注和严格执行的，在已患有心血管疾病的患者（在药物稳定的前提下）和有高危险因素的患者中，用"运动"和"营养"两条腿走路，双管齐下，走自己的天下。

1. 运动法宝

肥胖人的运动法宝一：

首先要做好预备性体育锻炼，包括：增强关节肌肉力量，做好防伤准备。具体包括：

第一，增加脚底肌肉力量：进行地板上脚趾抓毛巾练习、脚趾握笔练习等。另外可以光脚踩网球按摩解除足底肌肉痉挛，缓解足底肌肉疲劳；

第二，增加脚踝稳定性练习：在平衡球、平衡垫上训练脚踝力量，增加身体平衡能力。还可配合使用弹力带，增加脚踝力量。

第三，增加膝关节力量：增加股四头肌力量、增加大腿后侧肌群力量，在平衡球、平衡垫上训练膝关节稳定性。

第四，增加骶髂关节力量，练习臀大肌、臀中肌等肌肉力量，保持身体稳定性。

第五，增加躯干稳定性和力量练习：进行腹肌、背肌、腹外斜肌等肌肉锻炼，强化身体核心区的稳定性锻炼等。

肥胖人的运动法宝二：

研究表明，同样运动强度下，间歇性有氧运动减肥效果比持续性有氧运动更好。减肥效果更多地取决于运动强度。

一次性锻炼，锻炼后与锻炼前比较，降低的体重，主要是因为身体在运动中丢失的水分，而不是真正体成分的改变、脂肪的消耗。除非大强度锻炼持续了几个小时，甚至几天，脂肪的改变才有可能被测量出来。对于绝大多数锻炼的人来说，真正的体育锻炼减脂肪、减体重需要几个星期甚至几个月的时间。

2. 营养法宝

肥胖人的运动营养法宝一：运动锻炼中是否需要喝饮料补充体能呢？

饮料补充糖只对符合以下条件的运动才有帮助：①运动强度要大，靶心率要超过75%最大心率的、锻炼心肺功能的有氧运动（而不是力量练习、柔韧性锻炼）；②持续将近1小时或更长。45分钟以内的持续大强度运动补充碳水化合物（糖）对提高运动能力没有明显作用。大于90分钟的运动，在运动过程中补充糖运动饮料效果才最明显。

目前大众体育锻炼主要是每天半小时左右中等强度的体育锻炼，消耗能量少、消耗糖的速度慢。这部分人锻炼中补充的饮料应该是低糖、低盐、吸收速度低（低 GI 型）的。如果出汗量大，要注意补足水分和盐分。

肥胖人的运动营养法宝二：我开始锻炼了，饮食如何调整配合呢？

国际运动营养学会认为：普通健身人群，即每周锻炼3次，每次30～40分钟的人群，这部分人锻炼只需要正常膳食提供的能量就够，可以满足人体需要。我国锻炼健身人群大部分是这部分人群。在控制降低了全天总摄入的能量后，可以进一步分餐进行；可以围绕身体活动进行能量的补充：保证身体活动时有较充分的能量保证，保证身体活动有足够的强度，且不会发生低血糖。其他时间，尽量减少能量摄入。能量的减少也一定要循序渐进：每周减少5%。减少能量的同时，必须格外保证力量练习，以保证骨骼肌肉不会分解。

老年肥胖

国家体育总局体育科学研究所　郭建军

老年肥胖要警惕

肥胖症可被认为是一种能量代谢紊乱疾病，是老年人常见的疾病，是心血管疾病和糖尿病等慢性疾病的风险因素，影响生活质量和期望寿命。老年过胖不好，但过瘦也不好。维持健康体重、体成分最好。

肥胖，不仅仅与食物摄入能量过多有关，还与激素分泌、肠道菌群等很多因素有关。比如，长期工作紧张，导致体内应激激素长期处于高水平，容易引起腹部脂肪的堆积。大量摄入碳水化合物，会导致胰岛素分泌过多，容易引起胰岛素抵抗，容易引起腹部脂肪的堆积。老年性激素分泌减少，与脂肪分布也有密切关系。妇女绝经后脂肪会很快在腹部堆积。

老年人发胖的另外原因主要是体力劳动减少、基础代谢消耗的能量降低，再加上饮食摄入过多，导致脂肪在体内堆积。

给老年减肥注入活力

老年人想要避免肥伴，保持理想的体重，需要注意：

首先需要合理的饮食营养，改变不合理的饮食结构和饮食习惯。

第一：热量总摄入不宜过多：随着年龄的增长，老年人每日摄入的食物随年龄的增长而相应减少。

第二：低盐膳食。每日盐摄入3～5克，有利于减少水潴留，使体重下降，且对防治肥胖并发症有利。

第三：保证膳食中维生素的充分供应，控制饮酒，坚持合理的饮食制度，少量多餐、特别是避免晚餐过于丰盛。

第四：保证蛋白质摄入的质和量：老年人在控制热能减肥时，每日应至少供给1克蛋白质／千克体重，充足的蛋白质供给，可使老年人避免出现体质虚弱、抵抗力下降等问题的发生。

其次，进行运动减肥。开始时运动量不要过大，应从散步开始，逐渐进行快走和慢跑，同时进行防跌跤的锻炼，增加肌肉力量和关节的稳定性，使得减肥可以顺利进行下去。力量练习是伤病预防的基础，要特别重视。

最后，老年人应该多参加一些社团性活动，多交流，克服焦虑、抑郁的不良心理，保持良好的心情。

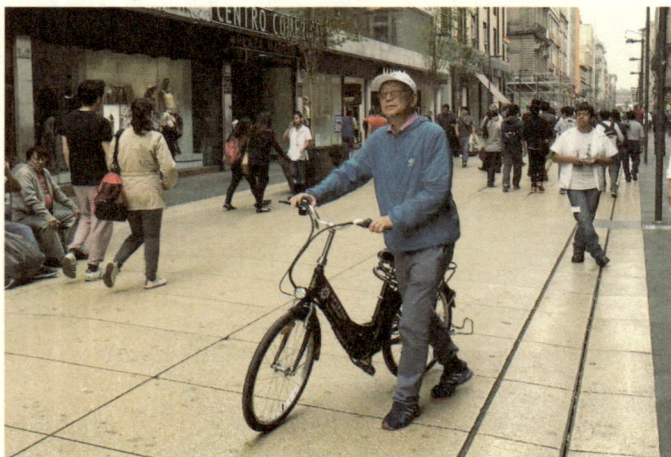

第六章

基因与互联网＋

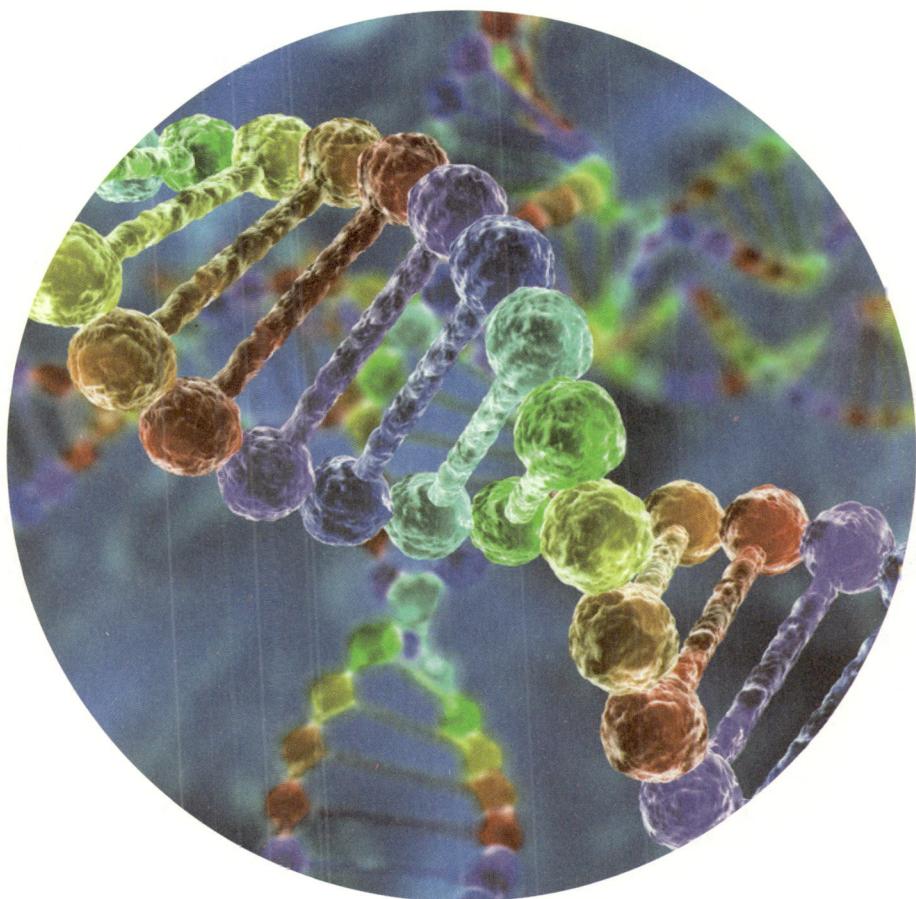

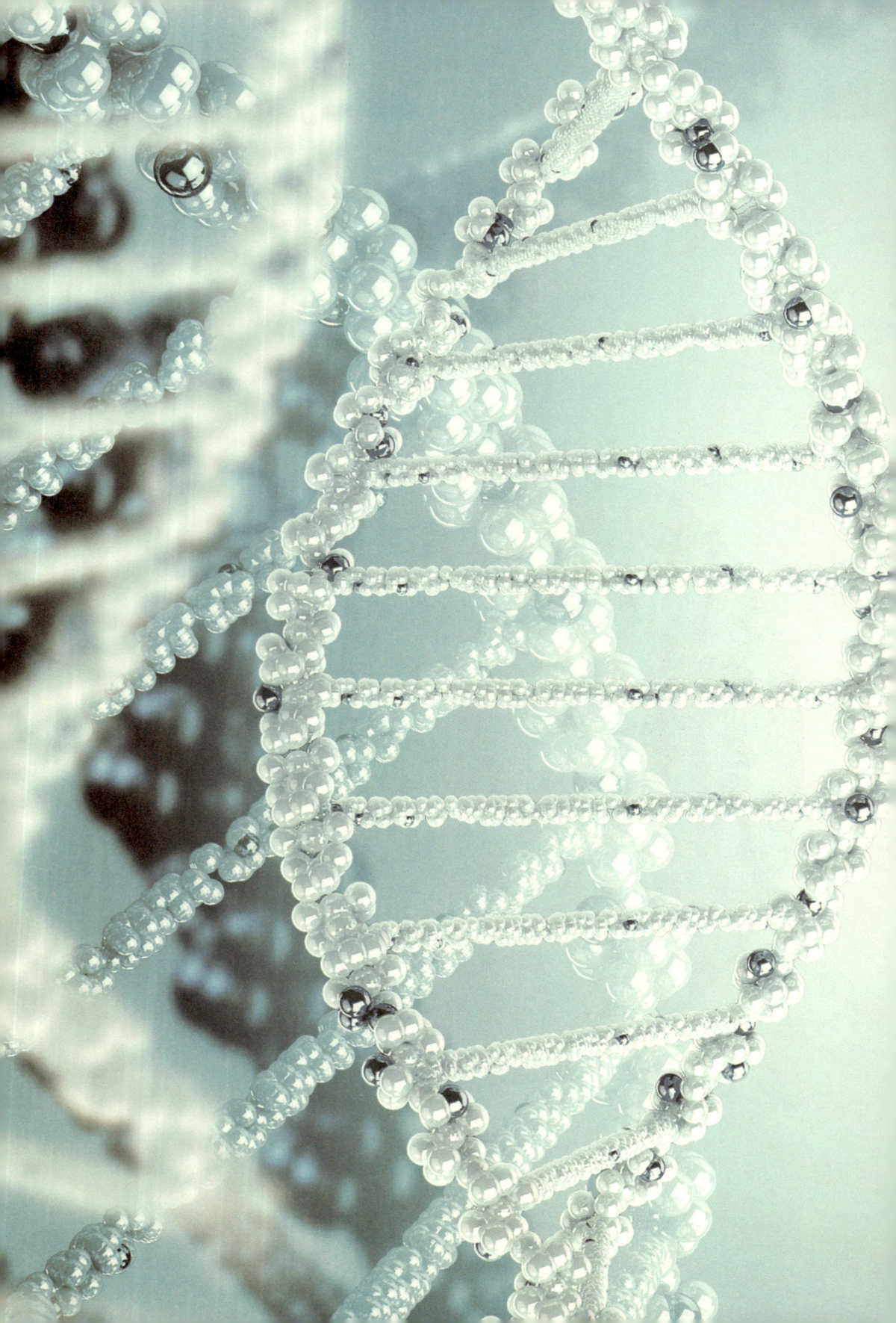

心血管疾病的精准预防与康复

中源协和基因研究所　师鸿翔

基因的意义

基因是指携带有遗传信息的 DNA 片段。基因支持着生命的基本构造和性能，储存着生命的种族、血型、孕育、生长、凋亡过程的全部信息。现代医学研究证明，人类疾病都直接或间接地与基因有关。高血压、糖尿病等多基因病涉及多个基因的改变。

基因检测与个体化医学

精准预防：

经常会有一个家族里都有高血压、糖尿病、冠心病，对于这种家族病史的家族，通过易感基因检测可有效地评估受检者患各项心脑血管疾病的遗传风险，根据风险等级的高低，为其提供个性化的预防建议，同时可从种类繁多的心脑血管疾病中找出预防的重点，从而有针对性地高效警示人们预防心脑血管疾病的发生，真正起到防患于未然的作用，另外，还可以通过筛查患者家族其他成员，明确家族中其他易感基因携带者，在家族中彻底消除这类疾病带来的危险。

而且基因检测完全绿色，无任何不良刺激。

精准用药：

从传统商业化药物开发过程的初衷来讲，就是为了治疗尽可能多的人，大规模的随机性临床试验，一般会有超过10000人参加，只需表

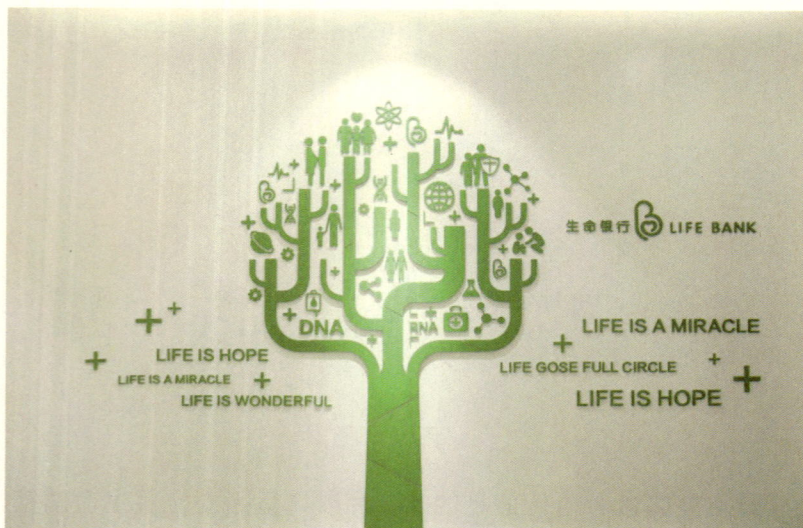

现出微弱的有益疗效即可。虽然很多处方药的确能缓解患者的病情，但每个个体对药物的反应有明显差异，其中很重要部分受控于我们的基因，这就解释了为什么同一种药物会在不同人身上产生截然不同的疗效和效果。

胡大一教授提出的心脏康复"五大处方"加"院外随访"便是一种个体化的医学服务模式，遗传因素无法改变，但是基于药物、运动、营养、心理、戒烟五大处方带来生活方式的改变可以直接改变身体各项身体指标。伴随着身体指标的变化，都需要医生持续的随访来调整药物。

高血压为例：

基因筛选＋治疗方案＋血压随访数据

我国目前有约3.3亿高血压患者。目前一线降压药分为五种：利尿剂、β受体阻滞剂、钙通道阻滞剂、血管紧张素转换酶抑制剂和血管紧张素Ⅱ受体拮抗剂。超过两百种不同的药物用来治疗血压问题，其中包括各种复方制剂。我们知道，在接受治疗的高血压患者中，只有一半人能得到良好的效果，主要原因就在于基因与生活方式等根源问题。

目前已有研究成灵让我们了解到与高血压有关的一些常见基因变体，某些药物对携带某种基因的患者疗效非常明显，一些药物效果却不明显，可以通过筛查某种患者对降压药物相关的常见基因变体来选择药物，然后通过患者在一段时间内（一周或一个月）随身佩戴动态血压监测设备，或患者连续家庭自我监测，这样就能确定药物是否真正的有疗效，同时还能对药效进行非常精确的量化。

糖尿病为例：

基因筛选＋治疗方案＋血糖随访数据

对2型糖尿病的治疗，都可借鉴这样的模式。在大量基因组研究的基础上，我们知道，2型糖尿病患者可被分为两大类，一类患者在制造

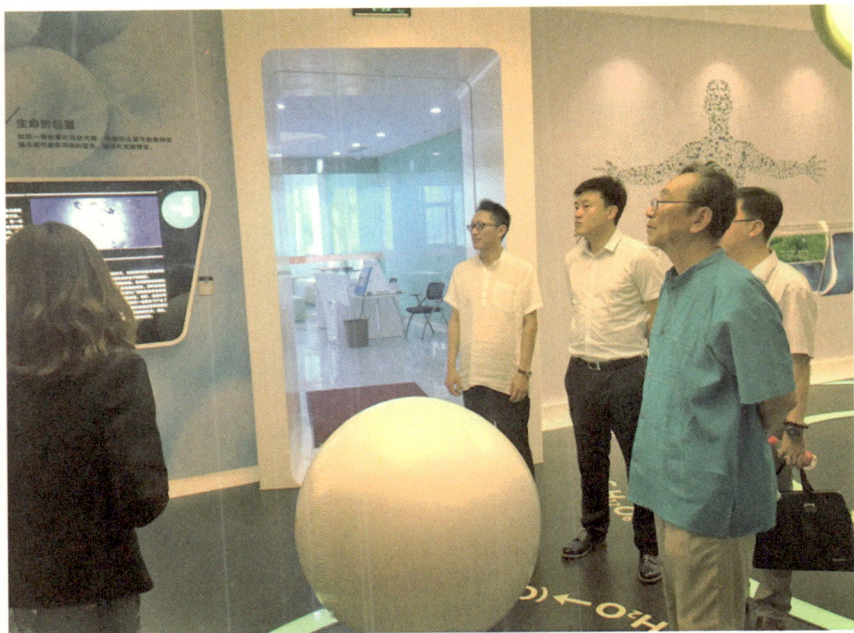

胡大一教授参观中源协和生命科学体验馆

或分泌胰岛素时遇到问题。另一类患者是体内组织对胰岛素的反应出现问题，也就是所谓的胰岛素耐受性出了问题，有些患者两方面都有问题。但在治疗糖尿病的领域，目前批准使用的口服降糖药包括促胰岛素分泌剂（磺脲类药物、格列奈类药物）和非促胰岛素分泌剂（α-糖苷酶抑制剂、双胍类药物和格列酮类药物）。每种药物类别中也有许多药品，令人无从下手。针对某一具体疾病而存在的最大的选择范围，大多数糖尿病患者都要服用2~3种药物，而各种药物排列组合的搭配情形，就有更多。

得知个体患者常见基因风险变体的具体情况，就可更加准确地指导选择正确的药物，然后通过血糖仪对药效进行持续监测。一段时间内见到患者整日、整晚、饭后，以及在任何接受监测的时间都能维持正常血糖指标，并且没有任何不良反应，那么这就是最佳治疗方案与剂量。

正如胡大一教授所讲"药物处方不是药片是服务"一样，我认为现在火热的精准医疗"不应该只是基因检测而应是全方位的个体化服务"，正如胡大一教授所讲"医学的目的是预防疾病而不是等人得病"，那么我认为基因组学的目的也应该是让人更好地了解自己，提前预测风险，准确避免。

互联网＋心脏康复的二、三期院外随访

郑州大学附属中心医院　王东伟

一、社区心脏康复是控制心血管疾病关键

中国心血管病患病率、死亡率持续上升。与之形成鲜明对比的是，欧美发达国家心血管疾病发病率、死亡率已呈下降趋势。2014年AHA（美国心脏病学学会）发布数据显示，过去十年间，美国CVD（心血管疾病）发病率渐趋下降主要得益于心脏康复／二级预防的开展。社区心脏康复／二级预防模式为患者和社会提供了最合理的资源配置，大大改善了心血管病患者的预后。

二、互联网下的心脏康复

在传统的医患模式中，患者普遍存在事前缺乏预防，事中体验差，事后无服务的现象。

而互联网可以优化甚至改变这一模式，随着医用设备的越来越小型化，可穿戴化，以及智能手机的发展，通过互联网和家用监测设备，医生可以非常便捷地了解到人们的健康情况，从而进行早期的干预指导，像北京已经逐渐开始全科家庭医生签约制度的试水，互联网＋家庭医用检测，可以极大地提高医生工作效率，帮助医生建立起个人健康档案，这将是未来在线医疗全面开展起来非常重要的工具。

对于离院患者，也非常需要信息化的手段将医患组织起来，例如胡大一教授推动的全国"过好支架人生俱乐部"，便是对离院患者进行

预后管理的平台，随着未来医患基数的增多，也需要互联网加家用监测设备为工具，从而对患者信息进行有效的管理。

效率低、依从性差是心脏康复的瓶颈。美国心脏康复指南指出互联网技术在心脏康复领域显示出广阔的前景，是现代心脏康复充满想象力的新模式，它给传统康复的局限性带来了新的机遇，突破医疗人力、能力不足的瓶颈，提高患者的依从性，使持续性医疗可能变为现实。研究表明移动医疗可以提高疗效46.2%，成本控制42.8%，提高患者自主性37.1%，增强医疗可及性（偏远地区患者）28.7%，提高疾病治疗和用药的数据质量18.9%。

三、互联网＋院外检测在院外康复中的应用

二期康复：

二期康复一般在出院后1～6个月进行，经皮冠状动脉介入治疗（支架，医用缩写PCI）和行冠状动脉旁路移植术（搭桥，医用缩写CABG）患者则于术后常规2～5周进行。

启动二期心脏康复的冠心病患者包括：急性冠状动脉综合征恢复期、稳定型心绞痛、行PCI和行CABG 6个月内的患者。

以下人群应延缓启动：不稳定型心绞痛发作期、心功能IV级、未控制的严重心律失常以及未控制的高血压（静息收缩压＞160mmHg（毫米汞柱）或静息舒张压＞100mmHg（毫米汞柱））患者。

二期康复首先强调危险评估的重要性。每位患者在进行运动康复前必须进行危险评估。

主要随访指标：

心理睡眠：例如有无焦虑，抑郁。是否容易入睡，睡眠的质量如何。

运动：心电图的长期随访，评估运动的安全性，以及运动后的改善。

每天的有氧运动量。

患者在一些强度提高的运动中心率以及症状，例如患者在10～15秒之内爬完20级楼梯有没有出现呼吸急促、胸痛等其他症状，与安静时相比的心率变化。

营养： 每天饮食记录，体重记录，医生监督下帮助患者自我管理。

药物： 血压、血糖、血脂等身体身体指标变化，帮助调整到最佳剂量。

戒烟： 是否戒烟、多次还是一次性戒断，是否使用戒烟药物等

促使冠心病患者尽快恢复日常生活，是二期心脏康复的重要内容，主要包括以下几种常见情况：

①驾车。

②乘坐飞机。

③性生活恢复。

工作指导也是二期心脏康复的重要内容，避免青壮年患者提前退休或病休。内容包括：根据运动负荷试验所测得的实际运动能力，结合"共识"中给出的不同工作性质所需要的代谢当量和运动能力，指导患者回归工作。

冠心病患者的危险分层

低 危	中 危	高 危
运动或恢复期无心绞痛症状或心电图缺血改变	中度运动（5～6.9 METs）或恢复期出现心绞痛的症状或心电图缺血改变	低水平运动（＜5 METs）或恢复期出现心绞痛的症状或心电图缺血改变
无休息或运动引起的复杂心律失常		有休息或运动时出现的复杂室性心律失常
AMI 溶栓血管再通 PCI 或 CABG 术后血管再通且无合并症		AMI、PCI 或 CABG 术后合并心源性休克
PCI 或 CABG 术后血管再通且无合并症		AMI、PCI 或 CABG 术后合并心源性休克或心力衰竭
无心理障碍（抑郁、焦虑等）		心理障碍严重
LVEF ＞ 50%	LVEF 40%～49%	LVEF ＜ 40%
功能储备≥7 METs		功能储备≤5 METs
血肌钙蛋白浓度正常		血肌钙蛋白浓度升高
以上每一项都存在时为低危	不符合典型高危或低危者为中危	以上存在任何一项为高危

注：LVEF= 左心室射血分数；METs（代谢当量 Metabolic Equivalent of Energy）=代谢当量；AMI= 急性心肌梗死

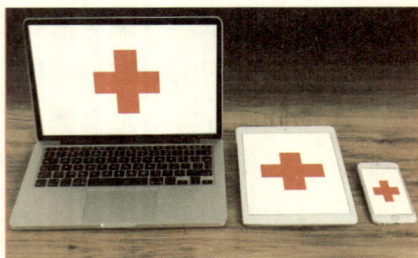

随着互联网以及
移动互联网的发展
在线医疗不是梦

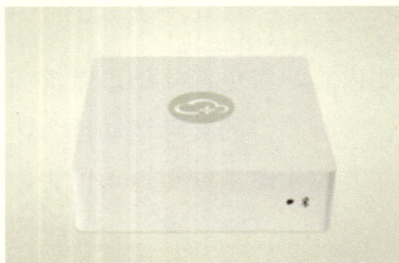

血压、血氧、血糖、心电、呼吸、
脉率、体温等检测设备越来越家
庭化，智能化。

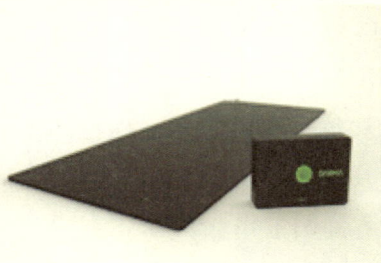

监测睡眠质量的床垫

三期康复：

三期康复为发生主要心血管事件 1 年后的院外患者提供预防和康复服务。

最近美国一项对 60 万例老年住院的冠心病患者（急性冠状动脉综合征、冠状动脉介入治疗、冠状动脉旁路移植手术）5 年随访研究发现，心脏康复组患者 5 年死亡率较非心脏康复组减少 21％～34％，并且不论康复次数的多少均可获益，效果与心血管病预防用药（如他汀类药物和 β 受体阻滞剂）相当，而费用显著低于预防用药。

通过互联网＋家庭检测平台，建立闭合、远程、有效的居家康复体系。可以针对患者制定出院 1 月、3 月、半年、1 年、2 年、3 年……长期的心脏康复管理，帮助患者主动参与到慢病自我管理中，让患者认识到疾病管理自己是有责任的，让患者科学的掌握胡大一教授提出药物、运动、营养、心理、戒烟五大处方，进行生活方式的持续改进和医生监测下科学用药。

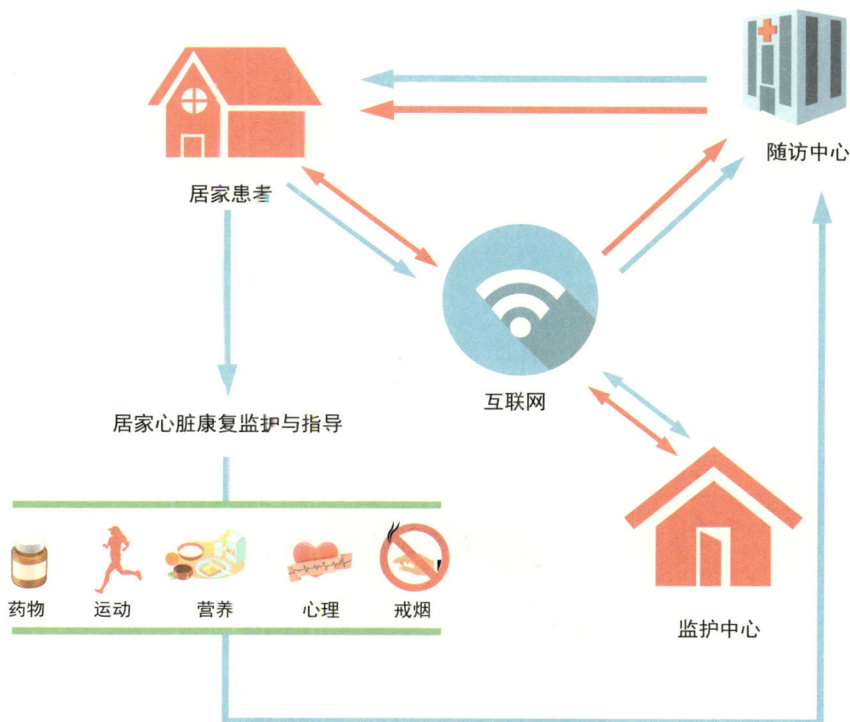

居家患者

随访中心

居家心脏康复监护与指导

互联网

药物　运动　营养　心理　戒烟

监护中心

注：1. 红线为危险因素检测及防范危险事件发生；

　　2. 蓝线为血管疾病患者康复管理。

四、未来实现"精准预防"

通过长期患者身体指标趋势图，结合患者的生活方式、遗传基因等因素，完全可以及时预测靶器官改变和并发症的风险，从而根据整个家庭特点，制定个体化的家庭健康管理方案，从康复转向整个家庭的预防，真正地实现"精准医疗"。

企业家的理想
联网每一颗心脏，让健康公平可及

医指通互联网医院创始人
国家工信部云计算研究中心专家　　李浩

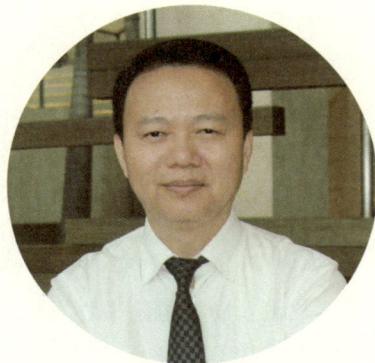

胡大一教授作为医学家，曾经讲过他的理想，用适宜技术让不富裕的人也看的起病，让患者有尊严。

深受感动，作为IT、互联网领域的工作者，作为企业的负责人，我也有个理想——通过发挥专长，用互联网工具推动适宜技术的发展，促进医疗的公平可及。

我国心血管疾病的"堰塞湖"现象

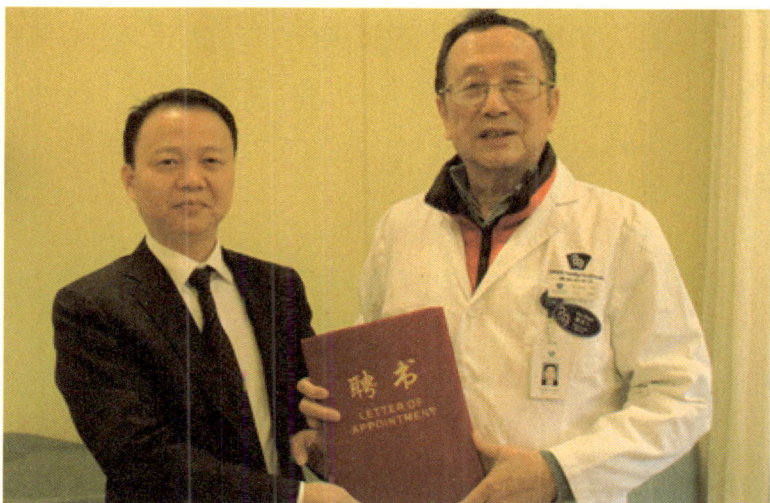

医指通董事长李浩聘请胡大一教授为医指通国际互联网医院院长

湖泊储水到一定程度便形成堰塞湖，堰塞湖一旦决口会对下游形成洪峰，处置不当会引发重大灾害。伴随着我国老龄的话的加剧，我国心血管的疾病的高发也正如"堰塞湖"，大量患者，医疗资源堆积在少数一些巨无霸医院。正如胡大一教授所讲：医院本身应该是环境很好的地方，现在却是拥挤的超市。

2011年我国的介入手术达到33万多例，但心脏康复／二级预防体系基本是空白。"只卖汽车，不做4S店"，造成患者反复住院，再支架，再手术。一方面大量医疗资源集中于少数一些大型巨无霸医院，大量资金用于疾病终末期的高成本救治，造成医疗资源浪费。另一方面，广大基层医疗资源不足。

如何有效遏制这一现状？

建立符合中国国情的心脏康复／二级预防体系是关键策略之一。在国际医学界，心脏康复／二级预防历经50年的研究与发展，其获益已得到临床研究证据的充分支持。心脏康复的理念，从上世纪80年代以前的以患者运动训练为核心，与时俱进演化为康复与二级预防相结合的服务关爱综合模式。

在国内，自从 2012 年胡大一教授接任中国康复医学会心脏康复专业委员会主任委员以来，在其推动下，形成了中国特色的"药物、运动、营养、心理、戒烟"五大处方的多学科交叉模式。

医指通互联网医院的诞生

虽然五年来，我国心脏康复事业取得了长足发展，但是目前全国只有 200 多家，远远不能满足以千万为单位计算的，需要康复服务的患者。

同时，医疗资源分布不均衡，大医院人满为患，看病难，看病贵。另一方面大量基层医院、社区闲置。

2015 年 4 月 1 日，习近平总书记在中央深改领导小组举行第十一次会议指示："构建布局合理、分工协作的医疗服务体系和分级诊疗就医格局"；2015 年 7 月 4 日和 2015 年 9 月 11 日，国务院在下发的《关于积极推进"互联网 +"行动的指导意见》和《关于推进分级诊疗制度建设的指导意见》中，均明确提出了发展基于互联网的医疗卫生服务，充分发挥互联网、大数据等信息技术手段在分级诊疗中的作用。明确积极探索互联网延伸医嘱、电子处方等网络医疗健康服务应用。

正是在广大的需求，以及政策的引导下，我创办了医指通互联网医院。

线上线下结合，让优质医疗服务资源下沉

"医指通互联网医院"开设了"网络医院、名医谷、社区门诊大厅"三大板块，线上线下融合的全新服务模式：

线下实体公立医院网约门诊；线上问诊，电子处方，治疗周期随访。

与公立医院、基层医院、农村 / 机关 / 企业的医务室建立紧密的分诊 / 转诊合作关系，弥补了优质医疗资源无法下沉社区的空白，为患者提供便捷的家庭医生和分级诊疗服务。

开展病人术后的全程随访。顺应国家医改，贯彻大病在医院，康复回社区，让百姓不出社区就享受大医院，大专家的优质随访服务。

线上"互联网医院"为医生、个人、政府提供多方位沟通平台

配合家用的监测设备，让医生及时掌握患者身体状况，实现医生主动服务，推动家庭医疗的发展。

建立以患者为中心、院前、院后全程的疾病管理。

胡大一院长为首的医生集团，在线通过互联网医院帮助线下、基层的医生提高诊疗水平。

建立患者个人完整的个人健康数据，医疗开支数据，帮助政府提供决策支持，争取推动心脏康复尽快进入医保。

线下社区门诊大厅

"医指通互联网医院"计划三年内在全国建设一万家"社区门诊大厅"，以线上和线下运营方式为患者提供一站式服务，打造中国人的健康4S店。

建立中国心血管疾病预防医生的"黄埔军校"

为了更好地继承胡大一教授医学精神和学术衣钵，医指通正计划联合国内医学院校共建"预防与康复"学院，开设心血管慢病等移动医疗课程及预防与康复系列培训课程，对基层医生进行规范化、标准化培训和业务指导，以此帮助解决国内心脏康复人才匮乏、康复知识缺乏等问题。

联网每一颗心脏

我的理想，有一天，通过"医指通互联网"医院的平台，让医生、患者充分联网，可以将合适的治疗技术推送到需要的患者身上；让广大基层、社区的医生有机会跟随与大医院，大专家学习，让患者信任基层的医生；让政府可以得到有效的决策数据，将适宜技术投入给需要的人。

健康是尊严，让患者有尊严，让医生有尊严。

泰心医院互联网＋心脏康复之路

（天津）泰达国际心血管病医院　郭 琪

为了"健康中国"的梦想尽快实现，同时进行深度医改的尝试。在国务院医改咨询专家、天津医科大学心血管病临床学院院长、泰达国际心血管病医院（以下简称泰心医院）院长刘晓程教授带领下，以天津医科大学为人才培养基地，泰心医院为落地医院，正式开启了天津的"心脏康复"事业。

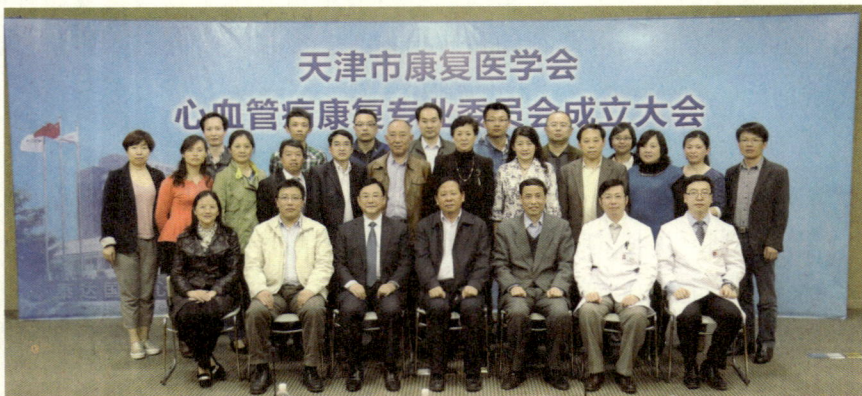

一排左三为刘晓程院长 右一为郭琪主任

作为天津心脏康复的领路人，刘晓程教授是我国知名的心血管病外科专家。 2014年6月，泰心医院的康复医学科成立。

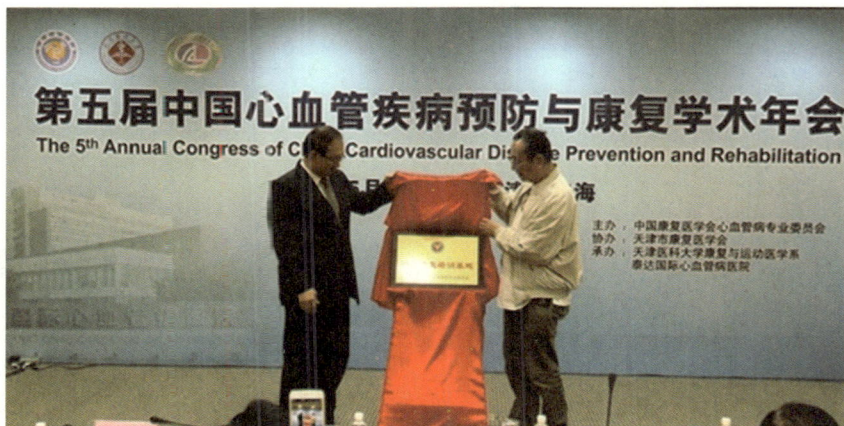

经过近一年的发展，2015年4月成立了"天津市康复医学会心血管病康复专业委员会"，刘晓程院长任第一届主任委员。2015年5月天津医科大学成为全国第10家"心脏康复培训基地"，胡大一教授为天津医科大学心脏康复培训基地揭牌。

院内术前术后一体化的患者服务模式

由于是心血管病专科医院，泰心医院的心脏康复科起步阶段是为住院的患者提供急性期"心脏康复"诊疗服务。通过术前的康复评估与训练，可提高患者身体能力，缓解手术前紧张情绪，使患者可用更好的状态迎接手术，对提高手术的成功率和术后预后效果有着积极的作用。手术后对患者继续进行系统的康复训练，减少了并发症的发生和恶化，提高了患者的恢复速度，缩短了患者的住院时间。

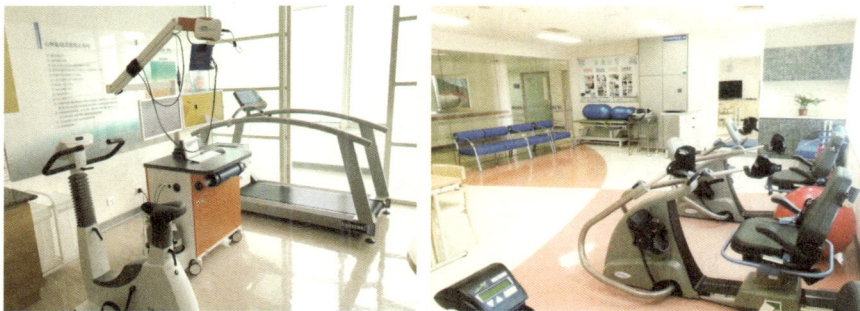

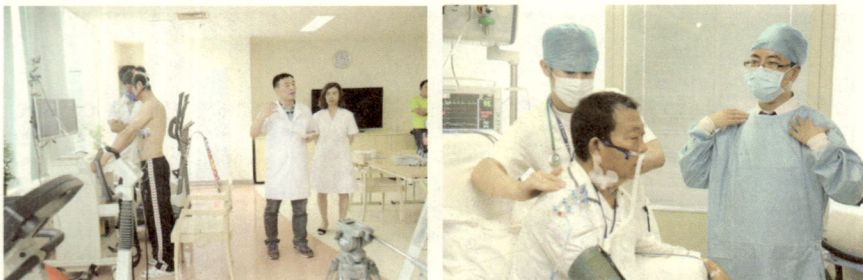

互联网＋院外康复随访 医疗资源输出

泰心医院的信息化有着良好的基础，是我国首家同时通过 JCI 和 HIMSS7 级认证的医院，同时也是美国以外全球第 9 家、国内第 3 家通过 HIMSS7 级评审的医院。泰心医院通过使用电子病历信息技术提高医疗质量，提升医院信息管理，已到达国际一流水平。

泰心医院自开院以来就不断将信息化与质量管理紧密结合，逐步实现了全部电子病历在所有临床科室的应用。以药品为例，医生在信息系统中开立药品医嘱，数据自动传入包药机，包药机自动按顿服量包装，由专人送到护士工作站，发药前护士扫描患者腕带与药品包装上的条码进行核对，核对内容包括患者、药品种类、剂量、用法和时间，如果发药与系统要求不符，系统会自动报错，确保用药安全。

泰心医院还建立了较为完整的知识库体系，完善了临床决策支持，在医疗过程中可以对医生、护士提示，还可为医生提供基于临床路径的诊疗指导。例如，当医生为患者开具药品后，系统就会自动检查，当出现某几种药品之间产生毒副作用的情况，或医生开具的药品用量与患者／患儿体重不符的情况，系统便会自动跳出提示。

此外，系统还可在抗菌素的使用方面对医生的行为进行指导和管理，系统会自动把医生输入的感染诊断与使用的抗菌素种类、用量、使用时间进行匹配、管理，防止抗菌素的过度使用。

2015年11月11日，中国移动与泰心医院在天津签署"互联网＋医疗"战略合作协议。中国移动携手泰心医院，以泰心医院为医学临床基地在天津滨海新区茭合成立"中国移动—泰心医院移动医疗应用实验平台"，搭建了医联本模式。

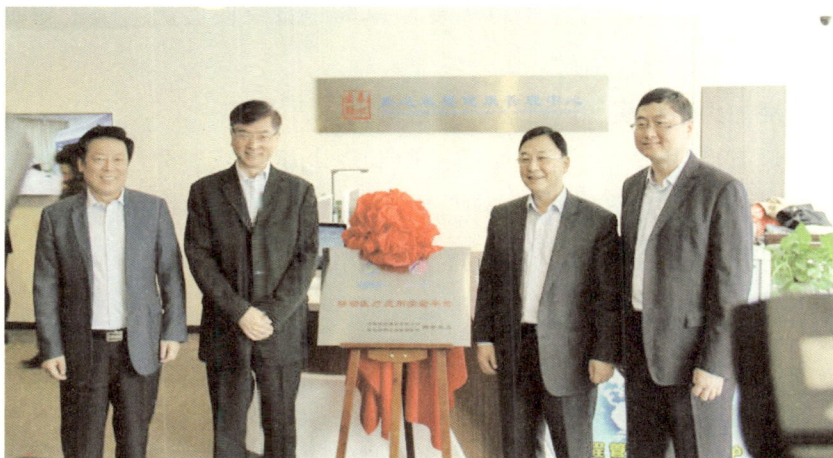

左起：天津经济技术开发区管委会工委书记许红星，中国移动通信集团总裁李跃，泰心医院院长刘晓程，中国移动政企分公司总经理戴忠。

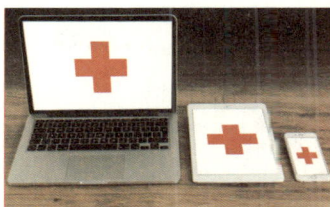

随着互联网以及
移动互联网的发展
在线医疗不是梦

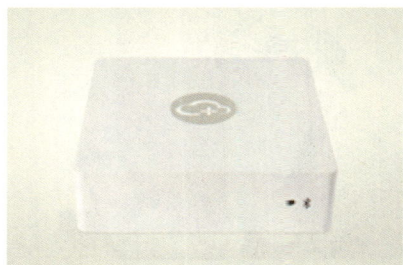

血压、血氧、血糖、心电、呼吸、脉率、体温等检测设备越来越家庭化，智能化。

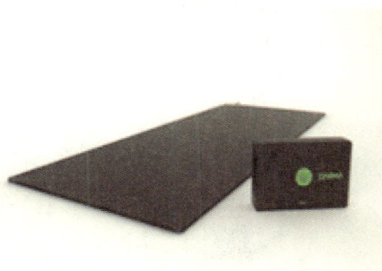

监测睡眠质量的床垫

初期以院外康复随访服务健康管理为主：

完善的医疗信息系统建立后，泰心医院可实现患者的全部信息数据收集。当患者复诊时，不再需复印厚厚一沓纸质病历，医生随时可查看患者完整的院外信息。

中期加大医疗资源向社区、基层输出：

利用互联网技术，面向基层医院和养老机构开展分级诊疗、双向转诊、远程移动查房等服务，把泰心医院的医疗服务向社区、基层下沉；同时开展在线医生交流、向合作机构的人员提供长期的在线培训，提高人员的专业能力，留下不走的泰心医疗团队。

未来发展"在线医疗"：

有了完整信息数据基础，以及医医沟通、医患沟通通路，后期大力发展在线医疗，通过互联网手段，把门诊直接开在家庭、社区，实现非急病不出家、不出社区，"五大处方"长期随访干预。

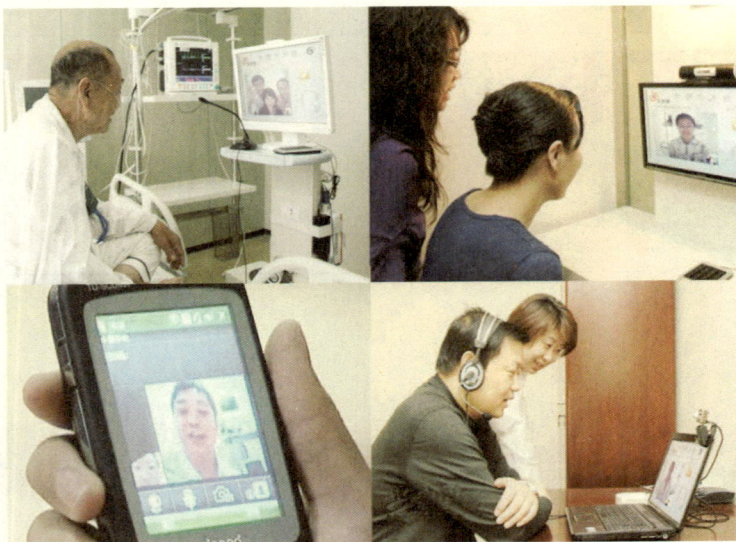

实现家属与住院患者、医护与在家患者的在线沟通交流。

互联网心脏病医院：伴患者过好支架人生
——从一份患者手记看互联网＋

心脏联盟医院　杨延宗　余刚

患者手记

我叫李大力，今年50岁，做着不大不小的生意、过着不咸不淡的日子。平时爱抽两口烟，喝两口酒，身材有点胖，血压有点高，总的来说，也算是个新好男人吧。50岁知天命，身边总听到一些人有意无意地叨叨"50岁是个坎，会碰上点大事情……"没想到，我的50岁真遇到大事了——我心梗（心肌梗死）了！

疾病的袭来没有丝毫预兆。就在一个看似平常的周末，我们一家人逛街，吃饭，为女儿庆祝生日。突然间，像是有一块大石头砸过来压住胸口的感觉，我一下子喘不过气，胸口疼痛难忍，阵阵发紧，紧接着身上直冒汗。这是怎么啦？懵了几秒钟，我想到一位老先生曾经提醒过"如果胸痛还出大汗，十有八九是心肌梗死"。爱人赶紧拨打120急救电话，很快，我被送到医院急诊。

接下来就像医疗剧里上演的抢救情节：我被诊断为急性下壁心肌梗死，需要马上接受急诊介入手术。医生迅速告知妻子病情，妻子签完家属知情之后，我被推进心内科导管室。几名身穿绿色手术服的医生严阵以待，经过检查，为我植入两枚心脏支架，开通闭塞血管，抢回了一条命。

第二天，主管医生告诉我，这两个支架从此是我身体的一分子了，可要好好善待它们。——一开始，我以为大夫是开玩笑，并没有

331

在意。但很快我便意识到，心脏里多了两个"小家伙"，同时给我带来了一系列的疑问："我现在要吃抗血小板药，那我的降压药怎么吃呢？""晚上睡觉的时候我好像听到支架咚咚响，这是正常的吗？""支架天天待在血管里，会不会挪位置跑到别处去？""我以后还能打羽毛球吗？"……

我很想找医生好好聊一聊，可是，病房里的他们总是那么忙，经常是接到一个电话就小跑着接患者去了，吃饭快得惊人……忙到让我不忍因为一些"无关紧要"的事情打扰他们。就这样，带着一肚子疑问，我要出院了。主管医生似乎看出了我的心思，拿出手机跟我说："平时我们比较忙，如果有问题可以在网上联系我，我会抽时间回复你。"在他的指导下，我用手机下载安装了一个"心之家"的疾病管理软件，选择匹配主管医生作为我的术后管理"家庭医生"，并为自己订了一个"PCI 术后3个月管理套餐"。

回家养病的日子，我像是多了一个"伴"。虽然手机这头冷冰冰的，可手机那头却是温暖和贴心。对于我的各种问题，医生会留言为我解释；需要调药、复查的时候，我会接到提醒和备忘；有时着急找大夫问，还可以打开视频咨询，跟医生"面对面"交流……

虽然离开了医院，但我感觉，医生似乎还在我的身边，关心照看着我。在这里，我还交到了一群病友，我们一起分享治病心得，一起学习疾病知识，一起制订戒烟攻略，并且互相加油打气……小小的手机软件，让我仿佛携带着一个了"随身健康管家"，让我能放下"心"来，正如一个"心之家"。

这是众多心血管疾病患者的缩影。胡大一教授反复呼吁："心血管疾病也要有'4S'店服务，不能只管治病、不管'售后'。"而由于我国现有诊疗模式的制约，患者受困于地域、院前院后种种因素，不能及时得到最有效的诊疗和管理。

心脏联盟（北京）医疗科技有限公司的"互联网心脏病医院"，正是依托"互联网＋"手段，打开这一僵局。不同于一般的互联网医疗公司，心脏联盟的牵头人全部为心血管领域一线资深临床专家，深耕心血管疾病专科领域多年。

"心之家"即是心脏联盟旗下的患者服务平台，"互联网心脏病医院"的患者端。它依托权威三级甲等医院和全国知名专家的支持力量，为心脏病患者提供教育、咨询、门诊、随访、健康管理等全面医疗服务，践行"真正有价值的心脏健康管家"。

①心之家平台，汇聚了500名全国权威三甲医院的知名心血管专家，不受时间、地域限制，为全国患者提供远程电话咨询和视频咨询。

②平台上还有2000余名三甲医院和高年资主治医师以上级别的专业医生团队，在线一对一进行快速咨询，保证第一时间为患者答疑解惑。

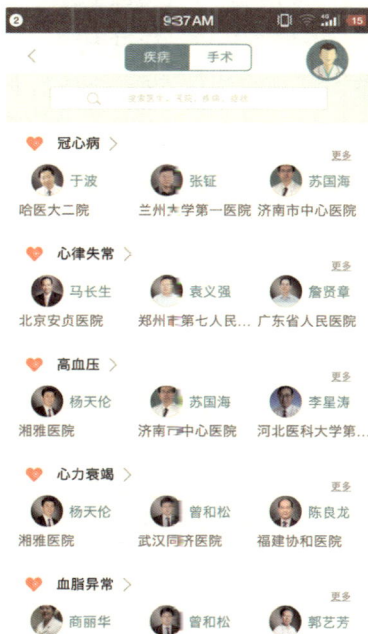

①

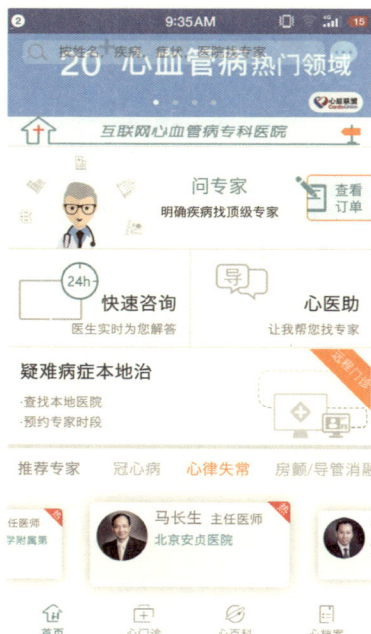

②

③如果病情需要，患者还可在线提交需求，预约指定的知名专家，

在心脏联盟的合作远程诊室通过视频进行"远程门诊"，实现"线上看专家，当地做治疗"。

④如果患者想了解疾病常识，学习自我保健康复要点，心之家有权威疾病知识"心百科"。在这里，从此不用担心被忽悠或被误导。

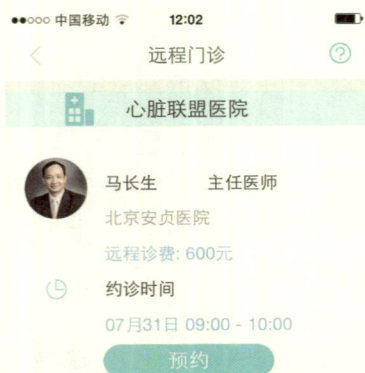

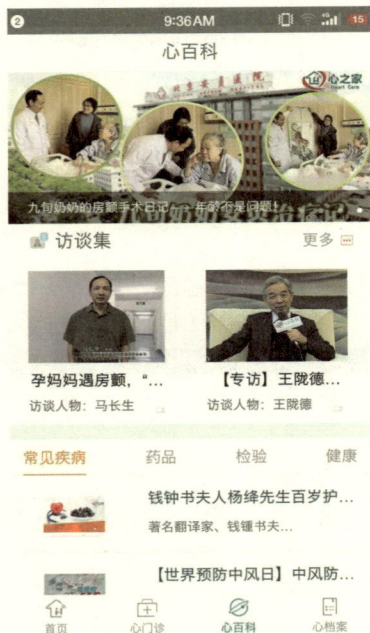

③   ④

我们有理由相信，未来的心血管医院可以打通社区和专科医院之间联系的医院，从线上走到线下，将线上、线下联结在一起，最终组成互联网专科医院大体系，更好地服务患者，这样来看病：现有医院门诊80%～90%的患者可打开电脑就看病；剩下10%～20%的患者可在社区服务中心，由全科医生当面看诊；遇到卧床的患者，医院可派护士或医疗助理人员到患者家中打开电脑，通过视频远程诊治。

过好支架人生，有心脏联盟医院陪伴！

第七章

中医预防与康复

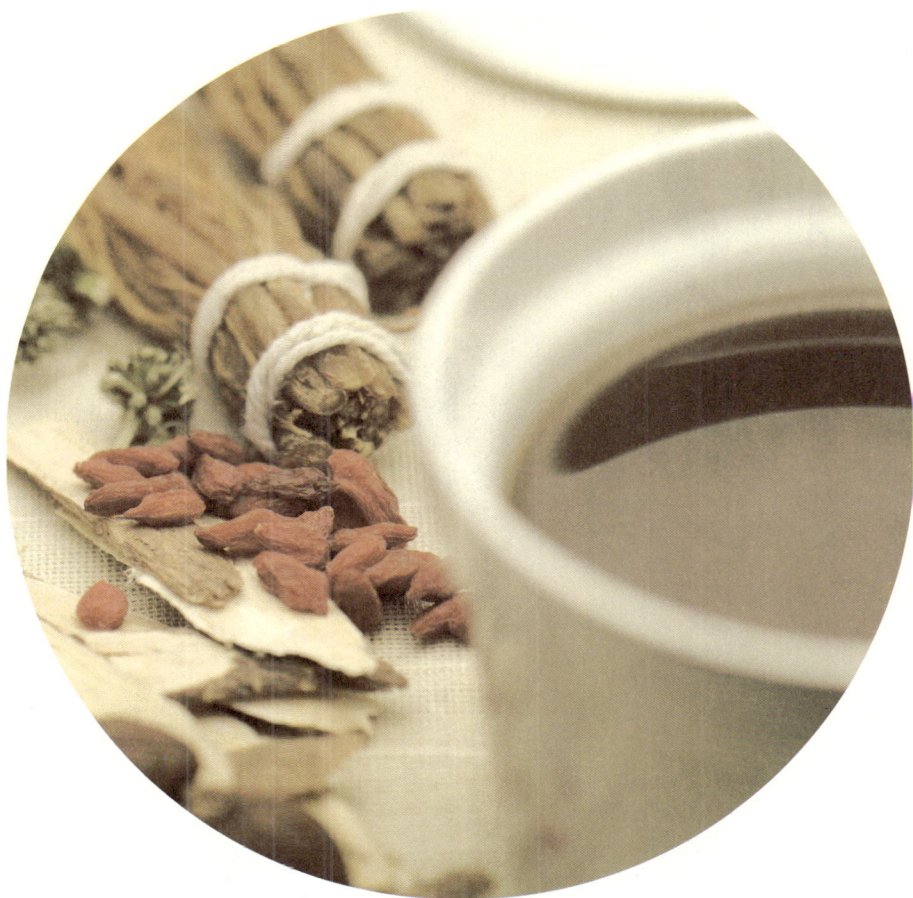

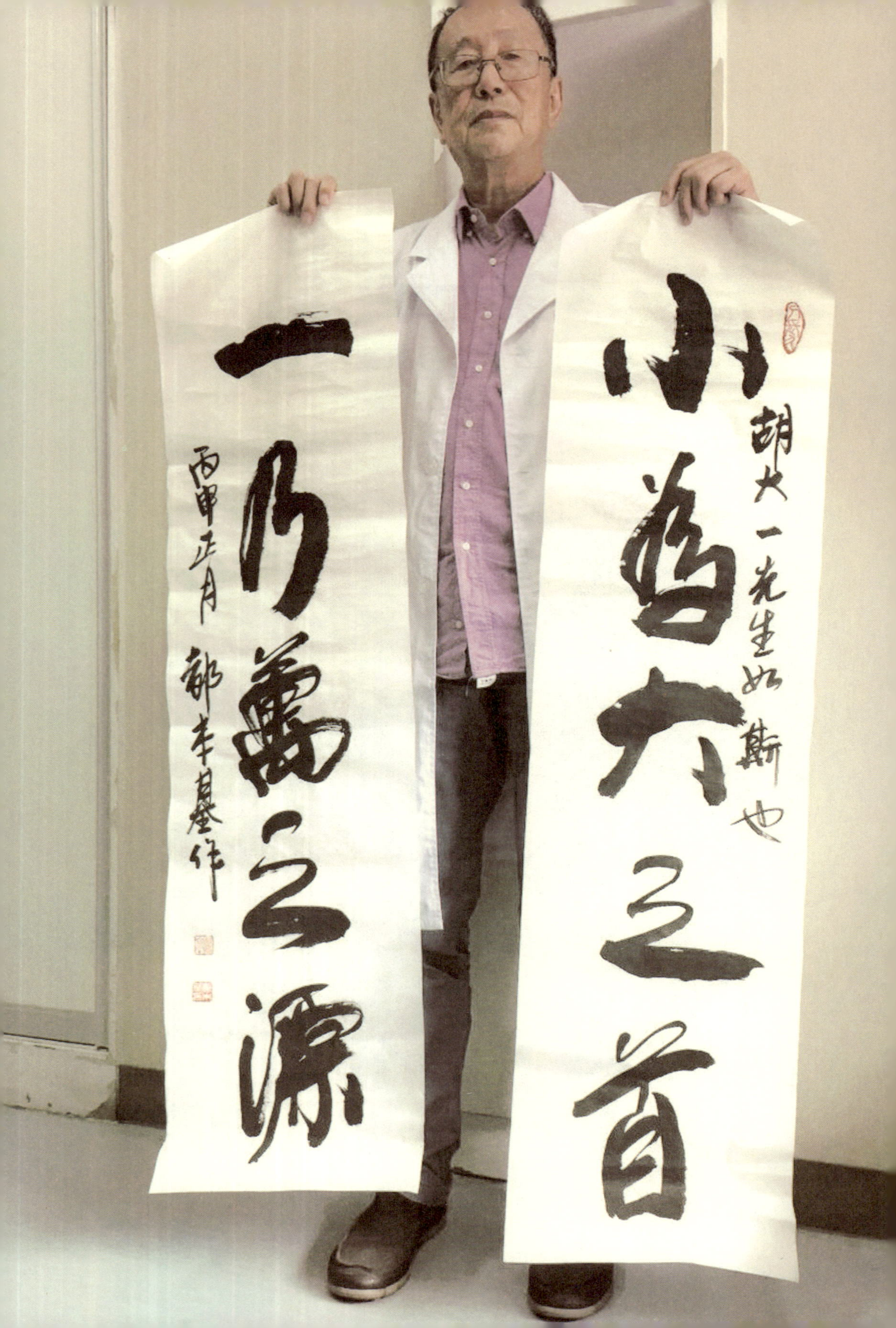

中西医结合慢性病康复管理服务的思考

中国中医科学院广安门医院　李光熙

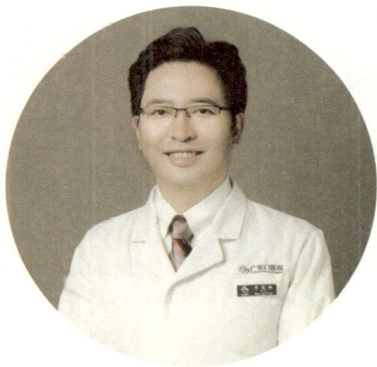

　　随着我国经济的发展，国民的卫生条件和生活方式发生了重大变化。疾病负担由原来的由于卫生经济条件差所致的传染性疾病及感染性疾病为主逐渐变化为由不良生活方式导致的慢性疾病为主的变迁。尤其近十年来医保开支暴涨20倍，相当一部分被慢性病消耗掉，而且趋势越来越严重，慢性病成为影响医疗发展的重要因素。大量患者涌入大医院，造成就医环境严重恶化，看病难，看病贵，也使得一些患者病情越拖越重。

　　慢性病的根源是日常行为生活方式不健康，只有改变生活方式才能有效缓解慢性病进程，甚至逆转。广安门医院经过2年多探索，找到了一种有效的慢性病管理综合服务方案，能够有效降低患者对药物的依赖，与胡大一教授药物、运动、营养、心理、戒烟"五大处方"理念一致，更多依靠转变生活方式，配合中医中药的整体养生思想，达到对慢性病的有效管控。

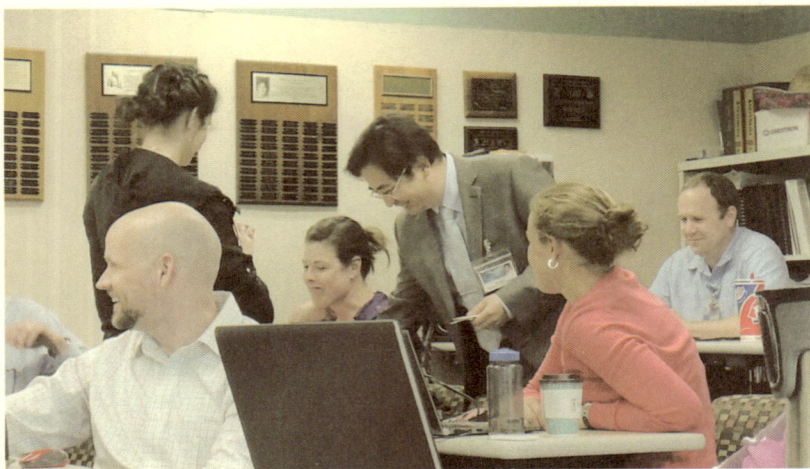

李光熙教授美国梅奥诊所讲课

一、慢性病爆发的背景

慢性病的产生核心原因是身体机能的衰老，人体机能衰老是一个自然过程，只是最近30年来生活方式的急剧变化，很多老年病如冠心病、高血压、卒中、糖尿病、慢性阻塞性肺疾病等出现年轻化趋势。正如我国《黄帝内经》记载："上古之人，其知道者，法于阴阳，和于术数，食饮有节，起居有常，不妄作劳，故能形与神俱，而尽终其天年，度百岁乃去。今时之人不然也，以酒为浆，以妄为常，醉以入房，以欲竭其精，以耗散其真，不知持满，不时御神，务快其心，逆于生乐，起居无节，故半百而衰也。"

造成身体早衰的现代医学研究认为是：

1. 内分泌功能萎缩，特别是性腺轴萎缩，造成激素水平下降，很容易造成人体机能的紊乱失衡，从而造成身体快速衰老。

2. 动脉血管粥样硬化，造成血液循环受阻，细胞缺氧缺血，过早衰老凋亡，也是造成人本的衰老核心要素。

3. 免疫系统在不健康的生活方式刺激下也会发生各种紊乱，造成疾病抵抗力下降，容易感染各种疾病，另外免疫系统失常又会出现两个极端：无法识别正常人体组织而变态攻击，无法清除机体的变异衰老的恶性细胞。从而形成各种免疫性疾病比如类风湿、红斑狼疮等，另外又会出现恶性肿瘤。

4. 最后就是大脑的衰老，大脑是人体中枢，由于大量饮酒吸烟等不良习惯直接损伤脑细胞，脑细胞受损往往无法逆转。慢慢形成认知障碍，老年性脑痴呆等疾病。

中医观点是：

1. 五脏六腑亏虚，特别是肝血暗耗，肾精亏虚。肝血不足则易动风动血，筋失濡润，形成中风病证。肾精不足会造成身体机能退化，性腺萎缩，耳目失聪，头发花白，记忆力下降等早衰表现。

2. 脏腑不运化，尤其是脾气失运，水液代谢障碍，脾虚生湿生痰，痰湿等病理产物堵塞经络，造成血脉不通，身体酸痛麻木等症状。痰沿经络流动，可阻塞于机体各个部位，形成种种变症。

近年来的中国健康数据表明，我国有3亿高血压，2.3亿冠心病，1.14亿糖尿病，每年新增卒中150万，6000万不孕不育，各类药物依赖的慢性病患者超过3亿人。全国人口亚健康75%，患病20%，真正健康的只有5%，造成目前这个状况的核心原因包括：

1. 人口老龄化进程加剧，现在65岁以上老人1.4亿之多，占总人口超过10%

2. 环境污染严重，空气与水污染直接影响大众生活，食品安全问题日益严重，这些都慢慢寻害我们身体，造成慢性病的爆发

3. 紧张激烈的生活二作压力，带来巨大的心理身体负担，直接透支我们身心。

另外更加严重的是我们三十年来生活方式的巨大改变，直接摧毁

了我们的身体：

1. 营养过度摄入，我们从饥饿温饱迅速过渡到营养严重过剩，仅仅是 30 年时间，我们身体根本无法适应这样快速进程，造成五脏六腑负担加重，过多营养就变成毒素。

2. 不良的社会交际文化，以饮酒劝酒为荣，以互相点烟表示尊敬。烟酒文化的不良刺激直接伤害了中国人民的身体。

3. 运动缺失，过去我们出门基本靠走，干活基本靠自己体力。而现在都被现代化工具取代，人体代谢水平急剧下降，身体运动机能萎缩的后果是身体肥胖、微循环堵塞及各个器官功能的衰退

4. 逆四季生活，尤其是写字楼办公的白领，一年四季都是春天，特别在夏天空调冷饮，摧毁我们的阳气，堵塞我们的血管经络。每天白天黑夜颠倒生活，吃的是大棚的四季如一的蔬菜瓜果，所有这些都是严重违反大自然规律，也是造成早衰的原因。

现在各类慢性病患者多达3亿人之多，所有大型三级甲等医院人满为患，看病是一个非常痛苦麻烦的事情。患者的看病心理只有一个就是希望找到一个名医名方根治自己的疾病，在这种医疗模式下，医生只是承担了抢险救灾的作用。而不能详细跟病患解释日常的调养，还是需要患者自己的努力。而这恰恰是普通人非常难以管理好自己的问题，特别是年纪大后就更加困难。

对于大部分慢性病，西药只能控制指标，根本就不能消除病症。虽然中医对很多慢性病有好的办法，但中医水平参差不齐，好中医更加难找，加上不同流派的中医方法也让求医者无所适从，而且中医自古以来就强调调养的重要作用。

实际上，慢性病需要医养结合，以养为主，调养在慢性病管理中的作用要远远大于药物，一定要改变生活行为模式，而这些也是特别大的学问，需要专业指导才可能有效控制病程发展，只有在专家指导下，根据病程进展情况，不断优化调整方案，才能提高慢性病患者的生活质量，改善各种临床症状。

二、慢性病管理模式

所谓慢性病管理就是根据疾病发生发展的自然史，将慢性疾病患者的健康状况、健康功能维持在一个满意的状态，康复回归社会；同时改变不良的生活方式，有效减少疾病危险因素，减少用药，控制医疗保健成本，节约社会卫生资源。

慢性病管理服务为慢性病患者提供全面、连续和主动的管理，以促进健康，延缓慢性病的进程，减少并发症，降低伤残率，延长寿命，提高生活质量的一种科学管理模式。

实际上从健康到疾病是一个渐变过程，从健康状态到亚健康高风险状况，再到出现明显病症，到临床疾病，最后进入疾病危险状态的演变过程。慢性病管理就是通过及时干预，治未病，对生活行为习惯的风险因素进行有效干预。管控好各种疾病的风险因素，各种慢性病就会远离你，健康状态就会更好一些。

慢性病管理的中西医理论基础

1. 调养五脏六腑，核心是肝、脾、肾，恢复内分泌水平，特别是性腺轴分泌水平，提升免疫力。

2. 活血化瘀，疏通大小血管打通微循环，疏通经络，确保细胞营养与代谢水平。

3. 清除体内垃圾，排除脏腑毒素，消除隐患。

这是提纲挈领的方法，抓住主要矛盾，恢复年轻活力，消除身体

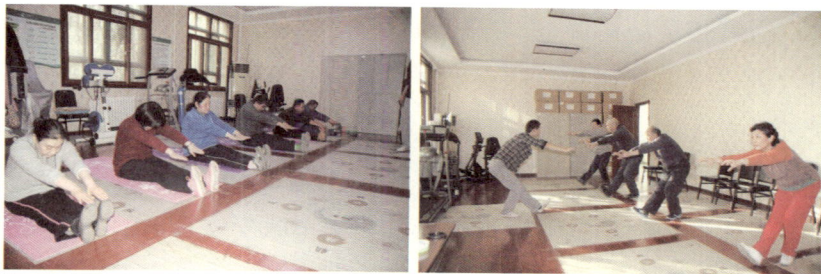

社区卫生中心康复

内在隐患，提升人体自身免疫力和新陈代谢能力，是系统的最有效控制慢性病进程的方法。

根据这个理论基础，我们的慢性病管理方案就是运动配合，合理膳食，药物干预，专业指导：

1. 运动调养为主，运动是最有效的康复方式。现代人以车代步，体力劳动已越来越少，我们也是三十年从依赖体力工作生活到现在可蜗居在家。身体进化是个缓慢过程，必须有意识使运动回归传统，才能找到身体内置的生命本源。虽然如何运动争论较多，但运动是共同的认识。我们认为，中国传统的各种运动方法加上现代运动理论，可针对不同人有不同适用方法。我们从过去每天3000大卡的消耗，下降到现在不足2000大卡，运动缺失造成了身体功能性萎缩，带来钙和蛋白质流失，血管堵塞微循环经络堵塞，内分泌失调，新陈代谢下降和免疫力下降。祖国医学认为运动提升阳气，自然提升人体免疫力。当然运动需要专业指导，需要局部运动加全身运动组合，需要运动周期配合，最好有社群运动组织，最好的运动组织实施方式在社区。

2. 药物干预，中药为主西药辅助。中药以中成药为主，调养肝脾肾，活血化瘀打通微循环及经络。活血化瘀我们发现牛黄清心丸、定坤丹和龟龄集是非常好的组合，配合合理运动能够快速清理大血管和毛细血管淤塞，延缓机体衰老。

3. 合理膳食调养脾胃，现代人脾胃问题多多，肠胃菌群失衡，原因是膳食结构不合理，吃得太多，肠胃负担重，造成五脏六腑负担加重。另外，通过膳食结构调整，把药物干预不足的地方，通过食药同源的食材，进一步提升辅助治疗效果。最关键的是通过膳食的调整，修正生活方式的问题，最终能确保整个医养方案实施的有效性。

4. 饮食习惯也是非常重要因素，有的慢性病患者饮食习惯非常差，吃得太多太好，喝酒抽烟五毒俱全，如果不改变饮食习惯，药物作用就被抵消了，身体代谢压力大。中国人历史上一直是吃五谷杂粮长大的，近三十年，饮食习惯的改变，一代人就完成了过去几代甚至几十代人慢慢进化的历程，必然会造成身体上各种不适应，带来各种慢性病。回归传统饮食习惯是减缓慢性病进程的必备条件。

5. 专业医养指导，指导慢性病患者日常医养，核心是日常生活行为习惯干预纠正的同时，根据身体指标检测和自我感受，逐步调整减少日常用药，甚至慢慢停止用药。日常的养生指导，减缓预防慢性病发展，保证身体处在一个合理的生活状态。

要做好慢性病医养服务，必须了解患者情况，这需要我们做以下工作：

1. 适度检查，除常规检查外，根据患者情况，再建议做一些专项检查，如心脑血管相关的相关检查，肝肾相关检查，内分泌等，用数据分析解读患者身体状况。

2. 身体状况分析，根据检查数据和患者中医体质等综合解读患者身体状况。

3. 辨证论治，最后根据数据和身体解读，由专家给出个性化的医养方案。

慢性病管理服务体系

1. 权威专家医养方案，根据适度体检和辨证分析，由专家团队给出医养方案。

2. 专业医养指导，医养团队负责日常沟通指导，逐步纠正患者日常错误行为习惯，让患者养成好的生活习惯，慢慢减少甚至摆脱药物依赖，逐步恢复身体健康，减缓慢性病发展进程。

3. 必要检查，除每天患者日常监测数据外，根据医养进展情况，进行必要的检查，确认医养效果，同时也是给患者和医生评估效果及下一阶段方案调整的必要手段。

4. 转诊服务，如果患者出现问题，尽快转诊到相关三甲医院救治。症状消除后，继续医养服务。

三、慢性病管理服务的思考

慢性病的医养服务过程中我们发现，不能简单依赖医生和药物，大部分慢性病患者一直在求医问药，寻找各种治疗方法，就是不反省自己生活习惯，身体在药物的作用下肝肾功能慢慢衰退，进一步加剧了慢性病发展进程，直到爆发大的并发症危及生命到医院住院抢救，接受强制性治疗。

其实，慢性病七分养三分治，慢性病如果没有医养结合，简单依靠治疗不可能遏制慢性病加剧的趋势。

慢性病的治疗关键点，一是要活血化瘀打通微循环，二是要调节内分泌提升性腺分泌水平，这样才能减缓衰老进程，减缓慢性病恶化速度，甚至在一段时间消除慢性病症状。

慢性病管理的三条腿：药物干预、合理膳食和运动配合，缺一不可。但我们现有医疗体系，只能给予药物干预，缺乏饮食、运动等指导，医生是没有时间，也没有可能指导纠正患者的不良生活习惯。这些不良生活习惯需要花大量时间和精力才能了解，纠正又是一个非常痛苦的过程，大部分人不愿意改正几十年形成的习惯，这就给慢性病治疗带来巨大挑战。

活血化瘀打通微循环，其实需要药物干预、饮食和运动配合，加上服药时间、用餐时间与运动时间协调配合的好，效果往往是事半功倍，效果明显，这就有利于患者改变不良的生活习惯。

关于运动，需要定期高强度运动冲击，及正常运动恢复。运动特别是高强度运动对于钙和蛋白质吸收有价值，长期不运动会造成钙流失和肌肉萎缩。运动需要局部加全身运动，消除短板很重要。运动要多元化。运动恢复期也很重要，特别是高强度运动对疏通血管恢复身体机能效果显著，但要给予一定时间的恢复期。

天气季节变化，尤其是夏天，天气热，容易出汗，特别是运动后出汗厉害，这时必须严格注意出汗后不要马上吹空调，防止忽冷忽热造成意外或血管堵塞。

正视职场压力——关注"双心"健康

首都医科大学公共卫生学院　马鲁锋
北京大学医学部心脏系主任　胡大一

　　春雨医生创始人张锐的猝死再一次让舆论哗然，心血管疾病的高发已经越来越呈现出年轻化，并且猝死频发，心血管健康问题已经成为全社会高度关注的问题，但是，除了部分专业医生外，大众对心理伴心脏疾病还是认识不足，不了解精神心理疾病引发的躯体化症状。心血管疾病的高发向年轻化转移，并且猝死频发已经是各界人士高度重视的全社会问题，但是事后，除了部分专业医生外，大众对心理伴心脏疾病还是认识不足。

　　去年10月份，张锐接受《创业帮》杂志采访时表示：四年来跌跌撞撞的融资经历，由于日夜担心资金断链而产生的紧张焦虑。导致饭吃不下，觉睡不好，这完全打乱了他正常的生活节奏。长期的压力使得年纪尚轻的他已是两鬓苍苍。

　　张锐爱抽雪茄，在春雨布局线下诊所的转型期熬夜成了常态，经常通宵赶工作，没有自己的时间，顾不上生活和家庭，按时吃饭也成了奢侈，雪茄抽的越来越凶猛，语速也越来越快，明确感觉到自己焦虑。

　　张锐当时已经是明显的心理伴心血管疾病。工作压力诱发的焦虑抑郁，再加上抽烟、熬夜、饮食不规律等不健康的生活方式，这已经让中青年成为了心理伴心血管疾病以及心血管事件的高发人群。

心理伴心血管疾病具有患病率高、诊断率低等特点容易被人忽视。2005年1～2月在北京十家二三级医院的心血管科门诊，对连续就诊的患者进行调查，在3260 例病人中，焦虑发生率为42.5%，抑郁发生率为7.1%；在心血管科最常见的冠心病和高血压人群中，抑郁发生率分别为9.2%和4.9%，焦虑发生率分别为45.8%和47.2。

由于广大患者对精神心理疾病引发的躯体化症状认识不足，大医院又分科过细，问诊时间不足，很容易对心理疾病诱发的类似心脏病的躯体化症状做出错误诊断以及治疗，对于一些手术成功患者，由于对药物、支架、起搏器、除颤器、冠状动脉旁路移植等治疗的远期疗效和可能发生的问题心中无数，也很容易产生焦虑、抑郁，诱发如胸痛、胸闷、心悸、出汗等类似冠心病心绞痛的躯体化症状，往往造成反复就医，并且治疗效果不理想。

鉴于此情况，1995年，首都医科大学附属朝阳医院心脏中心主任胡大一教授率先开展"双心医学"服务，提出"双心医学"概念，并引入祖国医学中关于"心主血脉"和"心主神明"的先进理念，同时举办"双心医学"培训班全国推广，对广大心血管医生普及心理伴心血管疾病的识别和干预知识。

祖国医学早在二千多年前《素问·灵兰秘典论》便有阐述："心者，君主之官，神明出焉"。就明确了中医对心血管疾病治疗必须是"双心同治"。

中医本身就是身心合一的整体医学，"望、闻、问、切"的过程较西医更注重问诊过程，关注患者身体的同时，也注重患者的心理疏导。

同时中医药有其特有的辩证理论，对于一些担心西药副作用的患者，也更容易接受。对于心理伴心脏疾病患者，单服中药治疗，或在西药的基础上辅以中药治疗，可取长补短、发挥出中西医各自优势。既避免西医治疗上的诸多难点（如精神科药物与心血管药物的相互作用，精神科药物耐受性差，不良反应多），又可能多靶点、全方位调节心脏

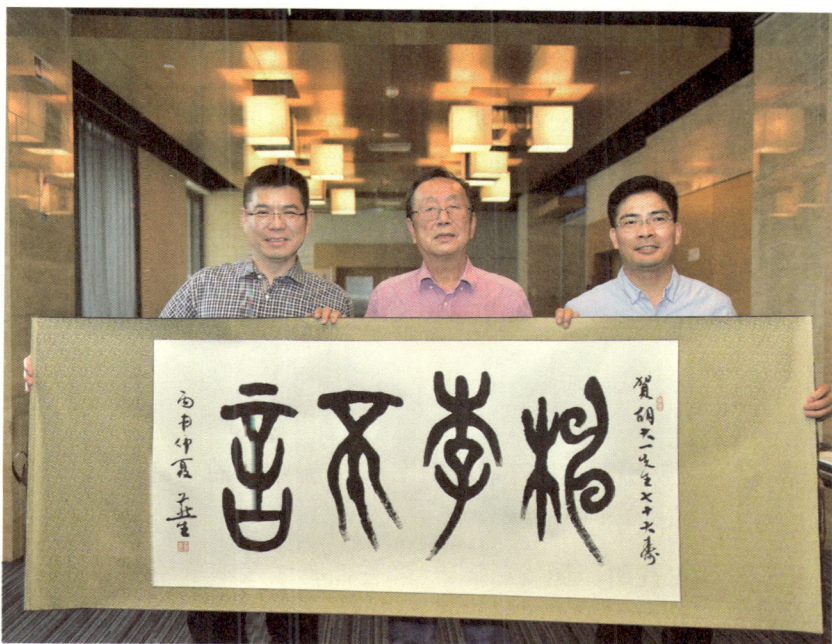

和心理疾病。京城著名中医施今墨的《施今墨对药临床经验集》中便有中药治疗冠心病的经典药对，详细介绍见附录。

中医强调"上医治未病"，天生便有预防的观念，同时像"药膳、五禽戏"等传统中医方法也都与胡大一教授倡导的营养、运动等生活方式干预有共通之处。

中医按摩保健等养生文化，放松身体的同时也有助于心理压力的释放，与胡大一教授强调的"身心医学"也有共通之处。

胡大一教授在讲座中曾提到，他是"中医思想，西医方法"，对于一位两个北京专科医院都束手无策，既不能支架、也不能搭桥的80多岁患者，他用哲学看病：做出既不支架、也不搭桥，医生来承担压力的治疗方案，依据便是虽然该患者有多支血管严重狭窄并且钙化，年纪也大，但是近三年来病情稳定，一直没有发病，所以他认为不打破这种稳态便是最适合该患者的治疗方案，患者瞬间感觉到身心轻松。这也符合中医的辩证哲学理论体系。

对于广大职场青年，都应该学习并掌握一些健康保健知识，从年轻的时候就正视职场的压力。明显的焦虑、抑郁情绪，身体的明显疲劳，不适，一定不能讳疾忌医，要尽早的就诊，学习、掌握健康知识，养成健康生活方式，正如胡大一教授那句名言：希望每个人从现在起就开始关注健康，并付诸行动。

附录：

冠心丹参滴丸组方出自京城著名中医施今墨的《施今墨对药临床经验集》，组方中三七、丹参、降香，其药效既能"心主血脉"活血化瘀，又能"心主神明"理气止痛。降香，明代《本草经疏》记载："降真香，香中之清烈者也，能避一切恶气"；清代《本草再新》记载："降香治一切表邪，宣五脏郁气"。可以疏通一身之气，调理情志，治疗郁证。从现代药理而言，其有效成分三七总皂苷、丹参酮ⅡA、黄酮类化合物一方面抑制血小板聚集，控制血糖、血压和血脂，有助于改善冠心病症状；另一方面，有效成分参与调节自主神经，改善微循环，缓解焦虑和抑郁。从临床应用而言，冠心丹参滴丸降低了冠心病血瘀症总计分，血瘀是胸痹和郁症的基本要素。冠心病血瘀证包括精神心理障碍等症状。

律动疗法

四川大学公众健康与社会发展研究所　韩海军
上体运动与健康研究中心　　尉航苗

一、律动疗法对心血管疾病的好处

律动疗法是一项安全易行的心脏康复运动疗法，大量研究显示律动疗法对心血管疾病的康复有重要作用：

1. 改善心脏血管功能

2. 预防与改善周边血管疾病

3. 预防与改善动脉硬化

4. 预防与改善缺血性心脏病

5. 预防与改善脑梗塞、栓塞

6. 降低心肌梗塞后遗症

7. 预防与改善糖尿病

8. 改善肺功能与气喘

9. 治疗肺动脉高血压

10. 改善发炎降低疼痛与早晨僵硬

律动疗法经过十多年的实验与研究，证实了律动对人体的以上作用，希望可以作为预防心血管等疾病或辅助治疗的工具，降低疾病危害、促进个人健康、提升生活品质并减少残障等并发症。

二、律动疗法的分类及原理

律动疗法分为垂直律动疗法和水平律动疗法，其主要特性为在不增加使用者心肺负荷的前提下，通过机械力以正弦波的加速方式带动使用者运动，达到改善血管内皮功能，促进抗炎，延缓动脉硬化，降低血栓栓塞，改善心肌缺血等效果。

1. 垂直律动疗法

垂直律动疗法即通过垂直上下律动的运动方式进行干预与治疗。全身垂直律动是通过机械力产生对抗地心引力的推力，推力停止时，站在上面的人会被地心引力往下拉，以此产生来回的冲击力，当垂直律动波透过机器盘面以正玄波的速度与加速度刺激全身细胞、骨骼、肌肉、自律神经、内分泌及循环系统，达到改善心血管功能等康复效果，具体表现为：（1）降低血压与心跳；（2）降低动脉壁硬化；（3）增加大脑及心脏血流量及氧气浓度；（4）提升周边末梢血液循环；（5）降低血管的阻塞；（6）提升一氧化氮（NO）浓度及扩张血管组织，降低血流阻力。

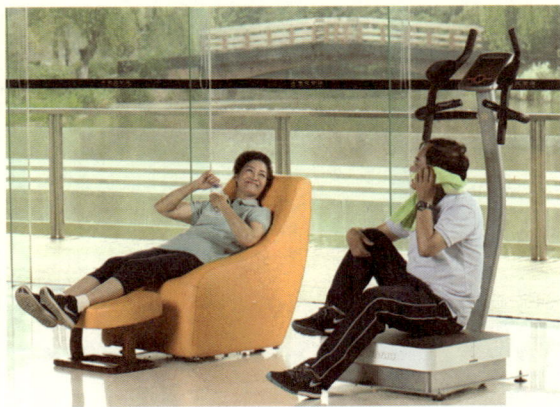

2. 水平律动疗法

水平律动疗法又名全身周期性加速度运动疗法，是指患者躺在水平律动平台上，通过机械力的式，带动患者从头到脚，水平方向的往复运动。长期國際临床研究显示，水平律动可以刺激身体产生一氧化氮，对心血管系统的康复起到巨大的促进作用。

知识小贴士：

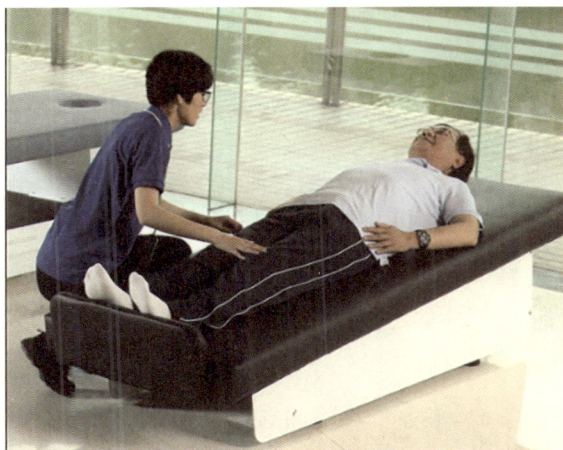

一氧化氮（Nitric oxide，NO）是一种由内皮细胞释放的血管活性物质，可介导血管的舒张反应，在生物体内具有广泛而多样的生物学效应。血管内皮细胞、血小板、中性粒细胞、 巨噬细胞、神经组织在一定刺激下均可产生 NO。

NO 的生理功能：

● NO 调节血管张力、心肌收缩力，参与动脉血压及器官组织血流量的调节；

● 抑制血管平滑肌细胞增殖和迁移，维持内皮细胞完整性；

● 抑制血小板在局部的粘附、聚集和白细胞在血管内皮的粘附，从而抑制血栓形成；

● 作为神经传送因子起着传递神经信息的作用；

● 介导细胞免疫和炎症毒性。

● 降低身体发炎指数（CRP），夸张血管组织，降低血流阻力。

三、律动疗法与常见心血管疾病

1. 心脏血管疾病

糖尿病、动脉粥样硬化、高胆固醇、高血压及心脏衰竭患者体内的一氧化氮含量都会有所降低，体内一氧化氮降低会引起心脏血管问题。水平律动可以增加血管血流量及血流速度，促使血流对血管内皮产生中度血流剪力，从而刺激内皮细胞产生大量内皮型与神经型一氧化氮，达到改善心血管功能的效果。

2. 动脉粥样硬化

动脉粥样硬化出现是因为血管内皮功能失调，如果未及时通过治疗恢复，则会进一步逆向影响内皮细胞功能，陷入恶性循环，最终导致发炎、狭窄、堵塞、缺血性坏死等，如果发生在冠状动脉，则会造成冠状动脉心脏病产生，进而会出现心绞痛、严重者会造成急性心肌梗死的情况发生。

日本国防大学高濑凡平教授通过临床研究发现，单次的水平律动对肘动脉内皮功能能明显提升 51.5%，而未接受律动的对照组，则完全没有改变。并且发现水平律动能明显改善血管内的物理因素、松弛血管、增加血流量、抗血栓、抗发炎、抗氧化，而达到改善内皮功能，降低动脉粥样硬化。

3. 缺血性心脏病

缺血性心脏病是指冠状动脉出现异常，不能将氧气和营养输送到心肌而产生疾病，通常表现为心绞痛和心肌梗死。对于有心绞痛的病人来说，只需要经过 20 次水平律动后，运动心电图显示运动耐受力明显进步，并且检测发现左心室重塑也得到改善；对于心肌梗塞的患者，接受水平律动后，周边血管阻力降低，病人运动耐受力都明显增加，45 分钟的水平律动竟相当于 45 分钟中等强度运动的效果，正如日本京都大学教授所说：水平律动疗法提供了一种崭新治疗各种心脏血管疾病的策略方向。

4. 高血压

律动刺激血管内皮细胞组织，分泌一氧化氮，扩张血管，活化血管细胞组织，降低血管发炎指数。律动降低动脉脉波速度，进而降低动脉硬化指数，让血管逐步恢复弹性。同时，律动可以有效刺激副交感神经，放松身体组织及血管，达到预防及改善高血压的效果。

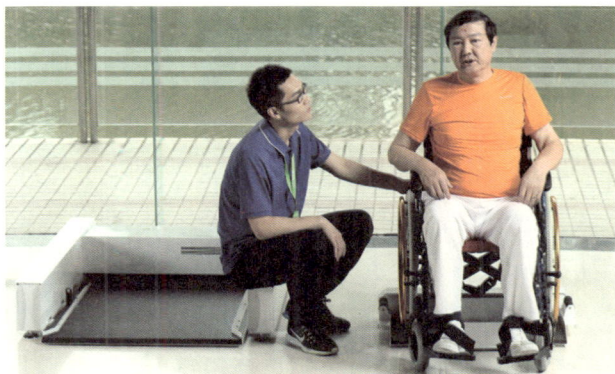

5. 糖尿病

糖尿病是一种慢性疾病，可导致人体无法正常制造或使用胰岛素。胰岛素是一种激素，可以帮助人体利用葡萄糖，为人体提供能量。律动促进造骨细胞的「骨钙素」分泌，刺激胰岛素分泌并降低身体血糖浓度值。骨钙素为身体骨骼系统经过上下刺激后，由造骨细胞分泌出来的骨骼荷尔蒙，可刺激胰脏分泌更多胰岛素来代谢血液中葡萄糖，降低血糖值。又可促进钙质吸收增加骨质密度。律动增加血液中脂联素 60%，脂联素为脂肪细胞制造分泌的蛋白质，可以抑制肝脏中葡萄糖合成，降低身体血糖浓度，增加胰岛素的敏感度，加速血液中葡萄糖的代谢速率。

四、律动对心脑血管疾病的康复方案建议：

律动运动前请先喝 200ml 温开水，运动后请再喝 300ml 温开水。

运动时机：饭前、后一小时。

运动时间：第一周每次 15 分钟，第二周开始每次 30 分钟，最好的运动量每天早晚至少两次以上。

律动的速度：以个人最舒服的速度，效果最好。

注：请在专业人士指导下使用。

五、律动疗法的注意事项

律动疗法总体来看是一种极其安全的运动方式，尤其是水平律动疗法，几乎没有什么安全隐患。但即便如此，就如同所有运动疗法一样，如果律动疗法使用者不遵守科学的原则和方法，仍然还是有可能产生运动意外伤害或其他副作用。根据已有文献报道和实践经验，律动疗法的不良作用可以分成局部和全身性的副作用两类。局部的不良反应最常见的是皮肤变红发热和发麻发痒；全身性的不良反应比较常见的为头晕、头痛、耳平衡失调、肌肉酸痛、反胃、消化不良等。但通过专业指导使用后，此情况将会有明显改善。

垂直律动疗法的禁忌症如下：

1. 绝对禁忌症，发病期间绝对禁止使用：

● 急性发炎感染发烧、关节畸形病变、偏头痛急性期、新鲜伤口、脊髓植入物；

● 急慢性静脉栓塞或其他血管栓塞、急性滑脱骨折与关节黏连之急性期；

● 非常严重的骨质疏松 BMD<70mg/ml；

● 四肢痉挛、复杂性区域疼痛症第一期、转移肌肉骨骼的恶性肿瘤；

● 旋转及姿势性晕眩、急性心肌梗塞期。

2. 相对禁忌症，需要专业人士评估指导使用：

● 怀孕妇女、癫痫、胆结石、肾结石、膀胱结石、严重类风湿关节炎；

● 心脏衰竭、严重心律不整、心肌梗塞后，心脏装置金属或合成植入物；

● 急性骨折、椎间盘异常、恶性肿瘤、脊髓骨滑脱症、下肢的软骨软化症、骨头坏死、刚手术后的伤口；

● 复杂性区域疼痛症等。

水平律动疗法近些年被逐步应用于心脑血管疾病治疗、急救过程等，正在成为一种轻松易做、安全有效的健康干预方法。其安全性高于垂直律动疗法，更是心血管病患者的几乎唯一安全可行的运动疗法。

六、国际医学专家推荐律动疗法

律动疗法作为一种非药物、非侵入性、无副作用的康复疗法，贯穿心血管疾病的一级和二级预防受到国际医学专家学者的广泛认同和支持。

● 对于心绞痛病人，20 回合的水平律动即可改善跑步运动测验的耐受度，使心肌血氧灌注进步，并逆转左心室重塑。只要 1 次的水平律动就能增加冠状动脉血流储存量。对于糖尿病人，10 次的水平律动可以强化受损的内皮功能，还伴有内皮组细胞的增加。水平律动这些展望性的成果，提供了一种崭新治疗各种不同心脏血管疾病的可能策略

日本京都大学的心脏学科藤田正俊教授（Masatosh Fujita）

● 水平律动可以改善心脏冠状动脉的微循环，并且降低糖尿病人的胰岛素抗阻

日本大阪掖济会病院河野靖医师（Yasushi Kono）

● 水平律动透过活化一氧化氮合成酶及向上调节血管新生因子，增加缺氧下肢的血液供应，降低缺氧的危害。所以水平律动是一种加速血管新生的治疗方法。

日本熊本大学田务拓教授（Rokutanda Taku）

● 对于有严重心脏衰竭及脚跛行的病人，已经接受最大药物治疗而且不适合开刀治疗者，几周的水平律动就可改善生活品质与运动能力」「水平律动是一种心脏血管疾病的治疗新法

瑞士苏黎世大学医院柯霍教授（Malcolm Kohler）

● 水平律动对于健康人与有冠状动脉疾病者，都可以改善冠状动脉功能

日本大阪市掖济会医院医师福田翔太（Shota Fukuda）

● 水平律动是一种新颖有效、非侵入性的，保护心脏免于缺氧伤害的方法

波士顿布礼根医学中心医师罗佩兹荷西（Jose Lopez）

● 水平律动制造脉动剪应力，增加释放内皮型一氧化氮，因此降低心肌梗死的发生，并且改善心室颤动导致的心跳停止

美国迈阿密西奈山医院教授医师亚当斯荷西（Jose A Adams）

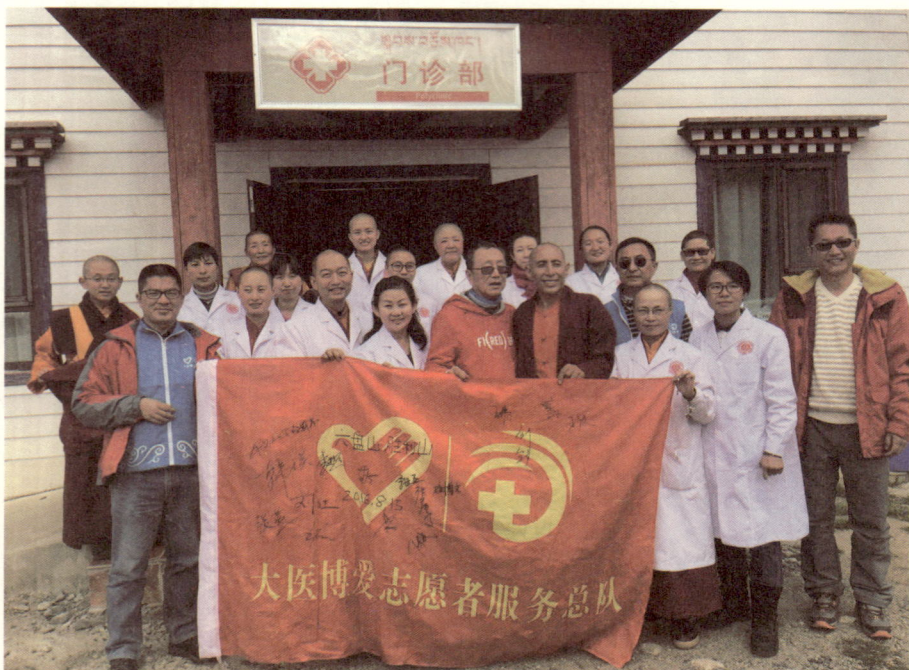

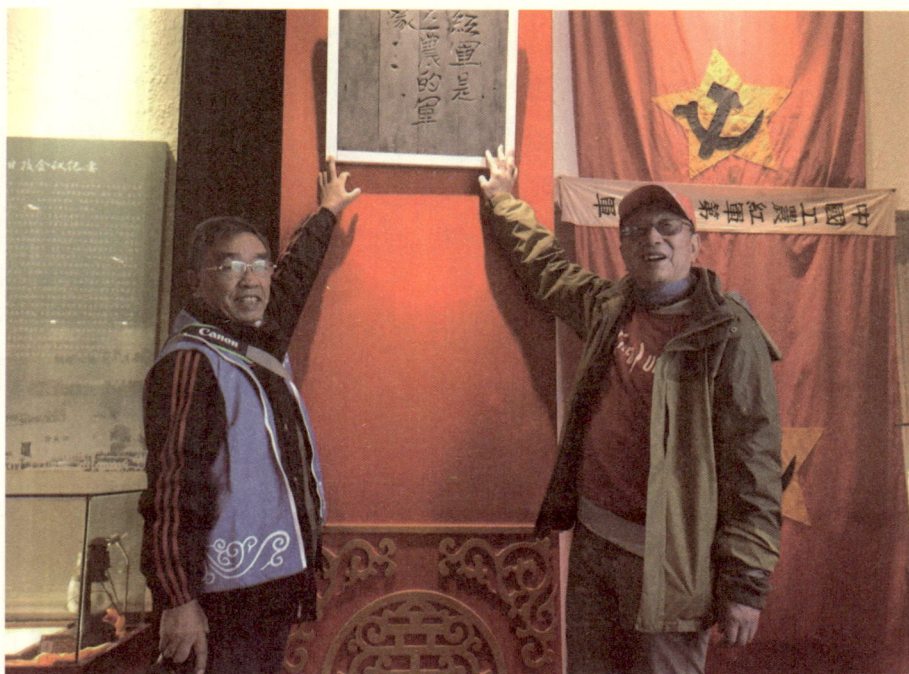

第八章

康康看图学心脏

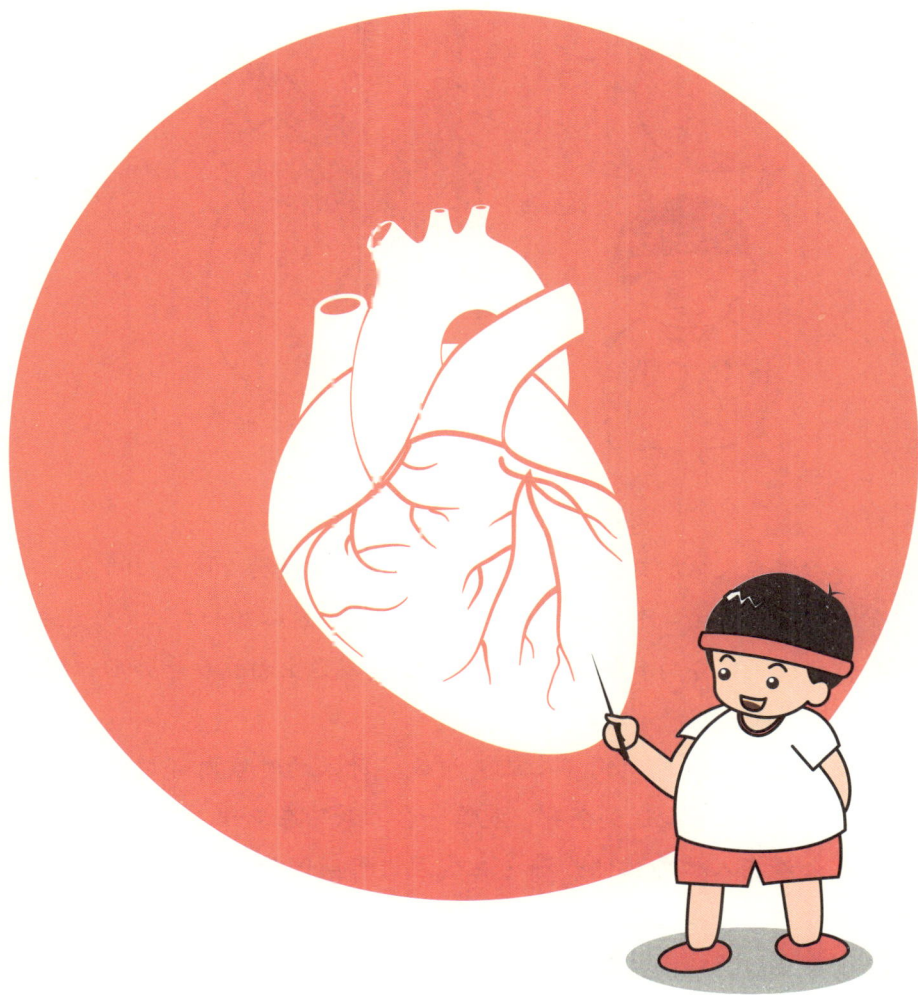

心脏的结构

心脏内部结构正面图

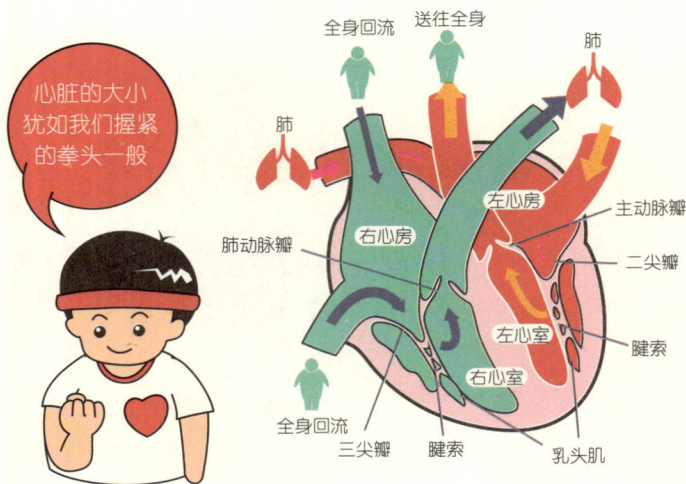

☆心脏在人体胸部正中线偏左侧的位置，重量为 200～300 克。

☆心脏内部由 4 个空腔（左心房、左心室、右心房和右心室）组成，各空腔的出入口分别有瓣膜（二尖瓣、三尖瓣、主动脉瓣和肺动脉瓣）防止血液逆流。

☆心脏由特殊的肌肉（心肌）组成，舒张的时候内部聚集血液，收缩的时候将血液输送到全身，就像一台"泵"在工作。

☆血液在人体内按照：肺（在这里进行新鲜的氧气交换）→左心房→左心室→全身（在这里输送氧气和营养）→右心房→右心室→肺→左心房……的顺序循环流动。

冠状动脉的作用

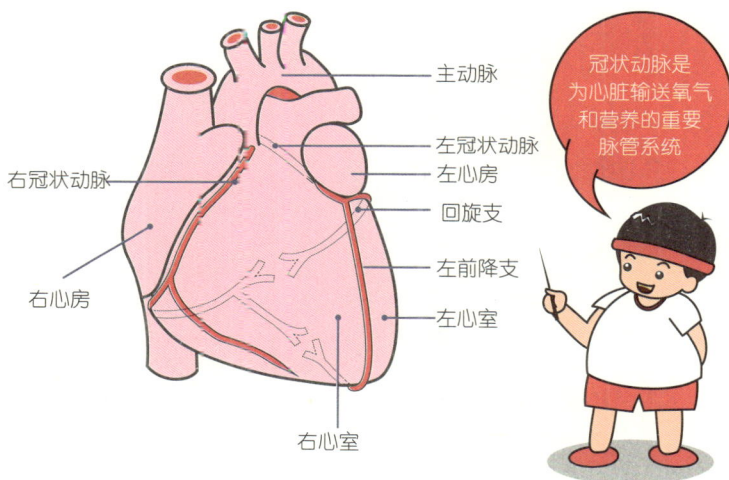

☆ "冠状动脉"要将足够的富含氧气和营养的动脉血源源不断地输送到心脏，确保心脏（心肌）不停地正常运转。

☆冠状动脉起始于主动脉根部，分为"左冠状动脉"和"右冠状动脉"两支。左冠状动脉又分为"前降支"和"回旋支"。这3根主要的冠状动脉又分为更细的分支血管，形成血管网覆盖在心脏表面。

☆右冠状动脉主要向右心房、右心室和左心室下壁供血。左冠状动脉的前降支主要负责向左心室前壁和室间隔供血。回旋支主要负责向左心室的侧壁和后壁供血。

心脏的电刺激传导系统

心脏的电刺激传导与心电图波形

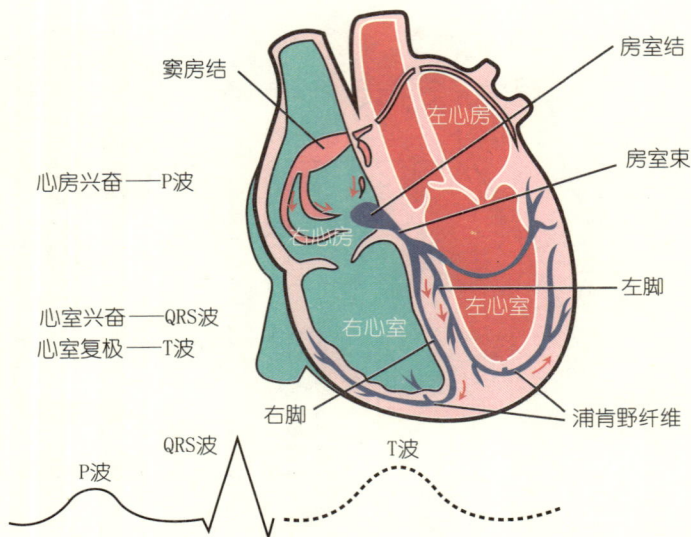

☆电信号从右心房上腔静脉入口处的窦房结发出，心脏受电信号刺激产生自动的节律性收缩。

☆电信号从窦房结发出后先刺激左心房和右心房收缩，然后通过右心房和心室间的房室结中转站，像电线线路一样沿着房室束、左脚和右脚、浦肯野纤维传递到左右心室．我们将这种心脏电传导系统叫作"刺激传导系统"

☆心电图就是记录心脏电信号传导的过程。

缺血性心脏病是什么？

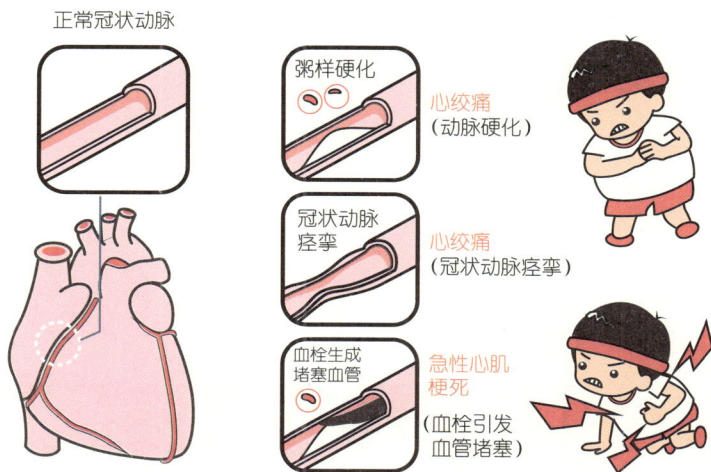

正常冠状动脉

粥样硬化 心绞痛（动脉硬化）

冠状动脉痉挛 心绞痛（冠状动脉痉挛）

血栓生成堵塞血管 急性心肌梗死（血栓引发血管堵塞）

☆缺血性心脏病，是指冠状动脉出现异常，不能将氧气和营养输送到心肌而引起的疾病，经常表现为心绞痛和心肌梗死。

☆心绞痛，是指由于动脉粥样硬化或冠状动脉痉挛产生的冠状动脉狭窄而引起的疾病。心肌一时处于缺氧状态，但是并不意味着心肌已经死亡发病时表现为胸部绞痛，通常安静休息或者服药后几分钟到十几分钟，症状可以得到明显缓解。

☆心肌梗死，是指冠状动脉被完全堵塞引起的疾病。发病时心肌由于没有血液供应而坏死，引起剧烈的胸痛，安静休息或者服药后不能缓解症状，症状会持续30分钟以上。心肌梗死发生后，严重影响心脏的泵血功能（心力衰竭），刺激传导系统不能正常运作（心律失常），甚至可能引起死亡。

缺血性心脏病的起因

稳定型心绞痛，斑块如同贴附在血管壁上的饺子。稳定型心绞痛的基础是稳定斑块，如同厚皮小馅的饺子，不易被"煮破"斑块不破裂，就没有血栓，就不发生心肌梗死。

不稳定型心绞痛和急性心肌梗死的基础是不稳定斑块，就如同大馅薄皮的饺子，张力很大。如血压高、心率快、精神紧张、过劳时，斑块容易破裂，继发血栓，快速封堵住血管。

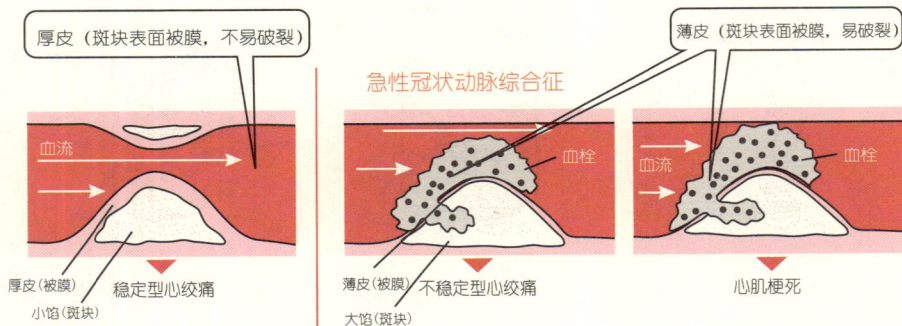

☆以前，对于缺血性心脏病，人们通常认为是冠状动脉因动脉粥样硬化而逐渐狭窄以致最终堵塞所引起的。但是，最近医学界发现，冠状动脉粥样硬化的进程（血管的狭窄程度）和心肌梗死的发作之间并没有直接的关联性，反而狭窄程度较低的血管更容易发生心肌梗死。

☆关于急性冠状动脉综合征的发病原因，是因为冠状动脉在不稳定型动脉粥样硬化性斑块的破裂处形成的血栓，突然引起血管的高度狭窄或堵塞，从而诱发不稳定型心绞痛或心肌梗死。这种不稳定型心绞痛和心肌梗死、缺血性猝死总称为"急性冠状动脉综合征"。

他汀类药物使不稳定性斑块转向稳定，阿司匹林可预防血栓。

缺血性心脏病的治疗

经皮冠状动脉介入治疗（PCI）

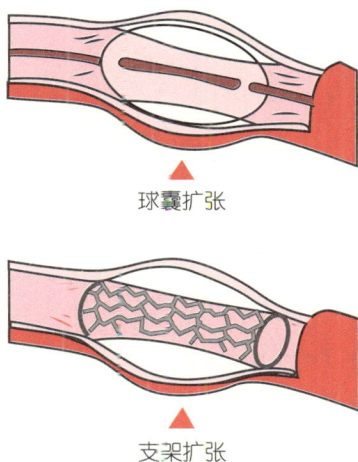

冠状动脉搭桥手术（CABG）

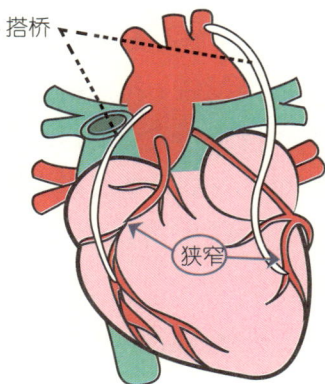

搭桥

球囊扩张

支架扩张

狭窄

缺血性心脏病的治疗方法包括药物治疗、血管的手术治疗以及运动疗法和饮食疗法在内的康复治疗。

☆血管的手术治疗，是指经皮冠状动脉介入治疗（PCI）和冠状动脉搭桥手术（CABG），PCI治疗是指在冠状动脉狭窄处使用球囊或金属网状支架，疏通狭窄甚至闭塞的冠状动脉管腔，从而改善心肌的血流灌注。CABG的主要原理是使用自身血管（乳内动脉、桡动脉、胃网膜右动脉、大隐静脉等）在主动脉和病变的冠状动脉间建立旁路（"桥"），使主动脉内的血液跨过血管狭窄的部位直接灌注到狭窄远端，从而恢复心肌血供。

☆对于动脉弸样硬化的治疗，仅靠再通狭窄的血管是不够的，心脏康复是不可缺少的治疗。

哪些情况应接受支架治疗？

支架是开通血栓急性闭塞冠状动脉血管（向心肌提供血和氧供应的血管），是挽救急性心肌梗死患者的心肌和生命的最佳治疗手段。开通血管越早，效果越好，时间就是心肌，时间就是生命。

哪些情况要慎用支架？

稳定的心绞痛：指病情稳定，最近一个月与以往心绞痛的发作频率、程度和诱发心绞痛的运动量没有变化，甚至有所减轻，这时支架的主要作用是对症，即缓解心绞痛症状而不延长患者的生存时间。药物加上康复不差于、甚至优于支架治疗。

现在冠状动脉CT的过度使用和滥用十分严重，已成为体检的摇钱树。很多平时毫无心绞痛症状的患者，经CT检查发现冠状动脉有硬化、钙化和斑块，接着在荒谬的超前的医学技术，过度崇拜生物影像技术的惯性思维影响下，大多医生引导患者去做冠状动脉造影。只要血管狭窄程度超过70%，就下支架，这真是十分荒唐。实际上，做一个创伤小，成本低的运动心电图，如果没有明显缺血，做支架有害无益。德国有一项研究，在冠状动脉造影发现血管狭窄超过75%的患者中，一组用支架治疗，另一组用药物加康复治疗，结果是药物加康复组的疗效明显优于支架治疗组。

胸痛不都是心绞痛

现在一些医生看病很简单，甚至草率，不认真问诊，草草翻阅一下检查结果，就下结论。只要患者主诉胸痛，就说是心绞痛，而不说或不稳定的，接下来就建议CT、造影、支架。实际上临床上很多种胸痛不是心绞痛，焦虑和抑郁不仅表现在心情和情绪的上的变化，而且常有医学上称之为"躯体化症状"，最常见的是胸痛、胸闷、后背痛、出汗、心悸。焦虑的急性发作为惊恐，可表现为濒死感，活不下去的感觉，很容易被误认为心脏病发作。食管疾病也可能以假乱真，但它可经服用制酸药物缓解。

支架是姑息疗法

支架不是根治疾病，它没有去除病因。支架后不能一劳永逸。支架后，一定要认真改变不健康的生活方式。首先要戒烟，同时要学会安全而有效的运动，学会吃健康饭，控制好忧病和忧支架的焦虑和抑郁，调整好睡眠，这就要及早加入"过好支架人生俱乐部"，在心脏预防康复的"4S"店里学会五个处方，享受人生，回归社会。

冠状动脉的主干（左主干）狭窄和多支血管病变要优选搭桥

支架可挽救急性心肌梗死患者的生命，但支架不能预防心肌梗死，支架是件金属异物，放在血管里，最大风险是急性血栓，血栓是导致急性心肌梗死的元凶，支架后一定要认真服用阿司匹林和氯吡格雷一年，之后可停用氯吡格雷，千万不要停用阿司匹林。三七或纳豆胶囊等中药代理不了阿司匹林。

如何看待"可降解支架"

1. 技术还不成熟。
2. 支架再好，不如防病而不需支架。
3. 支架再好，给不需支架患者放支架，效果也只能坏，不会好。

心脏康复后血管侧支循环建立

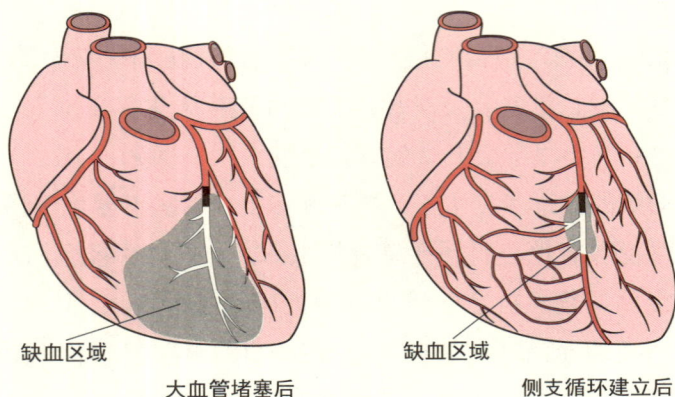

缺血区域 　大血管堵塞后　　　　缺血区域 　侧支循环建立后

心理、心脏疾病的鉴别

PCI 术后胸痛胸闷等精神症状的鉴别与处理

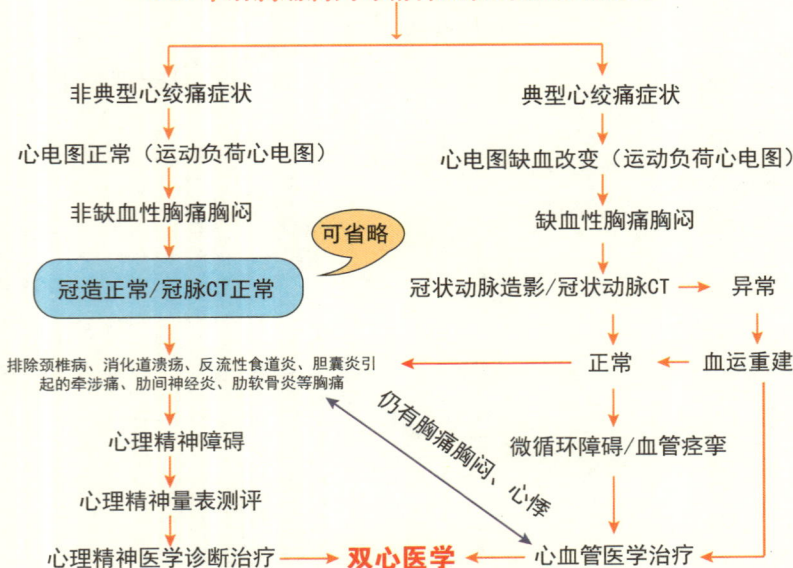

非典型心绞痛症状　　　　　　　　典型心绞痛症状

心电图正常（运动负荷心电图）　　心电图缺血改变（运动负荷心电图）

非缺血性胸痛胸闷　　　　　　　　缺血性胸痛胸闷

可省略

冠造正常/冠脉CT正常　　　　冠状动脉造影/冠状动脉CT → 异常

排除颈椎病、消化道溃疡、反流性食道炎、胆囊炎引起的牵涉痛、肋间神经炎、肋软骨炎等胸痛　　　　正常 ← 血运重建

心理精神障碍　　　　　　　　　　微循环障碍/血管痉挛

心理精神量表测评　　　　仍有胸痛胸闷、心悸

心理精神医学诊断治疗 → 双心医学 ← 心血管医学治疗

高血压的危害

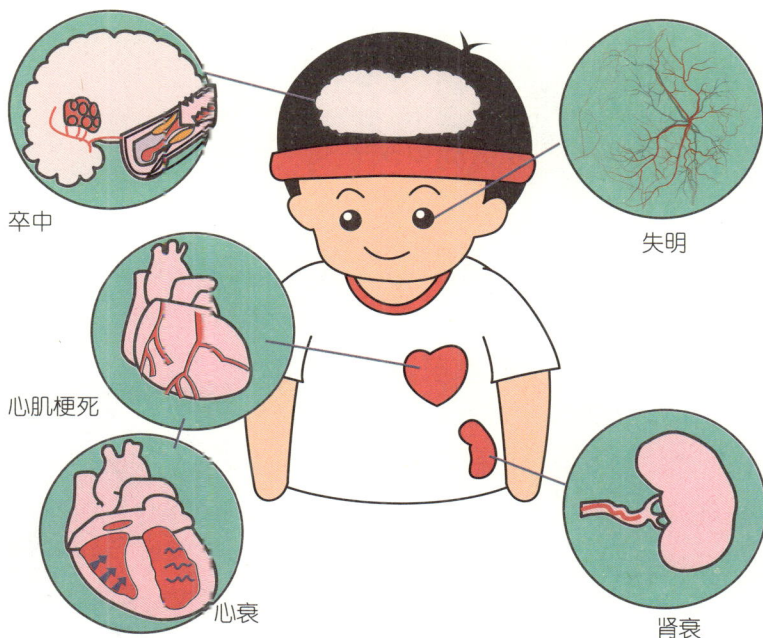

卒中

失明

心肌梗死

心衰

肾衰

　　1999 年，世界卫生组织和国际高血压联盟制定了新的"高血压治疗指南"，18 岁以上的成人血压分类如下表：

成人血压分类表		收缩压 mmHg（毫米汞柱）	舒张压 mmHg（毫米汞柱）
理想血压		小于 120	小于 80
正常血压		小于 130	小于 85
正常高值		130～139	85～89
高血压	1 级高血压（轻度）	140～159	90～99
	2 级高血压（中度）	160～179	100～109
	3 级高血压（重度）	大于 180	大于 110
	单纯收缩期高血压	大于 140	小于 90

医生职业是使命，不是避风港

胡大一

我不大懂摄影和美术，但是我非常喜欢下面的这幅画。

这幅画的主题叫 RISK。初看画面，并没有什么危险，这是一个皓月当空、风平浪静的大海的夜晚，海面上有条小船。然而，大海的平静是一过性的，风浪是常态，很可能3分钟以后或者20分钟以后就会起风浪。

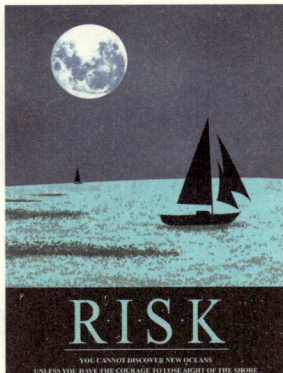

我做了这么多年医生，也走了不少家医院，从最开始在北大医院，经过了朝阳医院、同仁医院，到现在的人民医院，也在北京军区总医院做过一段时间工作，在上海同济医学院做过院长。我觉得没有一处是避风港，自己始终在探索医学（模式）的发展，按照自己的理想境界很执着的锲而不舍的探索。现在我已经退休了，还是没有避风港，仍然在"海面"上。这可能就是一种追求、一种境界。

只有有勇气舍弃岸上的美景 才能不断发现新的河洋 要自强不息 锲而不舍 挖山不止

医生职业要求我们一生都在探索。要做成功、合格的医生是一个挖山不止、锲而不舍的过程。我希望大家都能够理解医学，最终能成为一名合格的医生，而且成为一名成功的医生。

泰达国际心血管病医院
国际诊疗部心脏康复中心介绍

在国际著名心血管病泰斗胡大一教授亲自领导下，由临床经验丰富的心脏病专家、运动康复专家、临床心理专家、临床营养专家、物理治疗专家等多学科组成的心脏康复专家团队，在引进吸收日本、德国、澳大利亚等国外先进心脏康复技术的基础上，创立多项符合中国患者特点的心脏康复技术。通过这种全新的医疗团队已为包括美籍好莱坞影星 Chuck Norrs/ 卡塔尔籍

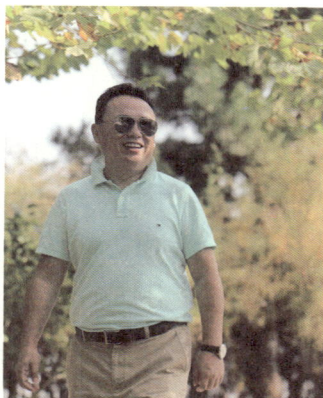

张杰先生

患者在内的，众多中外心脏病术后患者提供心脏康复急性期、恢复期、维持期全周期、全方位医疗保障。

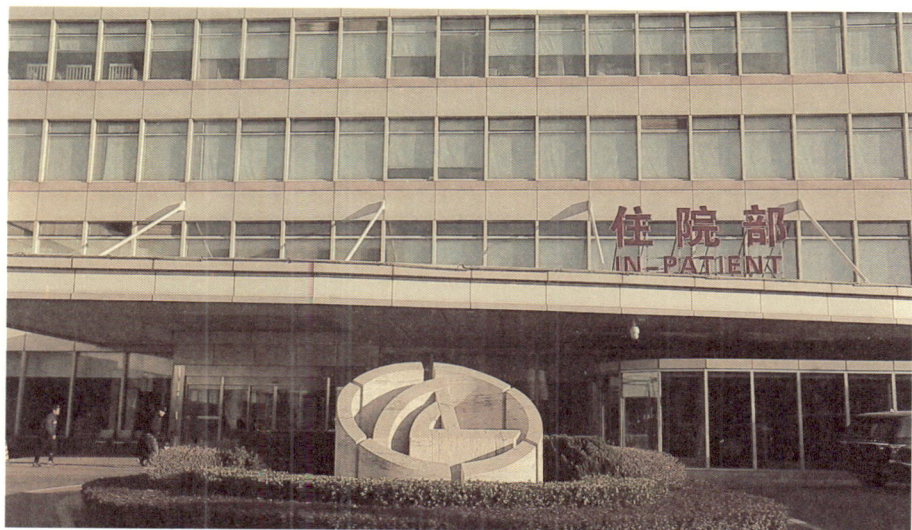

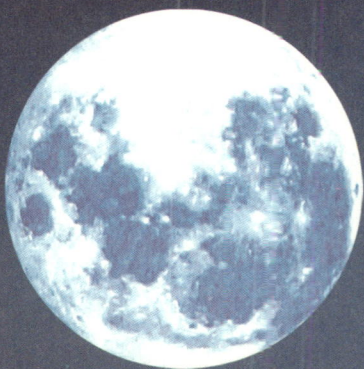

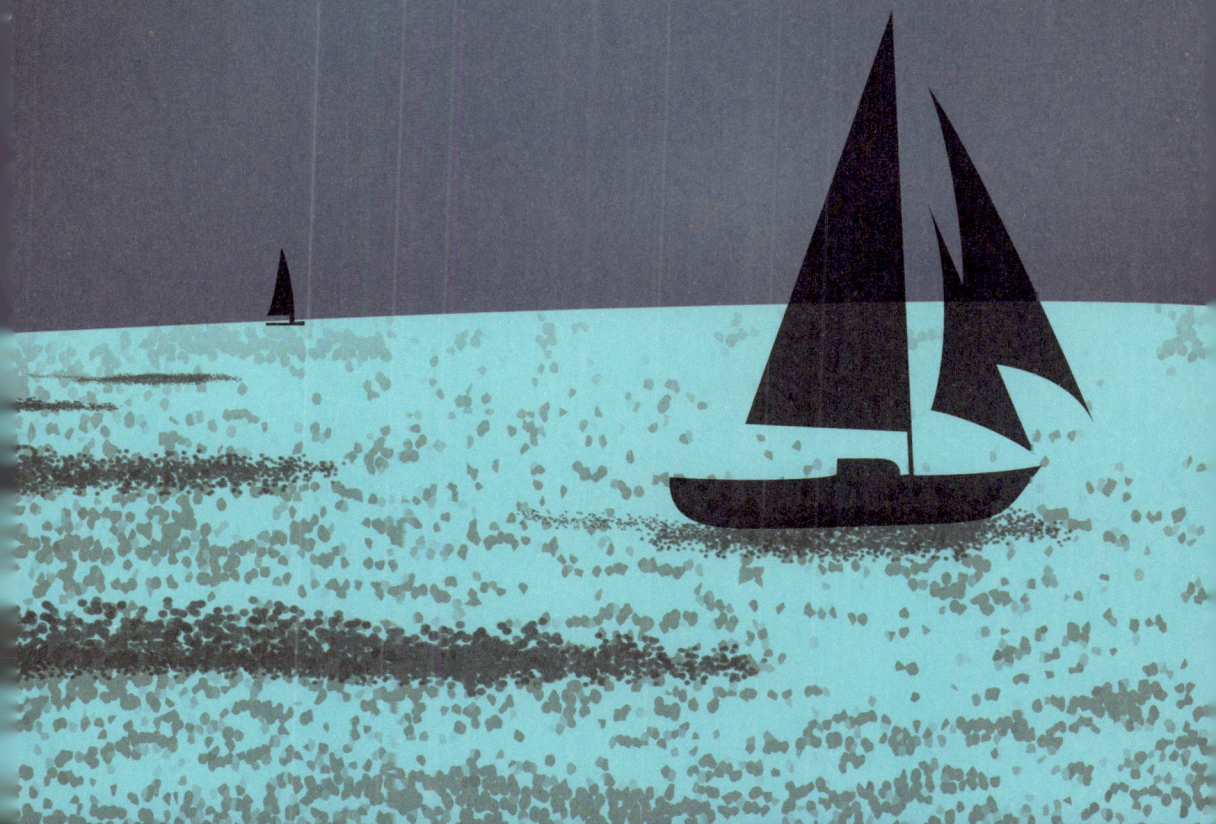

R·I·S·K

YOU CANNOT DISCOVER NEW OCEANS
UNLESS YOU HAVE THE COURAGE TO LOSE SIGHT OF THE SHORE